国家卫生健康委员会“十三五”规划教材
全 国 高 等 职 业 教 育 教 材

供护理、助产专业用

精神科护理学

第 4 版

主　　编　雷　慧　岑慧红

副 主 编　曾　艳　王荣俊

编　　者（以姓氏笔画为序）

马文华（沧州医学高等专科学校）
王荣俊（合肥职业技术学院）
白雪冬（承德医学院附属医院）
权　苑（曲靖医学高等专科学校）
吕文艳（南阳医学高等专科学校）
苏　红（哈尔滨医科大学大庆校区）
苏晓云（山西医科大学汾阳学院）
李燕燕（重庆医药高等专科学校）
杨坤宝（承德医学院护理学院）
肖爱祥（广州市惠爱医院）
岑慧红（广州卫生职业技术学院）
赵　靓（肇庆医学高等专科学校）
崔洪艳（长春医学高等专科学校）
曾　艳（黑龙江护理高等专科学校）
雷　慧（承德医学院护理学院）

编写秘书　陈　菊（广州卫生职业技术学院）

人民卫生出版社

图书在版编目（CIP）数据

精神科护理学 / 雷慧，岑慧红主编 . —4 版 . —北京：人民卫生出版社，2018

ISBN 978-7-117-27095-3

Ⅰ. ①精… Ⅱ. ①雷…②岑… Ⅲ. ①精神病学 – 护理学 – 高等职业教育 – 教材 Ⅳ. ①R473.74

中国版本图书馆 CIP 数据核字（2018）第 260946 号

精神科护理学

第 4 版

主　　编：雷　慧　岑慧红

出版发行：人民卫生出版社（中继线 010-59780011）

地　　址：北京市朝阳区潘家园南里 19 号

邮　　编：100021

E - mail：pmph @ pmph.com

购书热线：010-59787592　010-59787584　010-65264830

印　　刷：人卫印务（北京）有限公司

经　　销：新华书店

开　　本：850 × 1168　1/16　**印张：**10　**彩插：**8

字　　数：316 千字

版　　次：2002 年 8 月第 1 版　2018 年 12 月第 4 版

2024 年 12 月第 4 版第 13 次印刷（总第 51 次印刷）

标准书号：ISBN 978-7-117-27095-3

定　　价：36.00 元

打击盗版举报电话：010-59787491　E-mail：WQ @ pmph.com

（凡属印装质量问题请与本社市场营销中心联系退换）

修订说明

高等职业教育三年制护理、助产专业全国规划教材源于原国家教育委员会“面向21世纪高等教育教学内容和课程体系改革”项目子课题研究，是由原卫生部教材办公室依据课题研究成果规划并组织全国高等医药院校专家编写的“面向21世纪课程教材”。本套教材是我国高等职业教育护理类专业第一套规划教材，第一轮于1999年出版，2005年和2012年分别启动第二轮和第三轮修订工作。其中《妇产科护理学》等核心课程教材列选“普通高等教育‘十五’‘十一五’国家级规划教材”和“‘十二五’‘十三五’‘十四五’职业教育国家规划教材”，为我国护理、助产专业人才培养做出卓越的贡献！

根据教育部和国家卫生健康委员会关于新时代职业教育和护理服务业人才培养相关文件精神要求，在全国卫生职业教育教学指导委员会指导下，组建了新一届教材建设评审委员会启动第四轮修订工作。新一轮修订以习近平新时代中国特色社会主义思想为指引，全面落实党的二十大精神进教材要求，坚持立德树人，对接新时代健康中国建设对护理、助产专业人才培养需求。

本轮修订的重点：

1. 秉承三基五性 对医学生而言，院校学习阶段的学习是一个打基础的过程。本轮教材修订工作秉承人民卫生出版社国家规划教材建设“三基五性”优良传统，在基本知识、基本理论、基本技能三个方面进一步强化夯实医学生基础。整套教材从顶层设计到选材用材均强调思想性、科学性、先进性、启发性、适用性。在思想性方面尤其突出新时代育人导向，各教材全面融入社会主义核心价值观，体现“敬佑生命、救死扶伤、甘于奉献、大爱无疆”的卫生与健康工作者精神，将政治素养和医德医技培养贯穿修订、编写及教材使用全过程。

2. 强化医教协同 本套教材评审委员会和编写团队进一步增加了临床一线护理专家，更加注重吸收护理业发展的新知识、新技术、新方法以及产教融合新成果。评委会在全国卫生职业教育教学指导委员会指导下，在加强顶层设计的同时注重指导各修订教材对接最新专业教学标准、职业标准和岗位规范要求，更新包括疾病临床治疗、慢病管理、社区护理、中医护理、母婴护理、老年护理、长期照护、康复促进、安宁疗护以及助产等在内的护士执业资格考试所要求的全部内容，力求使院校教育、毕业后教育和继续教育在内容上相互衔接，凸显本套教材的协同性、权威性和实用性。

3. 注重人文实践 护理工作的服务对象是人，护理学本质上是一门人学，而且是一门实践性很强的科学。第四轮修订坚持以学生为本，以人的健康为中心，注重人文实践。各教材围绕护理、助产专业人才培养目标，将知识、技能与情感、态度、价值观的培养有机结合，引导学生将教材中学到的理论、方法去观察病情、发现问题、解决问题，在加深学生对理论的认知、理解和增强解决未来临床实际问题的能力的同时，更加注重启发学生从心灵深处自悟、陶冶灵魂，从根本上领悟做人之道。

4. 体现融合创新 当前以信息技术、人工智能和新材料等为代表的新一轮科技革命迅猛发展，包括护理学在内的多个学科呈深度交叉融合。本套教材的修订与时俱进，主动适应大数据、云计算和移动通讯等新技术新手段新方法在卫生健康和职业教育领域的广泛应用，体现卫生健康及职业教育与新技术的融合成果，创新教材呈献形式。除传统的纸质教材外，本套教材融合了数字资源，所选素材主题鲜明、内容实用、形式活泼，拉近学生与理论课和临床实践的距离。通过扫描教材随文二维码，线上与线下的联动，激发学生学习兴趣和求知欲，增强教材的育人育才效果。

全套教材包括主教材、配套教材及数字融合资源，分职业基础模块、职业技能模块、人文社科模块、能力拓展模块、临床实践模块 5 个模块，共 47 种教材，其中修订 39 种，新编 8 种，供护理、助产 2 个专业选用。

教材目录

序号	教材名称	版次	所供专业	配套教材
1	人体形态与结构	第 2 版	护理、助产	√
2	生物化学	第 2 版	护理、助产	√
3	生理学	第 2 版	护理、助产	√
4	病原生物与免疫学	第 4 版	护理、助产	√
5	病理学与病理生理学	第 4 版	护理、助产	√
6	正常人体结构	第 4 版	护理、助产	√
7	正常人体功能	第 4 版	护理、助产	
8	疾病学基础	第 2 版	护理、助产	
9	护用药理学	第 4 版	护理、助产	√
10	护理学导论	第 4 版	护理、助产	
11	健康评估	第 4 版	护理、助产	√
12	基础护理学	第 4 版	护理、助产	√
13	内科护理学	第 4 版	护理、助产	√
14	外科护理学	第 4 版	护理、助产	√
15	儿科护理学	第 4 版	护理、助产	√
16	妇产科护理学	第 4 版	护理	
17	眼耳鼻咽喉口腔科护理学	第 4 版	护理、助产	√
18	母婴护理学	第 3 版	护理	
19	儿童护理学	第 3 版	护理	
20	成人护理学(上册)	第 3 版	护理	
21	成人护理学(下册)	第 3 版	护理	
22	老年护理学	第 4 版	护理、助产	
23	中医护理学	第 4 版	护理、助产	√
24	营养与膳食	第 4 版	护理、助产	
25	社区护理学	第 4 版	护理、助产	
26	康复护理学基础	第 2 版	护理、助产	
27	精神科护理学	第 4 版	护理、助产	
28	急危重症护理学	第 4 版	护理、助产	

续表

序号	教材名称	版次	所供专业	配套教材
29	妇科护理学	第 2 版	助产	√
30	助产学	第 2 版	助产	
31	优生优育与母婴保健	第 2 版	助产	
32	护理心理学基础	第 3 版	护理、助产	
33	护理伦理与法律法规	第 2 版	护理、助产	
34	护理礼仪与人际沟通	第 2 版	护理、助产	
35	护理管理学基础	第 2 版	护理、助产	
36	护理研究基础	第 2 版	护理、助产	
37	传染病护理	第 2 版	护理、助产	√
38	护理综合实训	第 2 版	护理、助产	
39	助产综合实训	第 2 版	助产	
40	急救护理学	第 1 版	护理、助产	
41	预防医学概论	第 1 版	护理、助产	
42	护理美学基础	第 1 版	护理	
43	数理基础	第 1 版	助产、护理	
44	化学基础	第 1 版	助产、护理	
45	信息技术与文献检索	第 1 版	助产、护理	
46	职业规划与就业指导	第 1 版	助产、护理	
47	老年健康照护与促进	第 1 版	护理、助产	

全国高等职业教育护理、助产专业第四届教材评审委员会

顾　　问

郝　阳　陈昕煜　郭燕红　吴欣娟　文历阳　沈　彬
郑修霞　姜安丽　尤黎明　么　莉

主任委员

杨文秀　唐红梅　熊云新

副主任委员（以姓氏笔画为序）

王　滨　白梦清　吕俊峰　任　晖　李　莘　杨　晋
肖纯凌　沈国星　张先庚　张彦文　单伟颖　胡　野
夏海鸥　舒德峰　赖国文

秘书长

窦天舒　王　瑾

常务委员（以姓氏笔画为序）

马存根　王明琼　王柳行　王信隆　王润霞　王福青
方义湖　曲　巍　吕国荣　吕建新　朱秀珍　乔学斌
乔跃兵　任光圆　刘成玉　安力彬　孙　韬　李　红
李　波　李力强　李小寒　李占华　李金成　李黎明
杨　红　杨金奎　杨硕平　吴　蓉　何旭辉　沈曙红
张立力　张晓杰　陈　刚　陈玉芹　陈振文　林梅英
岳应权　金庆跃　周郁秋　周建军　周浪舟　郑翠红
屈玉明　赵　杰　赵　欣　姚金光　顾润国　党世民
黄　刚　曹庆景　梁新武　程瑞峰　温茂兴　谢　晖
赫光中

秘　　书

魏雪峰

数字内容编者名单

主　编　岑慧红　雷　慧

副主编　曾　艳　王荣俊

编　者（以姓氏笔画为序）

马文华（沧州医学高等专科学校）
王荣俊（合肥职业技术学院）
叶君荣（广州市惠爱医院）
白雪冬（承德医学院附属医院）
权　苑（曲靖医学高等专科学校）
吕文艳（南阳医学高等专科学校）
苏　红（哈尔滨医科大学大庆校区）
苏晓云（山西医科大学汾阳学院）
李燕燕（重庆医药高等专科学校）
杨坤宝（承德医学院护理学院）
肖爱祥（广州市惠爱医院）
岑慧红（广州卫生职业技术学院）
陈　菊（广州卫生职业技术学院）
赵　靓（肇庆医学高等专科学校）
崔洪艳（长春医学高等专科学校）
曾　艳（黑龙江护理高等专科学校）
雷　慧（承德医学院护理学院）

主编简介与寄语

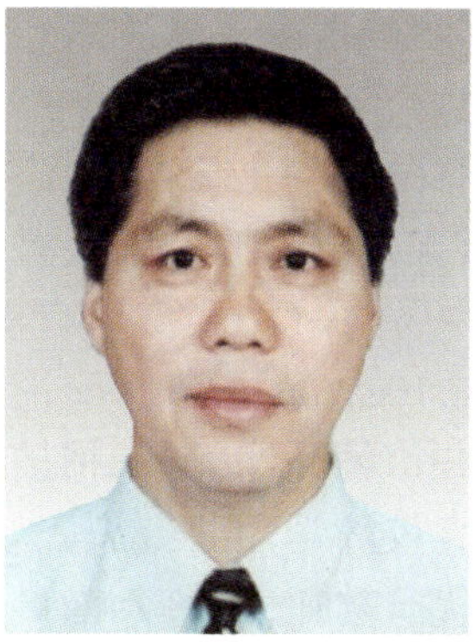

雷　慧　教授，硕士生导师。2002—2003年作为河北省优秀专家赴澳大利亚悉尼地区 Bankstown Hospital 医院学习进修；2010—2011年作为教育部留学基金委访问学者赴美国乔治梅森大学研究精神科护理；2013年访问新加坡南洋理工和义安理工大学及相关医院；分别于2012、2014及2017年访问日本札幌市立大学和参加冲绳护理会议。主要研究方向为精神科护理、护理英语。编写我国第一部《护理英语》教材，并主编该类教材及参考用书十余部；主编《精神科护理学》七部，其中国家级及省部级"十一五""十二五"规划教材五部，获河北省第十一届社会科学优秀成果三等奖。主持河北省科技厅、教育厅等课题十项，发表学术论文20余篇。先后获得河北省优秀教师、承德市专业技术拔尖人才（终身享受）、首批承德市科学技术学术带头人、承德市跨世纪学术及技术带头人、第四届金龙杯承德杰出人才贡献奖、第一、二届校级教学名师等称号和奖项。

寄语：

同学们，虽然大多数护生毕业后不一定会专门从事精神科护理工作，但通过对《精神科护理学》的学习，能使我们更好地理解精神（心理）与行为的关系，并提升对社会、家庭以及个人生活经历的认识。衷心祝愿同学们在本书中汲取到"精神"的养分，成为一名合格的新时代护理工作者。

主编简介与寄语

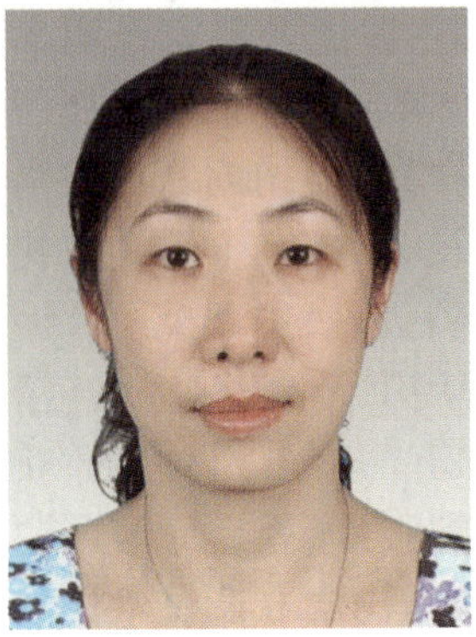

岑慧红 教授，硕士生导师。广州卫生职业技术学院护理系主任。兼任全国医学高职高专教育研究会护理分会常务委员、广东省医药卫生专业教学指导委员会副主任委员、广东省护理学会护理职业技术教育分委会主任委员、广东省卫生职业教育内儿科学科组主任委员。主要专业方向：内科护理、精神科护理。

主编规划教材6部，参编本科、高职、中职各层次教材10余部，发表科研论文近20篇，承担省部级及市级研究课题近10项，完成广州市精品课程《精神护理》的建设。先后获得广州市教学名师、2014年广州市高校教学团队带头人、2015年广东省高职优秀教学团队带头人、2017年广州市优秀教师、2018年南粤优秀教师、广东省卫生职业教育优秀专业带头人等称号。

寄语：

2017年世界精神卫生日主题为"共享健康资源，共建和谐家庭"，表明每一个家庭的精神健康与社会和谐息息相关。同学们有责任和义务积极参与精神心理疾病的防治工作。希望同学们能有扎实的专业基础，更好地承担社会责任。

前　言

精神科护理学伴随着精神医学经过了几百年的历史。从中世纪前用迷信巫术解释精神病现象，到18世纪法国医生 Philippe Pinel 首次提出用人道主义的态度对待精神病病人，从而开创了精神科护理的先河；从19世纪美国第一名精神科护士 Linda Richards 对精神科护士角色的确立，到20世纪中叶 Hildegard Peplau 精神科护理人际关系理论的形成；从各种抗精神病药物及治疗措施的发现，到综合生物、心理、社会等多种手段治疗精神病病人，逐渐形成了今天的以病人为中心，运用护理程序，从病人的身心、家庭以及社会等多方面关心照顾病人的整体化护理。随着人类文明程度的增加以及物质生活水平的提高，人们的价值观正在不断地遇到考验和挑战。当社会上各种诱惑和竞争与人们的需求发生冲突时，便产生了精神心理问题。

虽然精神科护理在我国的历史比较短，但各级政府已经开始重视该领域的发展，精神科护理已经作为护理和助产专业的必修课，国家护士执业资格考试也增加了精神科护理的试题。因此，精神科护理将为护理和助产专业的学生在新形势下做好护理工作提供一种全新的理念和知识结构。

本版教材为全国高等职业教育护理、助产专业第四轮规划教材。在继承前三版主要框架和经典内容的基础上，突出如下特点：①反映国内外精神科护理教育的主要内容：本书的编写以《中国精神疾病分类与诊断标准》第3版（CCMD-3）为分类标准，吸收了大量美国精神科护理的内容以及教材的编写特点，力求增加教材的知识性和趣味性，便于学生主动学习。②加强护理的针对性：全书在以“类”统“病”、明确共性的基础上，护理程序的每个步骤尽可能的针对具体的疾病，使教学与临床实践紧密联系。③教学与考核相结合：本书注重提高学生的临床判断能力，在相关章节对疾病的描述和护理措施中，增加了“案例”及“导入情景”等模块。④与护士执业资格考试紧密接轨：充分利用现代信息技术手段，将优质考点精讲串讲等资源整合到教材中。⑤体现数字融合教材特点：以纸质教材为载体，将融合理念贯穿全程，通过书内二维码融入数字内容，实现纸书与数字内容的融合，阅读纸书时即可学习数字资源。

在本书的编写过程中，参考了大量的国内外有关资料，在此对有关作者及出版单位表示诚恳的感谢。书中难免有不妥或错误，恳请有关专家及读者提出宝贵意见，以便今后进一步修订，使之更加完善。

雷　慧　岑慧红
2023年10月

教学大纲
（参考）

目 录

第一章 绪 论

01章 PPT

学习目标

1. 掌握精神科护理护患治疗关系中 4 个阶段的工作要点及特点。
2. 熟悉精神医学和精神科护理发展的过去、现在和未来以及精神科护士的角色和作用。
3. 了解精神、精神健康、精神障碍、精神科护理学的概念以及精神医学的知情同意。
4. 能正确运用护患治疗关系理论,对不同治疗阶段的病人进行护理。
5. 具有良好的沟通能力,理解精神疾病病人,尊重病人的人格和权利。

导入情景

小宋,男,18 岁,1 个月前因高考失利,每天焦虑不安,夜不能寐。近 1 周来他经常喃喃自语,有时侧耳倾听,精神相当紧张和恐惧。入院时被诊断为精神分裂症。

请思考:

1. 在与小宋见面前,护士应做哪些准备工作?
2. 在介绍期内,护士应为小宋提供哪些护理?

2001 年 6 月,人们都被这样一件事情震惊了,一位患有产后抑郁症的母亲杀死了她的 5 个孩子,其中 4 个男孩,1 个女孩,最大的 7 岁,最小的仅 6 个月。2012 年 12 月 14 日,在美国康涅狄格州的一所小学,患有自闭症和人格障碍的亚当·兰扎开枪打死 28 人,其中包括 20 名儿童。精神疾病病人受疾病特点的影响,往往会有思维、情感和感知觉的异常,他们在幻觉和妄想的支配下,生活在自己虚幻的环境中,经常做出与现实生活背道而驰的事情。然而,究竟病人行为的背后是如何一种心理驱使,接下来的章节将为你解开疑团。通过此门课程的学习,能使学生更好地理解人的精神(心理)与行为的关系,并提升对社会、家庭以及个人生活经历的认识。

本章将帮助学生了解精神科护理发展的过去、现在及未来。通过了解精神科护理的发展史以及精神科护士的角色和护患治疗关系理论,将能帮助学生对精神科护理的概况有所了解,为接下来系统地学习精神科护理学奠定基础。

笔记

第一节 精神科护理的基本概念

一、精神

精神(mind)又称心理,即指大脑的功能,是客观世界在人脑中的反映。精神是通过精神活动表现出来的,它是人的意识、思维活动和心理状态的总称。精神活动的物质基础是大脑,大脑的功能结构健全是产生精神活动的基础,如果因某种原因脑组织被破坏或发生改变,精神活动也就随之发生障碍。大脑的结构非常复杂,包含约1000亿个神经细胞和更多的神经胶质细胞,更为复杂的是神经细胞间的联系和细胞内的信号传导。大脑的不同部位与不同的精神活动有关,如颞叶与记忆和情感有关;海马与记忆有关;丘脑通过感觉获取信息,然后进行过滤并传送到脑的一定区域。人脑对客观事物的反映受遗传、发育水平、文化教育等个体多种主观因素以及社会、历史、传统、文化等诸多客观因素的影响而有差异,并非是被动的,而是一个积极主动的过程。

二、精神健康

微课:马斯洛等级需要理论与精神健康

精神健康(mental health)又称心理健康,是指个体的生理、心理与社会处于相互协调的和谐状态,是自我与他人之间的一种良好的人际关系的维持。在精神健康状态下,个体不仅能获得自我安定感和安全感,还能自我实现,具有为他人的健康贡献和服务的能力。

精神健康的标志包括:

1. 对自我的肯定态度 精神(心理)健康的人能客观地看待自我,准确地认识到自身的价值,能对自我的能力、体验、情感和欲望等作出正确的判断和认知。

2. 具有健全的人格 精神健康者人格结构的诸多方面都能平衡发展,如有较好的思考问题的方式和反映自身特色的精神风貌;接人待物时具有恰当的态度;平时保持良好的情绪和行为;能够与社会的节奏合拍。当自己的欲望或要求未能得到满足时,具有较强的抗压力和坚韧的忍耐力。

3. 不断地成长和发展,达到自我实现 一个心理健康的人总是乐观地面对人生,对未来充满希望和信心,不怕困难和挫折,踏踏实实地向着自己既定的目标前进,成功地度过人生的每个发展阶段,努力去实现自己内在的潜能。

4. 具有一定自我调控能力 一个心理健康的人智力活动正常,有较强的独立性以及判断和决定的能力,不盲从依附他人,能果断地决定自己的发展方向。

5. 具有良好的社会适应能力 一个心理健康的人能够面对现实,适应环境,审时度势,客观地认识和评价周围的环境和事物,并以积极的态度对待现实环境。乐于与他人交往,保持良好的人际关系,能有效地处理和解决问题,并从中体会人生的快乐。当发现自己处于不利境地时,能够冷静地面对和处理困难。

知识链接

世界卫生组织关于精神健康的定义

世界卫生组织于2007年给精神(心理)健康下的定义是:"精神健康是一种舒适状态,个体能够认识到自己的潜能,处理生活中的常见应激现象,工作效率高,能为社区(社会)创造价值。"

三、精神疾病

精神疾病(mental disorder)是以精神活动紊乱或失调为主要表现,出现认知、情感、意志和行为等精神活动不同程度的异常,常伴有生理功能的改变。其发病机制极其复杂,多与遗传、神经生物化学因素以及社会和心理等因素有关。美国精神科护理协会于2000年对精神疾病的描述为:"精神疾病

笔记

是指病人在临床上出现明显的行为和心理的异常，伴有相当的痛苦和无能力，或有残疾并失去自由的危险倾向。”

精神疾病可能出现的征兆：①一段时间内出现明显的人格改变；②思维混乱，出现怪异、离奇或夸大的想法；③长期且严重的抑郁、冷漠，或出现极度高峰或低谷的体验；④极度焦虑、恐惧、怀疑，常指责他人；⑤社会退缩，无友善感，极度的以自我为中心；⑥强烈拒绝他人的帮助；⑦想象或谈论自杀；⑧出现多处解释不清的身体不适，饮食及睡眠习惯明显改变；⑨愤怒或敌意的程度与当时所处的情境明显不符；⑩有妄想、幻想等；⑪滥用酒精或其他成瘾物质；⑫持续表现出无法应对日常生活问题，如学校、工作或个人需要等方面的问题。

四、精神科护理学

精神科护理学（psychiatric nursing）是研究对精神疾病病人实施护理以及研究和帮助健康人保持精神（心理）健康和防止精神疾病发生的一门科学。它是建立在护理学基础上的一门专科护理学，即以护理学的理论原则为基础，从生物、心理、社会三方面研究和帮助精神疾病病人，促进全人类的心身健康。精神科护理学是随着社会的进步和人类对健康需求的新定义快速发展而建立起来的一门交叉性边缘学科，它不仅与精神病学和护理学有关，还广泛与心理学、社会学、行为医学以及相关的伦理、宗教和法学等内容有着十分密切的关系。其护理活动是以病人为中心，围绕个体、家庭、社区以及社会等具体情况，运用治疗性理论和技术，对病人实施系统化整体护理，以帮助他们形成健康的思维和行为模式，增进其适应社会的能力，达到促进精神状况至最佳境界的目的。

第二节 精神科护理发展简史

精神科护理是伴随着精神医学和护理学的发展以及人类文明的进步逐渐形成并完善的。由于精神疾病的特殊性和复杂性，人们对它的认识不像对待躯体疾病那样容易被接受，致使精神科护理经历了漫长而艰难的发展历程。

中世纪以前，由于人们对精神疾病的认识没有摆脱迷信和超自然的观念，所以，对待精神疾病病人的态度是采用非人道主义的方式。负责管理病人的人员，几乎与监狱的看守相似，根本没经过训练，更谈不上对精神疾病病人提供护理。

文艺复兴时期，Johan Weyer（1515—1588 年）致力于人类行为的研究，他认为那些所谓“着魔中邪”者实际上是患了某种精神疾病的病人，应该得到医生的治疗。因此，Johan Weyer 被认为是最早的精神科医师。

18 世纪后期，法国医生 Philippe Pinel（1745—1826 年）作为世界上第一位精神病院的院长，主张用人道主义的态度对待精神疾病病人，并提出要清除禁制，砸碎锁链。此为精神医学的第一次革命，从而也开创了精神科护理的先河。

19 世纪的 Bethlem 医院中，除了对精神疾病病人采取约束看护外，已经开始出现人道的护患治疗关系。James Norris 当时被描述为该医院中最具有暴力倾向的病人，被约束在一个铁笼子里长达 9 年之久，但在这 9 年的住院过程中，Norris 仍能读书、看报、与宠物玩逗。医院中的另一位病人叫 James Tilly Mathews，Mathews 当时有夸大妄想，但 Mathews 具有非凡的绘画天赋，他经常坐在烛光边绘画至深夜。

1860 年，护理学创始人南丁格尔（Florence Nightingale，1820—1910 年）在英国伦敦开办了世界上第一所护士学校，致力于发展一般性的护理，并强调在发展一般性护理的同时，也应重视心理护理。但由于当时的资金和精神科护理人员水平等原因，她未能将精神科护理向前推进一步。

精神科护理作为一种职业是在 19 世纪后期开始形成的。1873 年美国的 Linda Richards（1841—1930）女士，从波士顿的 New England Hospital 毕业后，致力于研究精神科护士的角色和对精神疾病病人的服务项目，并做出改善精神科护理的计划，首次提出评估病人时应注重身体和精神（心理）两方面内容，主张对精神疾病病人的照顾质量应与一般躯体疾病病人的照顾质量相同，从而奠定了精神科护

笔记

理的基础模式。因此,她被称为美国精神科护理的先驱者。1882 年在美国马萨诸塞州的马克林医院,创立了第一所精神科护士学校,学制两年。

19 世纪末 20 世纪初,出现了大批精神病学专家,如德国的克雷丕林(Emil Kraepelin,1856—1926 年)通过分析大量的临床病例,率先提出重症精神疾病的根源是大脑的生物病理学的改变。并将精神疾病进行分类,对精神病的病因、诊断、治疗进行了大量的研究。因此,克雷丕林被称为现代精神病学之父。奥地利心理学家弗洛伊德(Sigmund Freud,1856—1939 年)利用梦的解析和自由联想治疗精神疾病病人,从而创立了精神心理分析学派,首次从心理学的角度探讨精神疾病的病因,提倡"心因性病因论",被认为是精神医学的第二次革命。

20 世纪 30 年代随着多种精神医学躯体治疗方法的出现,如精神外科治疗(1936 年)、电抽搐治疗(1937 年)等,精神科护理在治疗中成为更有意义的角色,需要更多有经验的精神科护理人员照顾精神疾病病人。

1952 年,美国的 Hildegard Peplau(1909—1999 年)在前人的基础上,经过大量的临床实践,形成了精神科护理人际关系理论。她认为,护理是护士与病人互相作用的过程,是有意义的、治疗性的人际关系。护理就是进一步完善病人的人格。Peplau 首次将精神科护理人际关系理论写进精神科护理的教科书中。

1953 年,英国医生仲斯(Maxwell Jones)撰写了《治疗性社区》一书,书中鼓励病人充分利用社会环境,积极参与自我照顾。1964 年,美国通过了《社区心理卫生中心法案》。在社区精神卫生运动的推动下,精神科护理不再仅局限在医院,而是逐渐发展到社区、家庭和社会。随着越来越多的社区心理治疗中心、家庭跟踪护理以及日间护理等项目的出现,为精神疾病病人提供了多种医治场所,从而带来了精神医学的第三次革命。其工作范围也由单纯的对重症精神疾病病人的治疗和护理,扩展到对精神障碍者的预防、保健和康复。

1954 年,俄罗斯医生普普金撰写的《精神病护理》一书,详细阐述了对精神疾病病人的护理。书中强调关心、爱护、尊重精神疾病病人,废除约束,改善生活,组织管理病人开展文娱活动和劳动治疗等,从此使精神科护理更加规范,步入新的历程。

20 世纪 50 年代后,随着精神药物的出现,人们开始研究药物、神经介质和脑中相关受体之间的关系,用科学、客观的方法诊断和治疗精神疾病,试图用生物学的理论来解释精神疾病现象。因此,生物精神医学的发展被称为精神医学的第四次革命。

20 世纪 90 年代是大脑研究迅速发展的 10 年。科学家们试图利用生物学理论解释精神疾病现象。100 年前,德国的克雷丕林提出重症精神疾病的根源是大脑的生物病理学的改变;100 年后的今天,人们开始从生物病理学的角度研究大脑结构,即用事实证明,异常行为的背后是有生物学基础的。

我国精神科护理事业起步较晚,但由于各级政府非常重视精神科护理队伍的建设和有关管理制度的制定,精神科护理事业得以迅速地发展。1990 年,中华护理协会成立了全国精神科护理专业委员会。目前,为了适应不断发展的社会需求,精神科护士可通过多种教育途径提高学历层次和业务水平。由于与国外护理教育交流的增加,大大加快了我国精神科护理的教学、实践及科研的步伐,出现了大批有价值的精神科护理的论文、书籍及科研成果。随着社会的进步和人类对心身健康的需求,我国精神科护理事业一定会有更加美好的发展前景。

第三节 护患治疗关系

一、护患治疗关系的概念及特点

(一) 护患治疗关系的概念

护患治疗关系(therapeutic nurse-client relationship)是 Peplau 精神科护理中人际关系理论的主要内容,即通过护理提供者和护理接受者双方共同的努力,创造一种有利于病人康复和促进其成长的环境,同时也有利于对疾病的预防。在这种关系中,护患双方都将对方看成是唯一的或重要的人来对待。

笔记

护士与病人最初的接触，就应建立在一种理解的基础上，一旦护士与病人能够互相了解，互相尊重，护理程序就有可能成为教育性和治疗性的过程。

（二）护患治疗关系的特点

1. 护患治疗性关系不同于社会关系 社会关系是以亲密关系为主，其目的是建立友谊，享受或实现某种目的，沟通时一方则给予另一方建议，满足其依赖性的需要，如借给钱物，或帮助找工作等。而在治疗关系中，护士将最大限度地利用沟通技术，了解病人的想法、感受、经历、需求、行为以及优势，以促进其成长，并且定期地评价病人的改变情况。

2. 护患治疗关系强调护士利用移情而不是同情 移情是指护士通过病人的外在行为，准确地察觉他们的内心世界并理解其感受，鼓励其表达自己的感受，并经历一个缓解痛苦的过程。在此期间，护士与病人要保持情感上的距离。而同情则意味着帮助者要承担被帮助者的需要和问题，好像这些问题都是自己的经历，甚至由于你的全身心投入而失去了客观性。利用移情而不是同情，就能使护士客观的看待病人的问题，有利于解决问题。

知识链接

精神科护理专家：Hildegard Peplau

1909 年 9 月 1 日 Hildegard Peplau 出生于美国的 Pennsylvania。Peplau 自幼善于观察问题，曾亲眼目睹了一位患流感发热伴随谵妄的病人从窗户跳了出去。早期的经历对她后来成为精神科护理专家影响很大。在 Pottstown Pennsylvania 护理专业毕业后，她先后当过手术室护士、儿科护士和精神科护士等。在临床护理实践中，Peplau 坚持不懈地探索能够指导护理实践的理论，终于在 1952 年发表了精神科护理的人际关系理论，首次将精神科护理建立在科学的基础上。

二、精神科护士的角色和作用

为了更好地满足精神疾病病人的需要，精神科护士常扮演和承担着多种角色和作用。

（一）护理者

像其他临床科室的护士一样，精神科护士首先要满足病人的基本需要，保持他们内外环境的稳定，具体护理活动包括照顾病人的日常生活，如洗漱、沐浴、更衣、睡眠、饮食、大小便等；执行常规护理操作，如注射、输液、吸氧、给药、导尿等；为病人提供舒适的治疗环境，如保持病房整洁、空气新鲜、光线适中、无噪声等。

（二）治疗者

精神科护士的治疗作用主要体现在积极地参与对精神疾病病人的各种治疗，如给药、心理治疗、松弛治疗、行为矫正、电抽搐治疗及家庭治疗等，在治疗过程中，护士始终是观察者、参与者和执行者。

（三）咨询者

Peplau 认为，护理中的咨询能使病人知道目前他们发生了什么，并且将目前的经历与过去的经历互相联系。由于护士与病人接触最多，是病人的主要倾诉对象，因此，无论是在诊所、医院还是在社区和家庭，护士永远是病人最值得信赖的人。护士需具备良好的心理素质和丰富的专业知识，精通沟通技巧，懂得各种精神疾病病人的特点，还要懂得多民族文化，尊重、接纳具有各种异常行为的病人，研究他们的心理活动，倾听其诉说，耐心解答各种问题，与病人建立健康、良好的治疗关系。

（四）父母替代者

病人在住院期间，对医护人员有一定的依赖性，可能将护士看作他们的父母亲、兄弟姐妹、老师或以前照顾过他们的护士。护士作为病人的父母替代者有两层意思：一是为病人提供基本的生活照顾，这是任何一个生病者所期望的；二是要求精神科护士要有足够的耐心和同情心以及充分的心理准备，无论病人的行为是多么的不可思议，都要尊重他们的价值。Rogers（1951 年）把它比喻为无条件地正向对待。像照顾自己的孩子一样，在生活乃至思想、学习、工作、处事等方面帮助和指导病人，使他们逐渐纠正异常的思维及行为，解除精神困扰，重新返回社会。

笔记

文档：美国精神科护士的资历要求

（五）教育者

精神科护士经常扮演着教育者的角色，向病人、家属以及社区不同群体宣传有关精神疾病的病因、疾病特点、治疗、预防及护理等知识，还要使病人懂得造成病情加重的因素和避免焦虑升级的技术，指导他们如何有效地与他人交往等。宣教的形式可以以个体、小组或团体为单位，或利用现有的宣传媒体，如广播、电视、宣传单、节目演出等。

（六）领导者

在制订护理计划中，护士应鼓励病人积极地参与整个治疗和护理过程，负责对病人的日常生活、娱乐活动、宣传教育等的组织管理，对影响病人及社区居民心身健康的因素和问题，护士有权向当地有关部门反映，以维护病人的权利和利益。

三、护患治疗关系的阶段

（一）作用前期

作用前期（the pre-interaction phase）即准备与病人初次见面。在这一阶段，护士要利用现有的文字资料或通过与病人家属交谈，了解有关病人病情的相关信息。同时，护士要评估自己的情感是否有焦虑和恐惧，稳定心情。

（二）介绍期

介绍期（the orientation phase）指病人与护士最初接触并寻求帮助的阶段。此时护士的主要任务是介绍自己，评估病人，确定病人的需求，建立互相信任的关系。此阶段护士将做如下工作：

1. 与病人建立融洽关系。
2. 与病人达成一个协议，包括护士和病人详细的期待和责任。
3. 评估病人的一般情况，建立病例档案。找出病人的强项和弱项、优点及缺点。
4. 确定护理诊断，制订护理目标和护理计划。
5. 检查护患双方的感受，调整各自的心理状态，直至建立融洽的护患治疗关系。

此阶段的特点是病人在躯体和情感上对护士有较强的依赖性，因此，护士在帮助、照顾病人的基础上，应抓住机会及时指导其学会自我护理。并通过回答病人的问题，传达对他们的关心和同情，使病人在情感和精神方面尽快恢复并感到安全，以便顺利进入下一阶段的治疗和护理。

（三）工作期

护患治疗关系中所有的治疗工作将在工作期（the working phase）实现。此阶段护士将做如下工作：

1. 与病人保持在上一阶段所建立起来的互相信任的融洽关系。
2. 提升病人的理解能力和对现实的感知度。
3. 找出并采用合适的解决问题的模式。
4. 帮助病人克服对抗行为。护士应注意，当讨论病人的症结时，他们可能会有焦虑升级。
5. 连续评价病人的目标实现情况。

此阶段通常需要时间较长，直至病人自身处理问题和解决问题的潜在能力被挖掘出来，并能独立生活以满足自我需要。

（四）结束期

结束期（the termination phase）的标志是病人能积极配合治疗和护理，履行护理计划，最大限度地恢复健康并显示独立。此阶段护士将做如下工作：

1. 与病人共同回顾和评价目标实现情况。
2. 与病人共同制订出关于出院后进一步的护理计划。
3. 与病人共同讨论整个治疗过程中护患关系的感受和收获。

病人在结束关系阶段一般将经历复杂的感受，他们留恋与护士及其他医护人员在住院期间所建立的友情，同时对所做过的错事感到愧疚，甚至对结束治疗关系感到焦虑和气愤。护士应对结束期病人的感受有充分的心理准备，早些告诉他们护士预计护理他们多长时间以及该病人将住院多长时间。随着临近出院，与病人讨论即将出院的感受，帮助他们现实地看待住院和出院过程，使病人知道护士

笔记

对他们的护理只是一段重要的经历。引导他们看到护患治疗关系中的收获，从而增强对未来的希望。

四、精神疾病病人的知情同意

知情同意是病人的权利。医护人员在对病人实施临床治疗和进行实验性临床医疗等医疗、科研活动时，应如实向病人或家属告知病情、措施、风险等，并取得他们的同意后方可进行。一般来讲，知情同意主要包括如下三点：

1. 提供信息 即向病人或家属提供有关医疗、护理过程的各种信息，包括疾病的诊断、预后；治疗或检查的程序；治疗或检查过程中病人可能会出现的不适及可预见的风险或获益；其他可供选择的治疗或检查方法；价格；病人自愿决定接受、拒绝或中断治疗或检查的权利；病人信息的保密等。

2. 对信息的理解 病人或家属知识结构和文化背景不同，在理解专业性医疗、护理知识方面常有障碍。因此，医护人员在提供信息时，有义务接受病人和家属的询问，评估其接受和理解信息的能力，因人而异地为其提供服务，确保病人和家属能很好地理解信息。

3. 做决定的能力 指病人是否有正确做出接受或拒绝医疗过程决定的能力。有做决定能力的病人应由自己完成知情同意过程，这是病人应该享有的权利。未成年人往往不具备做决定的能力；精神疾病病人、老年人等通常存在做决定能力受损的状况。因此，他们需要有合法的代理人来履行知情同意。合法的代理人的等级一般为配偶、父母、其他直系亲属、一般亲戚等。

第四节 精神科护理的发展趋势及存在的问题

一、既重视重症也重视轻症精神疾病病人的护理

随着社会的进步和文明程度的提升，人们在追求物质需要的同时，对社会地位、荣誉、价值等精神心理方面的要求也越来越高。当人们的需求和欲望与现实发生矛盾时，便容易产生心理障碍，特别是一些诸如神经症、抑郁发作、躁狂发作、人格障碍、应激障碍以及神经性厌食症等相对轻的精神疾病将在 21 世纪明显增加。因此，精神科护理在重视对重症精神疾病病人的护理的同时，也将注重轻症精神障碍病人的护理以及对疾病的预防保健。

二、从传统的对疾病的护理转向以人为中心的护理

根据 WHO 对健康以及精神健康的最新定义，人们对健康的追求已经不再是传统的没有躯体疾病，而是要求有舒适感，很少有焦虑感等。因此，护士在满足精神疾病病人对生活和生理的需求的基础上，更应注重病人人格的恢复和发展。精神科护士将根据病人生活的环境和文化背景等情况，以病人为中心，为其提供必要的心理、认知、行为等方面的干预，加强康复训练，提升个体的社会适应能力以及人际沟通技巧。

三、加强医院、社区、家庭、社会的配合

近半个世纪以来，美国精神病医院住院病人的数量呈减少的趋势，只有重症精神疾病病人接受住院治疗，而相当数量的病人分散在社区和家庭接受治疗和护理。精神障碍病人比躯体疾病病人更需要家庭的温暖，他们更喜欢在家庭和社区接受治疗和护理。因此，大力发展社区精神护理及家庭健康教育将是目前精神科护理的主要任务之一。自 20 世纪末，美国兴起了大量的自助组织，这些组织由有过类似不幸经历的人们组成，如嗜酒者互诫协会、赌友互诫协会、反对酒后驾车的母亲协会以及离异的父母亲协会等。自助组织的创建者和成员认为，目前的社会机构不能够满足他们的需要，而自助组织则既能提供信息也能提供心理援助。在我国，精神疾病病人走出医院，面临着回归社会和家庭的挑战，例如，家庭和社区是否有良好的治疗环境，家庭成员是否有一定的精神卫生知识，社区医护人员的技术水平是否达标，管理是否正规有效等。目前需要明确的是，走出精神病医院的病人，其生活质量及健康水平是否能真正得到改善。

四、加强抗精神病药物及病因学研究

精神科护理学是伴随着精神医学的发展而不断增添新的护理内容。自20世纪50年代第一位抗精神病药物氯丙嗪的问世，科学家们一直没有间断对神经医学和抗精神病药物的研究，人们试图用生物学的理论来解释精神疾病现象。因此，现代护士需要了解神经医学与精神疾病的关系，从生物、抗精神病药物等多方面了解和解释精神疾病现象。目前，在发达国家精神科护理学的课堂上，教授们利用相当的时间来解释抗精神病药物的作用机制以及相关的神经病理学知识。因此，精神科护理在21世纪将在抗精神病的药物防治以及精神病的病因学研究方面有所突破。

五、政府干预，加大对精神卫生事业的管理

在我国市场经济的大潮中，精神疾病的防治及护理工作往往是一个被人们忽视的领域。精神病医院盈利少，医护人员工作负担重，因此，需要政府在政策及资金等方面给予支持和援助，以确保精神医学和精神科护理学在实践和研究等方面的正常运行，满足新形势下人们对精神健康的需要。21世纪精神科护理所面临的另一个问题是提高对那些没有得到足够精神卫生服务的群体的重视，这部分人包括妇女、留守儿童、老人和农村居民，还包括那些无家可归的人。政府的干预就是在人人享有医疗卫生保健的政策下，也要满足那些享受精神卫生服务不足的人群的需要。

思考题

李某，男，34岁，因患偏执性精神分裂症入院治疗。该病人入院后4周，与责任护士建立了很好的治疗关系，但李某仍有幻听及被害妄想。

请分析：

在工作期内，护士将为李某提供哪些可能的护理干预措施？

01章 思路解析

思考题思路解析

01章 扫一扫，测一测

扫一扫，测一测

（雷 慧）

第二章　精神疾病的病因及症状学

学习目标

1. 掌握精神症状的概念。
2. 熟悉常见精神症状的临床表现及其评估意义。
3. 了解精神疾病的病因。

导入情景

詹女士，35岁，半年前母亲突然病故，此后失眠，情绪低沉，不愿与人交往。近3个月来独处时常听见有声音对她讲话，说母病故与某人有关，故多次给公安机关写信反映母亲被害之事，后来又感觉到自己的思维、情感不由自己支配，自己的想法还未说出已人人皆知，常独自哭泣。

如果你是接诊护士，请思考：

1. 詹女士出现了哪些精神症状？
2. 根据这些症状，你判断詹女士患何种疾病可能性大？

【概述】

精神疾病是一个较为广泛的概念，既包括了常见的精神病如精神分裂症、双相性情感障碍，也包括了焦虑症、抑郁症等感知觉、思维、情感、意志行为和意识障碍。精神疾病的病因一直是人们在研究探索的课题，从最早的神灵、宗教的模式，到现在的生物、心理、社会模式，可以说经历了多少沧桑、曲折，走过了一段漫长的历程。虽然说在精神疾病病因研究方面从实验室到临床实践已经取得了很大进步，但是仍然有许多的假说未能被证实。本章将简要地介绍可能的病因。

人的精神活动是一个复杂的、相互联系又相互制约的过程。许多精神障碍至今病因未明，尚缺乏有效的诊断性生物学指标。临床的诊断主要是通过病史和精神检查，发现精神症状，进行综合分析和判断而得出，因此，精神障碍的症状学是精神医学和精神科护理学的重要基础。对精神症状的了解及正确判断有助于护士对精神疾病病人的评估、诊断及护理，是每一位临床医护人员所必备的知识，对于初学者而言也是最为重要的。本章将对常见的精神症状作详尽的定义和描述。

第一节　精神疾病的病因

人脑是进行精神活动的器官，凡是能损害人脑的结构和功能或影响人脑正常发育的有害因素都可能引起精神疾病。精神疾病的病因学是一个复杂而又十分重要的课题。几十年来，对精神疾病的

笔记

病因曾做了大量的探索性研究，对于大多数所谓功能性精神障碍，目前还没有找到确切的病因与发病机制，也没有找到敏感、特异的体征和实验室异常指标。一般认为精神疾病的发生是生物、心理、社会因素相互作用所致。被普遍接受的是按照致病因素的性质及其作用机制，把精神疾病的病因分为生物因素、心理因素和社会因素三大类，分别反映个体从三个不同的层面接受各种有害因素的影响。

一、生物学因素

主要影响精神健康的生物学因素大致可以分为遗传、神经发育、环境、感染、躯体疾病、创伤、营养不良、毒物等。

（一）遗传因素

是指遗传物质基础发生病理性改变，从而发挥其致病作用。如染色体数目和结构异常，以及基因突变等。目前已经证明，遗传因素在某些精神障碍发病中起着一定的作用。如脆性X染色体不仅可导致精神发育迟滞，而且与儿童学习困难、儿童行为障碍和儿童孤独症有关。精神分裂症、情感性精神障碍、人格障碍、神经性厌食症、阿尔茨海默病以及一些原因不明的精神发育迟滞等均有明显的遗传倾向，属于多基因病或称复杂性遗传病。

在多基因遗传病中，遗传和环境因素的共同作用，决定了某一个体是否患病，其中，遗传因素所产生的影响程度称为遗传度（heritability）。当然，遗传度再高，遗传性是否显现，仍决定于病前的和发病时的社会环境对病人的影响。例如精神分裂症同卵双生子同病率不到50%，即具有相同基因的双生子中的一个患有精神分裂症时，另一个患精神分裂症的可能性尚不足50%。

（二）神经发育异常

神经发育异常学说逐渐成为精神疾病发病机制的主要前沿研究领域。科学家们认为神经发育异常可能是重大精神障碍的共同发病机制。这些精神疾病共同表现为脑结构和功能可塑性改变，包括额叶、颞叶内侧及海马等脑区的灰质和白质减少以及体积缩小，临床上共同表现出发育迟滞、认知功能损害等。

（三）感染因素

目前已知由病毒、细菌、寄生虫、螺旋体等导致的全身感染、中枢神经系统感染和其他系统感染均可引起精神障碍。例如通过性传播的梅毒螺旋体首先引起生殖系统症状，在多年的潜伏后，进入脑内，导致神经梅毒。神经梅毒主要表现为神经系统的退行性变，表现为痴呆、精神病性症状及麻痹。人类免疫缺陷病毒（HIV）也能进入脑内，产生进行性的认知行为损害，早期表现为记忆损害，注意力不集中及情绪淡漠等，随着时间的推移，出现更为广泛的损害，如缄默症、大小便失禁、截瘫等。大约15%~44%的HIV感染者出现痴呆样表现。有些儿童在链球菌性咽炎后突然出现强迫症的表现。

（四）躯体疾病因素

1. 颅脑疾病　颅脑损伤（脑震荡、脑挫伤、脑血肿）、脑血管疾病、颅内肿瘤、脑变性疾病等是引起脑器质性精神障碍的主要原因，特别是脑的弥漫性损害和位于额叶、颞叶、胼胝体、基底节和边缘系统的病变更易引起精神障碍。

2. 内脏器官疾病　由于内脏各器官、内分泌、代谢、营养、结缔组织和血液系统疾病，均可直接或间接地损害大脑功能和结构，从而引起精神障碍。如慢性呼衰、心功能不全、肝性脑病、肾功能不全、甲状腺功能亢进症、糖尿病、肝豆状核变性、系统性红斑狼疮等疾病出现的精神障碍。

（五）毒物

各种对中枢神经系统有损害的化学物质均可引起精神障碍。常见的有：成瘾物质如海洛因、吗啡、大麻、苯丙胺、酒精等；医用药物如阿托品、异烟肼、利血平、皮质类激素等；工业毒物、农药、有毒食物、一氧化碳等。

二、心理因素

（一）人格特征

人格可以定义为个体在日常生活中所表现出的总的情绪和行为特征，此特征相对稳定并可预测。性格特征是指个体在先天的禀赋素质（一个人出生时固有的、独特的、稳定的心理特性）和后天

笔记

社会环境的共同作用下所形成的心理特征，它与精神障碍的发生密切相关。有些人的性格自幼就明显偏离正常、适应不良，达到了害人害己的程度，我们称之为人格障碍。有些人格障碍与精神障碍关系十分密切，如具有表演型性格的人容易罹患癔症、具有强迫性格的人容易罹患强迫症、分裂样人格障碍者则患精神分裂症的可能性较大。素质是否与精神障碍发生的相关性，还受到后天的家庭教养方式、学校教育和社会环境等的影响。童年早期受到不利的环境影响可形成对某些精神障碍的易感因素。

(二) 心理应激因素

心理应激又称精神刺激，或精神创伤，来源于重大的生活事件。任何个体都不可避免地会遇到各种各样的生活事件，这些生活事件常常是导致个体产生应激反应的应激源。其中恋爱婚姻与家庭内部问题、学校与工作场所中的人际关系常是应激源的主要来源；社会生活中的一些共同问题，如战争、洪水、地震、交通事故、种族歧视等以及个人的某种特殊遭遇，如身体的先天或后天缺陷，某些遗传病、精神病、难治性疾病，被虐待、遗弃、强暴等则是应激源的另一重要来源。心理应激对于健康的人并非都是有害的。适当的心理应激具有促进和鼓舞生活动力的作用。但对于心理素质不健全的人，过度的刺激常可导致急性应激反应或创伤后应激障碍。对于某些对精神疾病具有易感素质的人，不特别强的应激却有很大的影响。除外来的生活事件外，内部需要得不到满足、动机行为在实施过程中受挫，也会产生应激反应；长时间的应激则会导致神经症、心身疾病等。

三、社会因素

个体处于经常变动的社会环境中，在生命不同时期接受不同的社会影响。如童年期的家庭教养和境遇；青少年和青年期的学校教育和社会活动；成年期社会环境和生活影响等。社会经济地位、文化差异、突出的生活事件、社会动荡等社会因素，也对精神障碍的产生有着一定影响。良好的社会因素对心理健康产生保护作用，不良的社会因素则对心理健康产生致病作用。

(一) 环境因素

是指社会上或环境中应激事件的影响。如大气污染、噪音、交通混乱、居住拥挤、环境污秽、人际关系紧张、社会变动巨大等因素，可增加心理和躯体应激，使人们长期处于烦闷、紧张、兴奋或焦虑、抑郁、不安等状态下，易患心身疾病、神经症或其他精神疾病。

(二) 文化因素

民族文化、社会风俗、宗教信仰、生活习惯等与精神障碍的发生有着密切关系，不同的文化和环境背景下所产生的精神障碍的症状、内容多不相同。如文化偏低人群的地区所见到的幻觉、妄想的内容多简单，常与迷信、封建思想活动有关，其妄想内容多为被害、化身附体等；幻觉往往以神、鬼、鼠、狐、兔、蛇或死亡的家人、亲属等的形象为多；而高文化人群的妄想常以网络、电波、光线、电子、卫星、物理性仪器遥控等居多。

第二节　精神疾病的症状学

异常的精神活动通过人的外显行为如言谈、书写、表情、动作行为等表现出来，称之为精神症状。研究精神症状及其产生机制的学科称为精神障碍的症状学，又称精神病理学。它是精神科护理学的一个基本内容，为护理诊断的确立提供具体依据。所以对精神疾病症状学的认识对精神科护士是必不可少的。即使在非精神科工作，识别精神症状也是护理工作的重要内容。

异常的精神活动是一个很复杂的过程，而且个体差异很大。精神症状的表现受到以下因素影响：①个体因素，如性别、年龄、文化程度、躯体状况以及人格特征均可使某一症状表现有不典型之处；②环境因素，如个人的生活经历、目前的社会地位、文化背景等都可能影响病人的症状表现。因此，在评估症状时，须考虑上述因素的影响，以便于对具体情况作具体分析。

精神障碍的症状按心理的过程概括为感觉障碍、知觉障碍、思维障碍、记忆障碍、智能障碍、情感障碍、意志行为障碍、意识障碍等类别。

笔记

一、感觉、知觉障碍

（一）感觉障碍

感觉是人对外界客观事物个别属性的感知（如光、声、物体的形状、软硬）和躯体的各种感觉（如疼痛感、温度感等）。

1. 感觉过敏（hyperesthesia） 指对外界一般强度的刺激感受性增高。如对阳光感到耀眼，微风的声音感到震耳，开门声感到如雷贯耳，普通的气味感到异常浓郁刺鼻，皮肤的触觉和痛觉也都非常敏感。多见于神经症、癔症、感染后的虚弱状态等。

2. 感觉减退（hypoesthesia） 指对外界刺激的感受性降低。如对强烈的疼痛或者难以忍受的气味都只有轻微的感觉。严重时对外界刺激不产生任何感觉，称为感觉消失（anesthesia）。见于各种程度的意识障碍、抑郁状态、木僵状态、催眠状态等。感觉消失较多见于癔症。

3. 感觉倒错（paraesthesia） 指对外界刺激产生与正常人不同性质或相反的异常感觉，如对冷刺激产生灼热感，用棉球轻触皮肤时病人产生麻木感或疼痛感。多见于癔症。

4. 内感性不适（体感异常，senestopathia） 指躯体内部产生某种不舒适的感觉。这种感觉是异样的，性质难以表达，定位描述相对模糊。如感到某种牵拉、挤压、撕扯、游走、溢出、虫爬等特殊感觉，往往成为疑病观念的基础。多见于神经症、精神分裂症、抑郁状态、颅脑外伤性精神障碍。

（二）知觉障碍

1. 错觉（illusion） 是对实际存在的客观事物歪曲的知觉。如将路旁的树看成人，把电线看成蛇等。正常人在光线暗淡、疲惫、恐惧、紧张、期盼的心理状态下也可产生错觉，但通过验证一般可很快被纠正和消除。如杯弓蛇影、草木皆兵等。

2. 幻觉（hallucination） 是在没有客观现实刺激作用于感官的情况下而出现的虚幻的知觉。如在周围无人的情况下，病人会听到有人命令他出去的声音或看到某人在窗外。幻觉是常见的知觉障碍，常与妄想同时出现。根据感觉器官的不同幻觉可分为：

（1）听幻觉（auditory Hallucination）：又称幻听，内容多种多样。最多见的是言语性幻听。声音比较清晰，能明确地辨别。内容以斥责、嘲讽、辱骂多见，也有同情、赞扬、为他辩护的声音。常使病人苦恼、不安或者洋洋自得、独自微笑。

0201 视频：幻听

典型案例

小王，男性，17岁，高中学生。近2周来每天深夜都向着窗外大喊大叫，怒骂“猪头”，吵得邻居不得安宁，纷纷投诉于其父母。问他为何，他说总听到窗外楼下有人骂他是“笨蛋”“猪头”，所以他要以牙还牙。

0202 视频：幻触

（2）视幻觉（visual hallucination）：又称幻视，内容也极其丰富、多样，形象可清晰、鲜明和具体，但有时也比较模糊。病人对幻视的态度各有不同，有的好像只是一个旁观者，有的则是直接参与者。所以病人的情感反应和行为举止也会不同。常见于谵妄状态、精神分裂症等。

（3）嗅幻觉（olfactory hallucination）：又称幻嗅，指病人闻到一些令人不愉快的难闻的气味，如腐烂的尸体气味、刺鼻的药味、烧焦物品的气味、粪便味等。常与妄想和其他幻觉结合在一起，常见于精神分裂症。

0203 视频：内脏性幻觉

（4）味幻觉（gustatory hallucination）：又称幻味，指病人尝到食物中有某种特殊的或奇怪的味道，因而拒食。见于精神分裂症。

（5）触幻觉（tactile hallucination）：又称幻触，指病人感到皮肤或黏膜上有虫爬感、针刺感、麻木感等，也可有性接触感。可见于精神分裂症或脑刺激性精神病。

（6）内脏性幻觉（visceral hallucination）：病人感到自己的某一脏器或部分扭转、穿孔、破裂，或有昆虫在腹腔内游走等。常与疑病妄想、虚无妄想、被害妄想伴随出现。较多见于精神分裂症、抑郁症。

笔记

3. 感知综合障碍 指对事物的本质能够正确感知，但对它们的个别属性产生了与实际情况不相符合的知觉。如形状、大小、比例、距离等。临床上常见以下几种表现形式：

(1) 视物变形症(metamorphopsia)：病人对某个客观物体的形状、大小、颜色产生了错误的感知。如：一位病人看到他父亲的脸变得很长，眼睛很小，脸色像死人一样难看。

(2) 空间感知综合障碍：病人感到周围事物的距离发生变化，不能准确地判断，如想将杯子放在桌子上，可是由于桌子实际上距离很远，所以杯子落在地上。

(3) 非真实感(现实解体)：病人感到外界事物或周围的一切变得模糊暗淡、不清晰、缺乏真实感。可见于精神分裂症，中毒性或颅脑损伤所致的精神障碍。

(4) 自我感知综合障碍：病人感到自己的躯体或某一部分发生了长短、粗细、大小等明显改变。可见于精神分裂症、癫痫性精神障碍。

视频：感知综合障碍

文档：错觉与幻觉的区别

二、思维障碍

思维障碍是精神障碍病人的常见症状，临床表现多种多样，主要可分为思维形式障碍和思维内容障碍两大类。

(一) 思维形式障碍

分思维联想过程障碍和思维逻辑障碍。

1. 思维奔逸(flight of though) 指思维活动量的增多和转变快速。表现为联想速度加快、语量增多，新的概念不断涌现，内容丰富。思维有一定的目的性和完整性，但思维主题极易受环境的吸引而改变(又称随境转移)；也可出现音联意联。常见于躁狂症。

视频：思维奔逸

典型案例

江女士，35岁，工人。一进入诊室就喜形于色地向护士自我介绍说：我是江某某。护士问：看你样子好像很高兴。病人马上挥动手臂并接着说：我当然很高兴，因为我的脑子非常好使，并有使不完的劲儿，为了表示我对你们的感谢，我送你们一首诗：白衣战士为人民，人民当家做主人，救人治病是楷模，各个都是好医生。接着用歌的形式唱出上述内容。

2. 思维迟缓(retardation of thought) 与思维奔逸相反，表现为思维活动显著减慢，联想困难，思考问题费力，语量少、语速慢、语音低沉，反应迟钝。即使要写一个简单的句子，很久都写不出来，有强烈的“脑子不灵了，变钝了”的感觉，并为此而苦恼。是抑郁症的常见症状。

3. 思维贫乏(poverty of thought) 以思想内容空虚且概念词汇贫乏为主要特征，表现为沉默少语，交谈时内容空洞、单调，常常以“不知道”“没有什么”作答，因而难以进行正常的交流。如自觉“脑子空虚，既没有什么可想的也没有什么可说的”，但仍能对此漠然处之。是精神分裂症的基本特征之一，也可见于器质性痴呆状态。

视频：思维迟缓和贫乏

4. 病理性赘述(circumstantiality) 表现为在叙述事物时，对细节问题做不必要的、过分详细的赘述，以致主题不突出，一些无意义的细节掩盖了主题，讲半天讲不到主题上。常见于癫痫、脑器质性精神障碍及精神分裂症。

视频：病理性赘述

5. 思维松弛(looseness of thinking) 联想范围松散，思维内容散漫，表现为叙述无固定主题，缺乏一定的逻辑联系。或多个话题之间毫无联系，以致使人感到交谈困难，对主题及用意不易理解。见于精神分裂症早期。

6. 思维破裂(splitting of thought) 病人在意识清楚的情况下，思维松弛进一步加重，表现为思维联想缺乏内在的连贯性和应有的逻辑性。主题与主题之间，句子与句子之间无任何内在意义上的联系，严重时出现一些语词的堆积，形成语词杂拌。如问病人：“你叫什么名字？”病人说：“鸡叫了，我非典，雨后彩虹，举手发言，看见他了。”见于精神分裂症，为该病所具有的特征性症状。

7. 病理性象征性思维(pathological symbolic thinking) 是形象概念与抽象思维之间的联想障碍，如以某些具体的概念、词句、事物或动作来表示某一抽象的概念，别人无法理解。例如，病人抱着氧气

笔记

瓶，说是与工人阶级相结合。多见于精神分裂症。

视频：病理性象征性思维

8. 语词新作（neologism） 自创一些文字、图形或符号，并赋予只有自己能够理解的特殊意义。多见于精神分裂症青春型。

9. 逻辑倒错性思维（paralogic thinking） 逻辑推理过程非常荒谬、离奇古怪，缺乏逻辑根据，让人不可理解，甚至因果颠倒。如病人觉得人是动物进化来的，所以不该吃肉，而动物又是植物进化的，因此，觉得吃菜也不应该。常见于精神分裂症、偏执狂、某些病态人格等。

10. 诡辩性思维（sophistic thinking） 思维内容空泛，长篇阔论，侃侃而谈，作漫无边际的缺乏现实意义的议论，或貌似合理而实际无效的议论和叙述。语句的文法结构是正确的，但给人以牵强附会、强词夺理、似是而非、进行诡辩的印象。多见于精神分裂症及某些人格障碍的人。

视频：语词新作

11. 持续言语（perseveration） 病人单调地重复某一概念，或对于不同的问题，总是用同一个回答。见于癫痫性精神障碍或脑器质性精神障碍。

12. 重复言语（palilalia） 总是重复一句话的最后几个字或词，不因当时环境影响而产生变化。如重复说："这是一个什么问题，问题，问题……"。多见于脑器质性疾病及癫痫伴发的精神障碍。

13. 刻板言语（stereotype of speech） 机械而刻板重复某一无意义的词或句子。如总是重复"给我做手术吧！给我做手术吧……"。

14. 模仿言语（echolalia） 指病人模仿周围人的话，别人说什么，他就跟着说什么。

（二）思维内容障碍

思维内容障碍中最常见的症状是妄想。

妄想（delusion）是一种在病理基础上产生的歪曲的信念、病态的推理和判断。其特点为既不符合客观现实，也与病人所受的教育程度及处境极不符合，但病人对此深信不疑，无法说服，也不能以亲身体验和经历加以纠正。

临床上常见的妄想有以下几种：

1. 被害妄想（delusion of persecution） 病人无端地坚信周围的人对他不利，自己或其亲人遭受迫害。如认为有人对他进行监视，打击、陷害，或用放毒、仪器照射等伤害其身体。在妄想的支配下可拒食、拒药、逃跑、控告、自卫、自杀、伤人等。常见于精神分裂症及偏执狂。

视频：关系妄想

典型案例

张先生，30岁。无明显诱因急起精神失常，表现夜间不眠，疑人议论，说邻居、单位领导正在议论他，讲他的坏话，在收集他的材料，自己多年的女友也与那些人串通一气要谋害他和他的家人。在家关门闭户，不许家人外出，说有人窃听、监视，要家人小声说话，生活工作受到明显的影响。

微课：妄想

2. 关系妄想（delusion of observation） 病人认为周围环境中与他无关的现象都与他有关，甚至是针对他的。如别人在一旁谈话，就是在议论他；别人在路旁吐痰，也是冲他而来的；人们的一举一动都是针对他的。常伴随被害妄想出现。主要见于精神分裂症。

视频：罪恶妄想

3. 夸大妄想（delusion of grandeur） 病人坚信自己有非凡的才智、至高无上的权利、巨额的财富、是伟人的发明家或是名人的后裔。多发生在情绪高涨的背景下。常见于躁狂症、精神分裂症等。

4. 罪恶妄想（delusion of guilt） 病人毫无根据地坚信自己犯了严重的错误或不可宽恕的罪恶，罪大恶极，死有余辜，应受到严厉的惩罚。为此可拒食、自杀、自首或要求劳动改造、负荆请罪等。常见于各种抑郁状态、精神分裂症。

视频：疑病妄想

5. 疑病妄想（hypochondriacal delusion） 病人在无任何根据的情况下坚信自己患了某种严重的躯体疾病或不治之症。此妄想多继发于幻触或内感性不适。常见于精神分裂症、抑郁状态和老年期精神障碍。

笔记

6. 钟情妄想（delusion of being loved） 坚信某异性钟情于自己，采取相应的行为整日追求纠缠对方，即使遭到对方严词拒绝仍毫不置疑，认为对方是在考验自己。多见于精神分裂症。

典型案例

大学生郭某，半年来常去图书馆看书，发现一女同学也在看书，认为对方对自己有好感，主动写信表示自己爱慕之心，但遭到拒绝，并将信退回。病人认为对方是在考验他，故又多次写信给这位女同学，但对方均未理睬，病人认为对方已默认。一天这位女生穿了一件红色外套，病人认为对方是在向自己表露一颗赤诚的心。当同学告诉病人，“对方已有男朋友，她根本不喜欢你”，但病人坚信这事不是真的，认为默默相爱是独特的方式，周围人是不理解的。

视频：钟情妄想

7. 嫉妒妄想(delusion of jealousy)　无中生有地认为自己的配偶对自己不忠实、有外遇，因此，对配偶的物品加以检查，或对配偶进行跟踪、盯梢。多见于精神分裂症、反应性精神病等。

8. 影响妄想(delusion of influence)　认为自己的思维、情感、意志行为等精神活动受到外力的干扰、支配、控制和操纵，或认为有外力刺激自己的躯体，产生了种种不舒服的感觉。是精神分裂症特征性症状之一。

视频：嫉妒妄想

典型案例

小辉，女，17岁，诊断为精神分裂症。老师最初发现她上课发呆，眼睛虽然盯着黑板，叫她回答问题时要喊好几遍她才如梦方醒地站起，不知老师问的什么问题。家长也发现她长时间看书可达几个小时不抬头，实际上没有翻动一页，也说不出到底看了什么内容。学习成绩急剧下降，但她一点儿不着急。精神检查时明显注意力不集中，需反复提醒才回答某个问题。

视频：影响妄想

9. 内心被揭露感(experience of being revealed)　确信自己内心所想的事，未经言语表达却已尽人皆知。病人并不知道是怎么被人知道的，但确信已经满城风雨，众人均在议论他。常见于精神分裂症。

三、注意障碍

注意(attention)是指个体的精神活动集中地指向于一定对象的过程。注意的指向性表现出人的心理活动具有选择性和保持性。注意的集中性使注意的对象鲜明和清晰。注意过程与感知觉、记忆、思维和意识等活动密切相关。

注意有被动注意和主动注意。主动注意又称随意注意，是由外界刺激引起的定向反射；主动注意为既定目标的注意，与个人的思想、情感、兴趣和既往体验有关。被动注意也称作不随意注意，它是由外界刺激被动引起的注意，没有自觉的目标，不需任何努力就能实现。

通常所谓注意是指主动注意而言。注意障碍通常有以下表现：

(一) 注意增强(hyperprosexia)

为主动注意的增强。如有妄想观念的病人，对环境保持高度的警惕，过分地注意别人的一举一动是针对他的；有疑病观念的病人注意增强，指向身体的各种细微变化，过分地注意自己的健康状态。见于神经症、偏执型精神分裂症、更年期抑郁症等。

(二) 注意涣散(aprosexia)

为主动注意的不易集中，注意稳定性降低所致。多见于神经衰弱、精神分裂症和儿童多动综合征。

(三) 注意减退(hypoprosexia)

主动及被动注意兴奋性减弱。注意的广度缩小，注意的稳定性也显著下降。多见于神经衰弱、脑器质性精神障碍及伴有意识障碍时。

(四) 注意转移(transference of attention)

主要表现为主动注意不能持久，注意稳定性降低，很容易受外界环境的影响而注意的对象不断转换。可见于躁狂症。

笔记

(五) 注意狭窄(narrowing of attention)

指注意范围的显著缩小,当注意集中于某一事物时,不能再注意与之有关的其他事物。见于意识障碍或智能障碍病人。

四、记忆障碍

记忆障碍可以发生在识记、保存、再认和回忆等不同部分,往往是同时受损,受损的严重程度可以不同。

(一) 记忆增强

记忆增强(hypermnesia)为病理性的记忆增强,表现为对病前不能回忆的、而且并不重要的事情又重新回忆起来。如病人能回忆起童年时期的某件事情,甚至连细微的情节也不遗漏。常见于躁狂症、精神分裂症偏执型。

(二) 记忆减退

记忆减退(hypomnesia)是指识记、保存、再认和回忆过程的普遍减退。轻者表现为近记忆减退,严重时远记忆也减退。多见于神经衰弱、脑动脉硬化和其他脑器质性损害的病人,也可见于许多正常老年人。

(三) 遗忘

遗忘(amnesia)不是记忆的普遍性减退,而是局限于对某一特定时间内经历或某一特定事件的遗忘,故又称为“记忆的空白”,是一种回忆的丧失。常见的有:

1. 顺行性遗忘(anterograde amnesia) 病人回忆不起疾病发生后一段时间内所经历的事件。遗忘的时间和疾病同时开始。如一脑部受到撞击致脑震荡的病人,对于如何受伤、如何被送入医院、住院期间如何抢救等一切情况均不能回忆。

2. 逆行性遗忘(retrograde amnesia) 指不能回忆起疾病发生前某一阶段的事情。如某人自缢,经抢救意识恢复后,不能回忆自杀前用何种工具、在何处自杀,并且否认有自杀的事情。多见于脑卒中发作以后、颅脑损伤伴有意识障碍者、自缢后经抢救意识恢复者、老年性精神障碍及一氧化碳中毒者。

3. 进行性遗忘(progressive amnesia) 主要见于老年性痴呆。影响较大的是再认和回忆。病人遗忘日趋严重,由近事遗忘发展到远事遗忘,同时伴有日益加重的痴呆和淡漠。

4. 心因性遗忘(psychogenic amnesia) 指严重且强烈的心理创伤性情感体验引起的遗忘,常与病人受到批评、犯了严重错误有关。遗忘的内容多是与痛苦体验相关的事情。多见于癔症。

(四) 错构

错构(paramnesia)是一种记忆的错误。将过去生活经历中实际发生过的事件,在时间、地点、人物等方面发生错误,并信以为真,且伴有相应的情感反应。可见于精神发育迟滞、酒精中毒性精神障碍、脑器质性障碍及外伤后的痴呆状态。

(五) 虚构

虚构(confabulation)是一种虚幻的记忆。将从未发生过的事件或经历,说成是确有其事。事实上是在遗忘的基础上,用虚构的“事实”来填补他所遗忘的那片空白。多见于酒精中毒性精神障碍、外伤性、中毒性精神障碍、老年性精神障碍及麻痹性痴呆。

(六) 似曾相识症和旧事如新症

似曾相识症是在面对新事物时,有一种似乎见过面或早已经历、体验过的熟悉感。而旧事如新症是对自己既往已多次体验过的事物有似乎从未体验过的生疏感。多见于癫痫病人。

五、智能障碍

智能障碍可分为精神发育迟滞和痴呆两大类型。

(一) 精神发育迟滞

精神发育迟滞(mental retardation)是指由于先天因素、围生期因素或在生长发育成熟之前,由于各种致病因素,如遗传、缺氧、感染、中毒、外伤、内分泌异常等,导致大脑的发育不良或受阻滞,使智能发育停留在低于同龄人的水平。

笔记

（二）痴呆

痴呆（dementia）是指大脑智力发育成熟以后，由于各种后天的因素，如感染、中毒、外伤、神经退行性病变等所导致的以智力严重减退为主的综合征。常见的痴呆有：

1. 全面性痴呆　大脑的病变主要为弥散性器质性损害，既影响智能活动，也常发生人格破坏和定向力障碍。病人缺乏自知力。

2. 部分性痴呆　大脑器质性病变仅限于某些限定的区域。部分智能如记忆力、理解力及分析综合能力等发生障碍，人格保持完整、具有良好的定向力，有一定的自知力。常见于脑动脉硬化性痴呆、脑外伤性痴呆等。

3. 假性痴呆　指由强烈的精神创伤所导致的一种类似痴呆的表现，大脑组织结构无器质性损害，通过适当的心理及药物治疗能够恢复，预后良好。可见于癔症和反应性精神障碍。

（1）心因性假性痴呆：又称刚塞综合征（Ganser syndrome），临床表现特点为近似回答。对一些非常简单的问题，给予近似而错误的问答，给人以一种故意做作或开玩笑的印象。当问病人问题“2+1=？”时，病人会给出答案为“2+1=4”。再如将梳子反过来梳头，把裤子当作上衣穿。但在生活中却能解决较复杂的问题，如下象棋、打扑克牌，一般生活也能够自理。

（2）童样痴呆（puerilism）：指精神活动回到童年时代。成人病人表现为类似儿童一般的稚气，学幼童讲话的声调，自称是“小宝宝，才三岁”，逢人叫“阿姨”“叔叔”等。

六、情感障碍

情感是指个体对客观事物的态度和因之而产生的相应的内心体验。常见的情感障碍有：

1. 情感高涨（elation，expansive mood）　指情感活动显著增强。表现为欢欣喜悦、喜笑颜开，洋洋自得，自我感觉良好。喜欢与人交往，对任何事都感兴趣，感到非常乐观，高度自信，甚至夸大自我。因其内心体验与周围环境协调保持完好，故能被他人理解，可产生共鸣，具有很大的感染力。但这种情感的高涨并不一定是很稳定的，病人易激惹。多见于躁狂症。

典型案例

小梁，15岁，中学生。无明显原因突然出现兴奋话多，爱管闲事，行为忙乱，见人就打招呼，唱歌跳舞，待人热情慷慨，花钱大方。说自己的脑子好使，能考上北京大学。又说自己很伟大，要当联合国主席，维护世界和平。自觉心情非常愉快。

2. 欣快（euphoria）　是一种病态的快乐心情。面部表情也有似乎满意和幸福愉快的表现，但给人以呆傻、愚蠢的感觉，且难以引起正常人的共鸣，同时病人自己也说不清高兴的原因。多见于各种脑器质性精神障碍。

3. 情感低落（depression）　与情感高涨相反，病人情绪低沉，整日忧心忡忡、愁眉不展、唉声叹气，重则忧郁、沮丧、悲观绝望，感到自己一无是处，以致兴趣索然，外界的一切都不能引起他的兴趣，仅增悲伤。因而常自责自罪，甚至出现自杀观念和企图，是抑郁症的典型表现之一。

4. 焦虑（anxiety）　是指在缺乏相应的客观因素刺激下，病人出现的过分担心和紧张恐惧的情感。表现为坐立不安、搓手顿足、唉声叹气、似有大祸临头，惶惶不可终日。常伴有心悸、出汗、尿频等植物神经功能紊乱症状。多见于焦虑症、更年期精神障碍等。

5. 情感脆弱（emotional fragility）　指细微的外界刺激，引起明显的情绪波动。其情感反应强烈而迅速，常因无关重要的事件而伤心流泪或兴奋激动，不能自制。常见于癔症、脑动脉硬化性精神障碍、神经衰弱等。

6. 易激惹（irritability）　指即使遇到极为轻微的刺激也易产生强烈而不愉快的情感反应，持续时间较短。表现为极易生气、易激动、愤怒甚至大发雷霆，与人争吵不止。常见于癔症、神经衰弱、躁狂状态、躯体性（如甲亢）或器质性精神障碍。

7. 情感迟钝（dullness，emotional blunting）　指对能引起常人鲜明情感反应的刺激，给予平淡的情

笔记

感反应，同时缺乏相应的内心体验，细微情感逐渐消退。如对亲人不体贴，对工作不认真负责，情感反应不鲜明，不生动。多见于早期精神分裂症和某些脑器质性精神障碍。

8. 情感淡漠（apathy）　是情感迟钝的进一步发展。对外界刺激缺乏相应的情感反应，表现得视若无睹、无动于衷。对生离死别、久别重逢等重大事情却表现出表情冷淡、呆板，内心体验极为贫乏。主要见于精神分裂症晚期及严重器质性痴呆。

9. 情感倒错（parathymia）　指情感表现与内心体验或所处的处境不相协调。如对令人悲痛的事情反而感到高兴愉快，甚至面带笑容地描述自己的极为不幸的遭遇。多见于精神分裂症。

10. 恐怖（phobia）　指个体面临不利的或危险的处境时出现的情绪反应。可表现为害怕、心悸、气急、出汗、四肢发抖、大小便失禁等。常见的恐怖对象有动物、尖锐利器、高空、幽闭的空间、广场等。主要见于恐怖症。

11. 病理性心境恶劣（dysphoria）　指无任何外界原因而突然出现的低沉、紧张、害怕及不满情绪。一般持续 1~2 天，表现为易激动、无故恐惧，提出各种要求、诉说各种不满，处处不顺心。常见于癫痫。

七、意志行为障碍

（一）意志活动障碍

1. 意志增强（hyperbulia）　是指病理性的意志活动增多。此症状常与其他精神症状相关。例如躁狂症病人对什么都感兴趣，什么事都去做，终日忙忙碌碌，应接不暇，精力充沛，丝毫不感到疲劳。精神分裂症病人，受被害妄想的支配，长期坚持反复上诉控告；疑病妄想的病人，四处求医，要求解除疾病痛苦；有夸大妄想的病人，可日夜从事无效的发明创造。

2. 意志减退（hypobulia）　与上述症状现象相反，病人意志活动显著减少。表现为对任何事物兴趣索然，不愿参加任何活动，可整日呆坐或卧床不起。可同时伴有思维迟缓、情绪低落以及食欲、性欲的下降。这类病人并不缺乏一定的意志要求，但总感到自己做不了或觉得什么都没有意义，所以不想做。因此，病人与环境尚能保持协调。此症状是抑郁症的主要症状之一。

3. 意志缺乏（abulia）　是意志活动缺乏。指病人对任何活动都缺乏明显的动机和兴趣，不关心事业，也不要求学习和工作，行为被动，生活极端懒散。严重时生活本能缺失，常与思维贫乏、情感淡漠同时出现，为精神分裂症的基本症状之一，也是精神衰退的主要表现。

4. 意向倒错（parabulia）　指意向活动与一般常情相违背或为常人所不允许，以致某些活动或行为使人感到难以理解。例如病人无故伤害自己的身体，吃一些正常人不能吃或厌恶的东西，如肥皂、昆虫、草木、泥土、粪便等。多见于精神分裂症青春型和偏执型。

（二）运动及行为障碍

1. 精神运动性兴奋（psychomotor excitement）　指整个精神活动的增强，突出表现在动作和言语的增多。临床上分为协调性精神运动性兴奋和不协调性精神运动性兴奋两大类。

(1) 协调性精神运动性兴奋：指言语动作的增多与其思维、情感活动协调一致，并和环境密切联系。病人的行为是有目的的、可被他人理解的，整个精神活动是协调的。多见于躁狂症。

(2) 不协调性精神运动性兴奋：指病人言语动作的增多与其思维、情感不相协调。动作行为往往单调、杂乱无章，缺乏动机与目的，使人难以理解。与周围环境也无任何联系。如高声怪叫、扮鬼脸、装相等。主要见于精神分裂症青春型、紧张型及谵妄状态。

2. 精神运动性抑制（psychomotor inhibition）　指整个精神活动的降低，言语动作普遍减少和抑制。

(1) 木僵（stupor）：在意识清晰的情况下，言语和运动行为完全抑制或减少。严重时不语、不动、不吃不喝、表情固定、不解大小便，身体保持一定的姿态僵住不动，可形成“蜡样屈曲”（waxy flexibility）、“空气枕”，对各种刺激均无反应。见于精神分裂症紧张型、严重的抑郁症、反应性精神障碍和脑器质性精神障碍。

(2) 缄默症（mutism）：病人缄默不语，不回答任何问题，但有时可用手势来作答。多见于癔症及精神分裂症紧张型。

(3) 违拗症（negativism）：指对于别人向他提出的要求不仅没有相应的行为反应，反而加以抗拒。临床上又分主动违拗和被动违拗。前者是做出与对方要求全然相反的动作。后者则是对别人的要求

笔记

一概加以拒绝，拒不执行。多见于精神分裂症紧张型。

(4) 刻板动作（stereotyped act）：指病人持续单调地重复毫无意义的动作。如反复将衣服上的纽扣解开又扣上……等。多见于精神分裂紧张型。

(5) 模仿动作（echopraxia）：指无目的、无意义地模仿他人的动作。如模仿他人坐下、走路、吸烟、跳舞等。多见于精神分裂症。

3. 强迫性动作（compulsive act）　指反复地做一些违背本人意愿的动作。病人清楚地知道完全没有必要做这些动作，虽努力试图摆脱，但总是徒劳无功，为此十分苦恼。如长时间的反复洗手、用特定的姿势走路、进门等。主要见于强迫症。

八、意识障碍

在临床上，意识是指一个人对周围环境和自身的认识和反应能力。意识障碍是指病人对周围环境和自身状态的认识出现异常，精神活动受到全面抑制。可分为环境意识和自我意识两种障碍。

（一）对周围环境的意识障碍

1. 嗜睡（drowsiness）　意识清晰度水平降低较轻微，在安静环境下病人经常处于嗜睡状态，轻声呼叫或推动其肢体可立即清醒，且能与之进行交谈或做一些简单的动作，刺激一旦消失便又入睡。病人生理反射存在。

2. 意识混浊（clouding of consciousness）　指对外界刺激的阈限明显提高。需用强烈刺激才能引起反应，多处于半睡状态。注意、记忆、理解均存在困难，对时间、地点、人物可有定向障碍，瞳孔对光反射存在。

3. 昏睡（sopor）　意识清晰度水平明显降低，环境意识及自我意识均丧失，只有在强烈的疼痛刺激下（如用力压迫眶上缘内侧）方可引起防御反射。可见有深反射亢进、手足震颤及不自主运动，角膜、睫毛反射均减弱。对光反射仍存在。

4. 昏迷（coma）　是意识障碍的最严重阶段。意识完全丧失，对任何刺激均无反应，无任何自发性运动，生理反射消失，可引出病理反射。见于各种疾病的垂危期。

5. 朦胧状态（twilight state）　在意识清晰度降低的情况下，出现意识范围的明显狭窄。意识活动在狭窄的范围内，尚能有相对正常的感知以及完成某些连续的行为，但对此范围以外的事物都不能正确感知和判断。表现为联想困难，表情呆板或迷惘，也可表现为焦虑或欣快，伴有定向力障碍，片段的错觉、幻觉、妄想以及相应的行为。多见于癫痫性精神障碍及癔症。

6. 走动性自动症（ambulatory automatism）　这是意识朦胧状态的一种特殊形式。它以不具有幻觉、妄想和情绪改变为临床特点。在意识障碍中可执行某种无目的性的、无意义的，且与当时处境不相适应的动作。例如在室内或室外毫无目的地徘徊，反复地开门、关门等。突然开始持续短暂而又突然停止，事后全部遗忘。如发生在入睡以后称梦游症（又称睡行症）；如发生在白天称神游症。多见于癫痫及癔症，亦可见于反应性精神障碍及颅脑损伤所致的精神障碍。

7. 谵妄状态（delirium）　其特点是意识清晰度水平降低，同时产生大量的错觉和幻觉，内容丰富、生动逼真，以幻视多见。大多为恐怖性的，如猛兽、鬼神、血淋淋的激烈战争场面等，因而病人可伴有紧张、恐惧、兴奋不安、冲动行为。同时可有言语不连贯、自我意识及环境意识消失。意识恢复后仅有部分回忆甚至完全遗忘。多见于躯体疾病所致的精神障碍。

（二）自我意识障碍

1. 人格解体（dispersonalization）　指对自身和周围环境感到陌生或不真实的体验。狭义的人格解体是指对于自我的不真实感而言。如一病人诉述“我是谁，我在哪里，我一点也感觉不到”。单纯对周围环境的不真实感又称为非真实感，病人感到周围环境好像离自己很远，都像在云雾中。人格解体多是突然产生的，并常伴有昏厥感和面临灾难的惶恐紧张感。可见于颞叶癫痫、器质性精神障碍、神经症、抑郁症及精神分裂症。

2. 人格转换（transformation of personality）　指否认原来的自身，而自称是另一个人或某种动物，但不一定伴有相应的行为和言语的转变。如称自己是“玉皇大帝”，或自称是“狐仙下凡”。主要见于癔症，亦可见于精神分裂症。

笔记

九、自知力

自知力(insight),又称领悟力或内省力,是指病人对其自身精神状态的认识能力。即能否察觉或认识自己是否有精神异常,能否正确分析和判断,并指出自己以往和现在的表现和体验有什么不同,有哪些是属于病态,是否能对这些精神症状进行实事求是的分析和批判。

自知力的完整与否是评定精神障碍严重程度的标准之一。也是病情变化的一个敏感指标。因此,在治疗和护理过程中要经常评定自知力,以确定效果。神经症病人一般自知力完整,认识到自己的精神异常,并主动求医治疗;重症精神障碍病人在疾病发展阶段一般否认自己有精神障碍、拒绝住院和治疗,此时自知力缺乏或自知力不完全;随着治疗的进展及病情的好转,自知力可逐渐恢复,而具有部分自知力;经治疗病情缓解后,自知力可完全恢复。

思考题

曲某,男,18岁,因一年来疑人迫害,数次自杀未遂,半年来自语自笑,追求异性,感到有仪器"波折器"控制自己而入院。

病人在4年前被评为"三好生",为此受同学议论,生闷气少语。2年前出现学习成绩下降,入睡困难。入院前1年因高考落榜,受家人埋怨。出现明显行为、思维异常:有时讲"我要跳楼",曾企图跳楼、触电、未遂。怀疑别人对他不怀好意,路人故意冲他吐痰。入院前半年出现自语、自笑、思维内容离奇,病人自语:"我要死了,哥哥、爸爸再见了,拜上帝,波折器控制我","××,我爱你"。病人表现出性欲亢进,裸体,秽语,用手摸母亲乳房。

入院时精神状况:病人接触被动,有自笑,时间、地点和人物定向力好。在医生提问下,谈出以下体验:近半年来常听到不熟悉的人的语声,男女均有,有时命令他"要他投井"。入院后,命令他"躺在床上"。有时语声议论他,说他"无能"。偶尔感到脑内有声音,声音与他的思想一致。在家中曾多次闻到死尸气味。有时感到自己的身体一会儿变大,一会儿变小。病人坚信有某种"波折器"控制他的思维行为。喊女孩的名,自笑,卧床都是仪器控制的结果。交谈中情感与外环境不配合,常闭眼无声地发笑,谈到对母亲不礼貌行为时,不感到羞耻,反而大笑不止。病人生活自理差,洗漱,更衣需督促。高级意向减退,对今后无打算。性本能活动增强。记忆与智能未见明显缺陷。否认有病,无自知力。

请分析:

通过对曲某的护理评估,指出有哪些典型的症状。

思考题思路解析

扫一扫,测一测

(岑慧红)

第三章 精神障碍病人的治疗环境

03章 PPT

学习目标

1. 掌握精神科护理的基本内容和基本技能。
2. 熟悉家庭护理的概念、精神科家庭护理的目标和原则、社区精神卫生护理的工作范畴。
3. 了解精神科护士应具备的基本素质。

导入情景

徐某，男，45岁，城镇待业，因多次复发精神分裂症而入院。其父母因无法监管病人服药，遂将病人常年托管在院。时值中秋节，父母二人来院探视，探视后值班护士检查了其随身携带的少量水果后，病人安返病房。当日晚间约22点30分，护士巡视病房时闻到一股焦糊味，立即检查，发现徐某病房味道浓烈，原来其在病床上抽了几口烟，又怕护士发现就藏在了褥子下，将褥子引燃。护士们及时灭火后，询问病人火源从哪来的，其如实回答：央求父母偷偷捎来的，藏在鞋内带进病房。

请思考：

1. 该事件暴露出护士在搜查危险品时存在哪些安全隐患？
2. 对于徐某父母的不合作，护士长与其沟通时应采取哪些措施？

精神障碍病人的治疗环境包括精神病医院、社区精神卫生中心及家庭等。一般来讲，重症精神障碍病人需住院治疗，由医护人员密切观察、诊治，控制其症状，待病人病情稳定后便转入社区及家庭康复。因为大多数精神疾病病人往往需要长期服药治疗，因此，长期住院治疗将会给国家和个人带来巨大的经济负担。世界各国因国情和经济状况不同，所采取的应对策略也不一样。英美等发达国家自20世纪中叶就大力发展社区精神卫生事业，精神障碍病人住院的比例一直保持下降趋势。因此，为国家节省了大量医疗卫生资金。我国因历史的原因，直到改革开放后，随着经济的好转，政府开始大力发展精神卫生事业。目前由政府投资，基层精神病医院的就医条件得到明显改善，并且加强精神障碍的普查防治工作。随着我国医疗改革工作的深入开展，精神卫生事业一定会有更好的前景。

本章主要介绍精神障碍病人的医院护理、家庭护理以及社区护理等基本知识。

笔记

第一节　精神障碍病人的医院护理

一、精神科护士的基本素质

精神科护理工作面对的大多是有思维障碍和心理行为异常的病人，工作环境的复杂性和特殊性对护士提出了较高的要求，因此，要成为一名合格的精神科护士，须具备良好的心理素质、职业道德素质和专业素质。

（一）心理素质

1. 成熟的人格　护士的人格是护患互动关系的重要影响因素之一。精神科护士应具有坚强的意志，较强的心理承受能力，善于调控自己的情绪和行为，不受精神障碍病人的干扰，友好地对待各类病人，唤起他们战胜疾病的信心。

2. 健康的心态　护士应用积极、健康的心态去感染病人，从而缓解病人的各种不良情绪，以平和的心境对待病人难以理解的言行，做到激情不露，纠缠不怒，受到侮辱不生气。

（二）职业道德素质

精神科护士常面临病人的暴力行为以及其他行为所带来的困扰，因此，作为一名专业的精神科护士，除具备良好的心理素质外，还应具备以下职业道德：

1. 全心全意为病人服务　精神科护士应具有全心全意为病人服务的职业思想，为病人提供优质的身心护理，以顽强的毅力克服工作中遇到的各种困难，以饱满的工作热情对待病人。

2. 尊重病人人格　精神科护士应尊重病人的人格，无论病人的言行多么令人不愉快，护士都要态度温和、自然，不嘲笑和愚弄病人，尊重病人平等就医的权利，使之获得与正常人一样的受尊重的权力。

3. 保护病人的隐私　禁止在护理过程中出现任何有损病人利益的行为，不向无关人员透漏病人的病情和隐私。

4. 团结协作　精神科护士应与其他工作人员建立良好的人际关系，团结协作，提高工作质量与效率。与社会工作者保持合作，利用现有资源，发展理想的精神卫生服务系统。

（三）专业素质

1. 完整的知识结构　精神科护士在具备良好的精神病学理论基础和临床经验的同时，还应具备心理学、社会学、行为学、伦理学、法学等知识，掌握护理各类精神障碍病人的技巧和方法，有效处理病人的各种问题。

2. 敏锐的观察能力　精神科护士应具备敏锐的观察能力。精神障碍病人常不能主动叙述病情，有的甚至故意隐瞒病情，在护理过程中，稍有疏忽，则极易发生意外。此外，一些有自杀想法的精神障碍病人并不流露内心的真实感受，甚至外在表现与内心活动相反。因此，护士要善于利用与病人接触的机会，从病人的言行举止、表情神态等方面发现问题，防患于未然。

3. 良好的沟通能力　精神科护士应具备良好的沟通能力，巧妙地运用沟通技巧与病人建立和谐的护患关系。同时还应掌握与特殊病人沟通的技巧，如避免对偏执性人格障碍者过于热情，对边缘型人格障碍者保持中立，对反社会人格障碍者的挑拨和不合理要求加以限制，对有幻觉的病人给予客观解释等。

0301

微课：精神障碍病人的医院护理

4. 较强的科研教学能力　精神科护士应具备开展科研工作的能力，刻苦钻研业务，努力探寻有利于病人康复的护理方法和措施。同时还应具备一定的教学能力，能有效的向病人及家属宣传精神卫生知识，能承担本专业教学任务并为精神科护理培养后备力量。

二、精神科护理的基本内容

（一）安全护理

笔记

精神障碍病人在思维、情感、意志、行为等方面明显异常，甚至丧失了自控能力，严重者可出现自伤、伤人、毁物等行为。为防止病人的不良行为造成严重后果，精神科护士要做好以下安全护理工作：

1. 熟悉病情、建立良好护患关系　护士要尊重、关心、理解病人，尽快熟悉病情，及时满足病人的合理要求，取得病人的信任。在此基础上，病人会主动与护士交流，一旦有意外征兆流露，护士可及时采取有效措施予以防范。

2. 严格执行医嘱、护理常规及工作制度　护士在进行护理操作时，应严格执行“三查八对”制度，三查即操作前、操作中、操作后查，八对即对床号、姓名、药名、浓度、时间、剂量、用法及病人相貌。此外，还应严格各项护理常规和工作制度，如给药护理、外出活动护理等常规及交接班制度、岗位责任制度等。避免因疏忽给病人带来的不良后果。

3. 加强巡查，严防意外　凡有病人活动的场所，都应安排护士看护，注意保护使用约束带的病人，防止被其他病人伤害，重点观察病人不离视线。在午睡、夜间、凌晨、交接班等工作人员较少的时候，以及厕所、走廊尽头、暗角等易发生意外的地点，要特别加强巡视，严防意外发生。

4. 加强安全管理

(1) 保证环境安全：病房设施要安全，损坏的门窗应及时修理，治疗室、配餐室等场所应随时上锁。

(2) 严格病室内危险物品管理：病区内危险物品应严格管理，如药品、器械、锐利物品、易燃物品、绳带等要加锁保管。交接班时，认真清点实物，一旦缺少及时追查。护士看护病人使用指甲刀、缝针等易对人身造成伤害的物品，用后及时收回。

(3) 加强安全检查：对入院、会客、请假离院返回的病人进行安全检查，防止病人将危险物品带入病室。每日整理床铺时，查看病人有无暗藏药物、绳带、锐利物品等。经常检查病区环境、床单元以及病人的鞋、袜、衣袋等一切可能存放危险物品的地方。

(二) 生活护理

日常生活不能自理的精神障碍病人，需要护士督促、帮助或代理。如疾病发作期，病人不知冷热、饥饱，不知清洁，易并发感染；长期服用大量抗精神病药物的病人机体抵抗力下降，易出现并发症等。因此，做好生活护理，让病人在最佳状态下接受治疗，是精神科临床工作的基础。

1. 一般生活护理　可参照内外科住院病人的护理，本章只简单介绍对于精神障碍病人需要特殊注意的生活护理。

(1) 大小便的护理：精神障碍病人服用大量抗精神病药物常引起便秘和尿潴留。许多病情严重者，不能主诉大小便；部分表现迟钝者不知如厕，而部分躁动者则每日多次如厕；被害妄想严重者，每日处于紧张恐惧状态，有大小便而不敢如厕等。护士应细心观察并记录病人的排泄情况，对于便秘者应遵医嘱使用缓泻剂；对尿潴留的病人，应先用物理方法刺激其排尿，无效时给予导尿。注意查看病人大小便性状，发现异常及时留取标本，报告医生。

(2) 女病人经期护理：部分女病人经期病情加重，严重者甚至不知料理经期卫生，造成经期感染，同时影响病房卫生。护士应掌握每位病人的月经周期规律，月经前对病人进行心理疏导及卫生宣教，认真观察月经量、颜色、气味、有无血块等，督促病人勤换卫生巾，保持阴部清洁，及时更换病人污染的被服。

2. 饮食护理　精神障碍病人饮食障碍多种多样，护士应了解病人的饮食习惯，注意观察病人进食情况，防止病人拒食、暴食或吞食异物。一般情况下，精神障碍病人可集体进餐，护士按时、按量、按病情需要准备饮食，而对各类饮食障碍病人则应区别照顾，如因抗精神病药物反应引起吞咽困难者，进食应缓慢，防止食物梗阻咽喉发生窒息；当病人怀疑食物有毒而不肯进食时，护士可先尝试，或让病人自己取饭菜；对木僵者，不宜强行喂食，可将饮食放在床旁桌上，等待病人拿取，必要时鼻饲流质饮食或静脉输液；对有自罪妄想者，可将其饭菜混合成看似剩饭后劝其吃下；对兴奋躁动者，应待其安静后单独进餐；对食欲亢进、暴饮暴食者，要控制其进餐速度及食量。

3. 睡眠护理　多数精神障碍病人存在睡眠障碍，护士应密切观察病人睡眠情况，保证充足的睡眠对稳定病人情绪、巩固治疗效果起着重要作用。导致失眠的原因有很多，如皮肤瘙痒、便秘、尿潴留等躯体不适；蓄意自杀或出走的病人，在策划意外事件前后也可出现睡眠障碍；幻听的病人，因听到别人讲自己坏话而难以入睡等。护士应仔细观察病人睡眠情况，指导病人养成规律的睡眠习惯，如对躁动的病人，集体入睡前应给予适当处理，以防干扰他人睡眠；对失眠的病人，可分析其失眠的原因，遵医

笔记

嘱选用药物帮助入睡；对睡眠感觉缺失的病人，应耐心解释并证实他们有过睡眠的事实等。此外，护士巡视病人睡眠要有重点，如发现病人蒙头睡觉、在床上辗转反侧或频繁去厕所，应引起注意，谨防意外事件发生。

三、精神科护理的基本技能

精神科护理基本技能主要包括精神科护理观察与记录；精神障碍病人的组织与管理；健康教育等。

（一）精神科护理观察

严密观察病情，及时书写护理记录是护理工作的重要内容，其目的是及时掌握病情变化，了解病人的需要，使护理有目标、有针对性，对提高护理质量有重要意义。

1. 精神科护理观察原则

(1) 目的性与计划性：护士在观察前需明确哪些是观察的重点内容，并根据病人病情及工作计划合理安排观察的时间和内容。护理观察内容通常包含“5W”，即谁（Who）、什么时间（When）、什么地点（Where）、什么（What）、怎么样（How）。

(2) 客观性：观察内容应客观记录，不随意加入个人猜测，以免误导其他医务人员。

(3) 整体性：全方面观察病人病情变化，以便制定合理的护理计划。按照整体护理的要求，观察病人健康史、躯体情况以及心理社会状况等。

2. 精神科护理观察技巧　护士在接触病人前，应先了解其病史、诊断及治疗过程，掌握病人的一般情况，如年龄、职业、文化程度等，以便根据不同病情采取不同的接触观察方法。在接触病人过程中，举止端庄大方，表情温和自然，给人以安全感和信任感。对新入院的病人要热情接待，主动介绍病房环境、医院管理制度等；对不合作的病人，应从生活上给予关心和照顾，逐步与其建立良好关系，取得病人的合作；对胆怯、恐惧的病人，要态度亲切和蔼，讲明住院的重要意义；对讲话赘述，唠叨不休者，要耐心倾听，然后给予必要解释；对激动暴躁者，应沉着、冷静地应对，防止病人出现冲动伤人行为；对情绪低落、不愿交流者，可先以病人的兴趣、爱好、生活、工作为话题进行交谈，与其建立良好关系后再慢慢涉及病情内容，促使病人自然流露；对手持危险物品企图伤人者，应机智地转移病人注意力，将危险物品取下。总之，在与精神障碍病人接触时，护士应态度友好，注意语言艺术，巧妙地启发病人讲述需要了解的内容，以达到掌握病情的目的。

（二）精神科护理记录

及时、准确、客观、真实的记录病人病情是精神科护理的另一方面重要内容。护理记录可作为一个重要的医疗文件，为司法鉴定、医疗纠纷等提供证据，同时为总结护理经验积累资料。因此，精神科护理记录应遵循以下原则：

1. 记录及时、准确、具体、完整、简明、客观，尽可能记录病人的原话。

2. 记录时间和频率根据病人病情，一般病人每周 1~2 次，危重病人每 4 小时至少记录 1 次，病情有变化随时记录。同时注意时效性，不可拖延或提前记录。

3. 记录字迹清晰，使用统一文字符号，禁止涂改，书写错误按统一规定修改并签名。

4. 记录完成后签全名及时间。

（三）精神障碍病人及病房的组织与管理

目前，我国大多数精神病医院（病房）的住院环境相对封闭，病人住院时间相对较长。对于病人来说，每个病房既是一个治疗单元，又是一个生活集体，因此，搞好精神障碍病人及病房的组织与管理，对保证良好治疗环境、改善医护人员与病人关系、促进病人康复有着重要意义。

1. 病人的组织与管理　建立病人的组织，如康复小组，由康复护士和恢复期病人组成，病人可担任组长，与康复护士共同完成和参与病区的学习、娱乐、文体、工娱治疗等康复活动。该组织有责任组织病人参与活动并向医院反映病人的意见。

2. 病房的组织与管理　建立病房管理制度，如作息制度（休息、活动、治疗、娱乐、就餐时间等），住院管理制度（请假、工娱治疗要求、物品保管制度等），会客探视制度等。定期召开康复小组会议，评选表现优秀的病人，表扬和宣传病人中的好人好事，提倡病友互助，营造良好的病房氛围。

笔记

3. 病房的管理模式

(1) 开放式管理：开放式管理主要是为了培养和锻炼病人的社会适应能力，提高病人的生活自信心，促进病人早日康复。开放式管理主要适合二级和三级护理的病人，如一些神经症病人以及精神疾病症状缓解的稳定期病人。开放式管理的病人，可自由出入病室、活动室。病人数量多时，护士可以发动病人管理病人，选出一名在病人中有威信、有组织能力、热心为病友服务的病人担任队长，下分若干组，分别设组长，每个小组安排 1~2 名工作人员参加，定期组织活动，如看电视、读报纸、学唱歌以及球类、棋类比赛等。护士可根据病人病情特点安排适宜的劳动，如给兴奋躁动的病人安排一些简单的劳动以稳定其情绪；鼓励抑郁的病人参加集体活动以提高他们的生活兴趣。

(2) 半开放式管理：是介于封闭式管理和开放式管理中的一个过渡模式。主要适合二级护理的病人，病人可在半开放的工娱活动区活动。目前，多数精神病院采用该管理模式。

(3) 封闭式管理：封闭式管理适用于新入院病人、兴奋躁动者、生活不能自理者、有严重躯体合并症者以及有自杀、伤人、毁物等行为者，这些病人需安置在监护室内，设专人 24 小时看护，严密观察其病情变化。

4. 病房设备的管理　精神科病房的各种设施应适合病人的住院需要，方便医疗护理工作，注意创造优雅、舒适的治疗环境。例如，病室内墙壁要光滑，不能有钉子、绳子等危险物品，防止病人用作自伤或伤人的工具；病室内桌椅、床头柜等边缘圆平，且以病人不能举起为宜，防止病人撞头或砸伤他人；病室窗户要有防护措施，防止病人出走；病室门设置观察窗，以便于巡回观察。

（四）健康教育

健康教育是整体护理的重要内容，即有计划的系统教育活动，其主要对象是住院病人及其家属，其次是健康人群。教育内容不仅包括疾病知识、治疗知识，同时也包括心理健康指导，如教会病人培养良好个性，保持自身与环境相适应，掌握情绪的释放与控制等，从而达到改善临床症状、缩短病程和促进康复的目的。精神障碍病人健康教育的主要内容包括：

1. 门诊病人健康教育　门诊病人具有数量大、范围广、停留时间短等特点，其教育重点是根据发病季节及流行病学特点，进行针对性和普及性教育，内容尽量简短、实用。

2. 住院病人健康教育

(1) 对于首次入院的病人，护士要热情接待，主动介绍医院规章制度、病区环境、主治医生、责任护士、同室病友等，同时指导病人家属向医生提供病情资料，介绍陪护、探视制度。

(2) 对于住院期间的病人，护士除给予常规生活护理外，还应向病人宣传心理健康常识，如选择合适的方法转移注意力、控制情绪、建立良好的人际关系、积极参加工娱活动等，指导病人进行自我照顾及社交技能等训练。

(3) 对于家属和探视者，护士应嘱咐他们不要与病人提及对病情有影响的事情；不要将腰带、鞋带、刀子、剪子、火柴、玻璃制品等危险物品交给病人；不要向病人承诺探视以及出院时间，请家属配合共同做好病人思想工作，使其安心养病；可定期为家属举办精神卫生知识讲座，讲授精神疾病常识以及家庭治疗护理知识。

3. 出院病人健康教育　主要针对病情稳定或康复期的病人。出院时护士应向病人及家属介绍出院后护理及预防疾病复发的相关知识，如疾病的诱因及复发规律，正确的服药方法，服用药物的不良反应等。宣教时要重点强调精神疾病遵医嘱用药的重要性，指导家属代管药品并督促病人定期复诊。同时护士还应指导家属营造良好的家庭氛围，尊重、关心、照顾病人，避免精神刺激，使病人心情舒畅，防止疾病复发。此外，护士还应指导家属帮助病人掌握自我照顾及社交的技巧，合理安排病人的生活、学习及工作，培养其生活兴趣。

0302

文档：精神科分级护理

第二节　精神障碍病人的家庭护理

精神障碍尤其是重症精神疾病大多属于慢性残疾性疾病，据调查，65%~70% 精神障碍病人在脱离疾病急性期后会重返家庭，家庭是精神障碍病人的重要支持系统，照顾精神障碍病人常给家庭带来

笔记

沉重负担，例如，家属要容忍病人的各种病征，如辱骂打闹、情绪变化无常以及恶劣的个人卫生等。

家庭护理(home care)是以家庭为服务对象，以护理理论为指导，以护理程序为工作方法，护士与家庭共同参与，确保家庭健康的一系列护理活动。其目的是促进和保护家庭健康，维护家庭稳定，预防家庭成员发生疾病和帮助家庭成员治疗、护理疾病，以发挥家庭最大的健康潜能。具体做法是以护士为主体，直接实施和指导病人家属对病人进行护理，协助病人巩固治疗效果，防止疾病复发，恢复社会适应能力，提高生活质量。

一、精神障碍病人家庭护理的目标与原则

(一) 精神障碍病人家庭护理目标

1. 家庭能提供和谐的情感氛围，促进病人康复。

2. 家庭成员能掌握疾病相关知识，识别疾病复发先兆。

3. 家庭成员能掌握药物治疗相关知识，掌握用药注意事项及常见不良反应，并能给予相应处理。

4. 家庭成员能协同病人配合医护人员共同制定治疗和康复计划，并督促病人实施。

5. 家庭成员能根据病人情况合理安排作息时间，安排有益于病人心身健康的活动和家务劳动等，促使病人恢复独立生活能力。

6. 病人能与社会保持良好接触，减少对家人的依赖，逐步恢复社会功能。

(二) 精神障碍病人家庭护理原则

1. 护士、病人和家庭照料者要保持密切联系并建立起良好护患关系，及时帮助病人解决问题。

2. 定期家访，了解病人病情变化，与病人及家属一起制定或修改康复护理计划，使之更适合病人需要。

3. 将家庭治疗、药物治疗与和谐的家庭氛围相结合。

4. 长期坚持、长期治疗和长期目标相结合。

二、精神障碍病人家庭护理的基本内容

【护理评估】

1. 病人的评估

(1) 主观资料：评估病人认知，主要包括情感、意志和行为等方面的情况，如社会性退缩、不修边幅、不讲卫生等。

(2) 客观资料：①躯体情况评估，如病人的营养情况、排泄情况、卫生清洁状况、睡眠情况、日常生活活动等。②社会心理状况评估，包括病人的一般人口学资料(如年龄、性别、教育程度、职业、婚姻、社会经济状况、身份证号码等)、文化背景、宗教信仰、工作经历、个人爱好、生活技能、学习和工作能力、人际交往能力、压力应对能力、自我控制与保护能力等。③既往健康状况评估，如病人曾患有哪些急、慢性躯体疾病及精神疾病等。④治疗情况评估，如病人服用何种药物治疗，效果如何，有无不良反应，能否耐受及合作情况等。

2. 家庭的评估

(1) 家庭功能：能否满足病人生理、心理、社会方面的基本需要。

(2) 家庭结构：包括每一个家庭成员在家庭中的角色、承担的责任，家庭系统运行的规则和价值观等。

(3) 家庭氛围：家庭成员对疾病的认知情况，对病人治疗和护理的态度，有无现存或潜在的家庭矛盾和危机。

(4) 家庭支持系统：家庭成员的文化背景与知识水平，对精神疾病知识和技能的掌握程度，对病情的判断和预测能力，能否向医务人员提供充实、可靠的病情资料。

(5) 家庭成员精神健康水平：家庭其他成员有无精神疾病病人。

【护理措施】

护士应让家庭成员了解家庭是精神障碍病人休养的最好场所，强调家庭内部有效沟通的重要性，提高家庭支持系统效应，在不同的家庭环境中制定有效的护理措施。

笔记

1. 用药护理　坚持用药是预防某些重症精神疾病复发的重要措施，是精神障碍病人出院后的一个重要护理内容。主要包括：①指导病人和家属了解药物的作用与副作用；②向病人及家属强调坚持用药的重要性，指导家属督促病人按时服药，并做好服药记录；③指导家属妥善保管药品，防止病人藏药或丢药；④密切观察药物疗效及不良反应，并作相应处理。严重的药物反应要及时报告医生或到医院就诊。

2. 心理护理

(1) 帮助病人及家属正确认识和对待精神疾病，防止因害怕受到歧视而失去诊治的最佳时机。

(2) 加强心理疏导、心理支持，以平等的姿态关怀和鼓励病人。

(3) 指导病人学习有效的心理应对机制，及时帮助病人解决生活、工作以及学习中遇到的问题。

(4) 鼓励病人多与人交往，积极主动融入正常社会人群，参加力所能及的劳动或工作，及时分析交往中遇到的各种问题，帮助病人克服困难，重建社会功能。

3. 病情监测　病情监测是家庭护理中不容忽视的重要环节。家庭成员应特别注意病人自知力的变化，如不认为自己有精神疾病，开始拒绝服药，自知力下降往往是精神疾病复发的重要指征。同时注意观察病人睡眠规律、情绪、自理能力等方面的变化，观察病人有无幻觉、妄想、言行异常等，并加强安全防范。

4. 生活护理　可参照内外科住院病人的护理。需要特殊说明的是病人居室的布置，要力求安全、简单、整洁、大方。病情稳定，无攻击行为的病人，最好同亲人住在一起，不要独居或关锁，以免增加病人的精神压力，使其产生猜疑、嫉妒或被害妄想，甚至攻击亲人。与家人一起生活，有利于精神康复和防止精神衰退。

5. 家庭健康教育　在护士的指导下，家庭成员参与护理过程，可收到事半功倍的效果。因此，加强对病人特别是病人家属的健康教育和指导是家庭护理的重要内容。其内容概括起来大致包括精神疾病的一般介绍，疾病特征和演变过程，常见症状与识别，用药方法与不良反应，对特殊症状和困扰性行为的应对方法，家庭在精神疾病康复过程中的作用等。尤其对家庭的主要照料者要重点干预和指导，以提高家庭护理的效果。

第三节　精神障碍病人的社区护理

当前，精神病学发展的趋势是从以精神疾病治疗为主，扩大到预防和减少心理卫生疾病和异常行为问题发生这样更宽的领域，并且探索和利用各种社会资源和方法来预防、治疗和护理这些疾病。这种发展趋势促进了社区精神卫生护理工作的发展，使精神障碍病人的护理服务从对精神疾病的防治扩大到精神卫生保健服务。社区护士的工作从预防和减少心理问题及行为障碍的发生，扩展到满足人群对预防保健的需求。

一、社区精神卫生护理的工作范畴

（一）一级预防

一级预防为病因预防，通过消除或减少致病因素来防止和减少精神障碍的发生，属于积极主动的预防措施，其护理目标是预防精神障碍、心理障碍、精神疾病的发生。护理服务对象是心理健康者，即精神障碍、心理问题发生前的人群。一级预防中社区护士的服务范围是：

1. 健康教育　包括各生理阶段的精神卫生指导，注重从青春期到老年期的心理卫生教育；培养个人的应变能力等。

2. 心理咨询　包括各种心理咨询工作，如青少年心理咨询、家庭咨询、婚姻咨询、父母咨询等。

3. 增进精神健康的保健工作　开展各种促进精神健康的服务，如社会及环境精神卫生工作，为服务对象创造良好的工作和劳动条件，提倡适宜的锻炼和劳逸结合等。

4. 特殊预防工作　积极开展疾病监测、预防工作，消除或减少精神障碍或疾病诱因，提高个体及家庭成员的适应能力，保护高危人群。

笔记

（二）二级预防

二级预防为疾病发生前或发展期的护理工作，即早发现、早诊断、早治疗精神卫生健康问题，争取良好的预后，防止复发。护理服务对象是精神健康危害发生前及发病早期的病人或需紧急照顾的急性期和危重症病人。二级预防中社区护士的服务范围是：

1. 定期对社区居民进行精神健康调查　定期对社区居民进行健康筛查，指导居民进行自我精神健康评估，早期发现精神疾病边缘状态者及精神障碍者。

2. 确定精神健康危险因素　收集影响精神健康并造成精神障碍或疾病的危险因素。

3. 重点照顾精神障碍病人　社区护士要根据病人症状的严重程度联系会诊、转诊。对于假出院或出院的病人，要定期家访，指导病人坚持用药，协助家庭成员解决病人的心理问题，并向其提供预防精神障碍或疾病复发的医学常识。

4. 向问题家庭宣传精神卫生知识　帮助家庭成员分析问题的症结，寻求解决问题的途径，与有关部门协作，争取社会支持系统的帮助。

（三）三级预防

三级预防是对临床期及康复期病人采取各种治疗和康复措施，帮助病人最大限度地恢复社会功能，减少疾病复发。护理对象是需要康复和长期照顾的病人，如慢性精神障碍病人、康复期精神障碍病人。三级预防中社区护士的服务范围是：

1. 巩固治疗　对于慢性精神障碍病人，社区护士要定期家访，指导病人坚持治疗，督促病人按时按量服药等。

2. 预防残疾　社区护士应采取有效护理措施，尽可能地帮助病人恢复心理和社会功能，减少后遗症和并发症。

3. 康复护理　社区护士为本区病人提供终身健康服务，指导或协助病人进行生活和社会技能的训练，同时增设健康教育、咨询等服务内容。

4. 做好管理工作　包括康复之家、寄宿之家、病人公寓的管理，如规章制度、环境布置、设施装备等管理。管理好这些机构，使其正常运行，可帮助病人充分享受社会生活，从而预防疾病复发，减轻医院和家庭的负担。

二、社区精神卫生服务的特点

社区精神卫生工作除了对患病个体进行早期诊断治疗和后期康复外，还要面向整个社区，提高群体的精神卫生水平，减少社区内精神疾病的诱发因素。做好社区精神卫生工作，必须争取社会支持，得到多方面配合。社区精神卫生服务的特点概括为以下几个方面。

（一）面向社区所有居民提供全面精神卫生服务

精神卫生服务机构设在各城、乡社区中，便于病人就医，尤其为拒绝就医者提供方便，同时也能为尚未形成精神疾病的心理障碍者提供及时的心理疏导。服务内容包括宣传教育、卫生咨询、治疗预防等。

（二）提供持续性精神卫生服务

社区精神卫生服务要对每一位病人做到持续性服务，服务内容主要包括门诊、入院前评定、住院、咨询、出院后随访、社会功能康复训练等。

（三）根据社区居民的实际需要，开展多种精神卫生服务

社区精神卫生服务队伍一般由精神科医生、精神科护士、社会工作者、心理学家等组成，根据病人需要设置多种服务，如少年儿童行为指导，老年精神卫生保健，情感障碍危机干预，精神智力残疾者社会适应障碍的训练，慢性精神分裂症的康复以及各类精神障碍病人家属的心理健康教育等。

（四）社区精神卫生服务强调公众、家庭及病人的共同参与

公众、家庭及病人既是服务对象，又是计划的制定者、执行者及评定者，能更多地发现与心理健康相关的各种因素及其之间的相互作用。

（五）社区精神卫生服务是多部门协调的综合性服务

社区精神卫生服务争取各级政府及有关部门的支持，与基层保健机构及其他社会机构广泛联系，

笔记

并与地方行政机构、学校、群众团体、病人工作单位和家庭等形成广泛的联系网络，利用现有的条件和资源，发展理想的精神卫生服务系统。

思考题

病人，女性，56岁，家庭妇女，小学文化。因精神异常9年，不眠，语乱，冲动自伤6日而入院。病人既往体健，其母亲曾患精神疾病。诊断为精神分裂症，给予精神科一级护理，入住重点病室，防自伤、自杀。给予氟哌啶醇10mg每日2次，肌内注射；口服利培酮等药物；必要时予以约束。病人住院第6日，午餐时护士为其送来饭菜，嘱其自行进食，转身喂她的一位病友吃饭。此时病人突发冲动，在病室内急速退后几步，猛地一头撞向对面的暖气片，额角撞破，鲜血直流，立即约束病人，通知外科，给予清创缝合。

请分析：

对于此类有自伤、自杀行为的病人护士应如何加强防范与护理？

03章 思路解析

思考题思路解析

03章 扫一扫,测一测

扫一扫，测一测

（杨坤宝）

笔记

第四章 精神疾病治疗过程的护理

04章 PPT

学习目标

1. 掌握各类抗精神病药物的适应证和禁忌证、常见不良反应及处理。

2. 熟悉传统电抽搐治疗的适应证、禁忌证及合并症与护理要点，熟悉精神科心理治疗过程的护理，工娱治疗的组织与方法及工娱治疗的护理，熟悉精神疾病的康复治疗与护理。

3. 了解常用抗精神病药物、抗抑郁药物、抗躁狂药物及抗焦虑药物的作用机制，熟悉康复治疗的原则。

导入情景

宋某，男，21岁，大学生。反复发作情绪低落4年，近2周病情波动，表现为情绪低落，对学习及娱乐没有兴趣，整日卧床，不思饮食，入睡困难，早醒，有轻生观念。由老师和同学送入医院。既往曾用三环类抗抑郁药物治疗，效果好，但抗胆碱能反应明显。

请思考：

1. 应如何处理病人出现的抗胆碱能反应？

2. 若对宋某进行充足剂量及充分的疗程治疗后，病人的症状缓解不明显，应如何进行药物治疗？

精神疾病的治疗经历了漫长的发展过程，从高热疗法、胰岛素休克治疗、脑白质切除术到电抽搐治疗等。直到20世纪50年代，精神药物氯丙嗪的问世，精神疾病的治疗才实现了重大变革，使病人摆脱了被拘禁的命运。现代医学模式强调身体治疗、心理治疗和心理社会康复的整体医疗概念，精神疾病的治疗需综合考虑生物、心理、社会等多种因素的影响，而不仅仅局限于疾病本身的治疗。因此，在精神疾病的整个治疗过程中，心理治疗、工娱治疗以及康复治疗与护理等对精神疾病的作用也不容忽视。在临床护理中，护士希望了解药物多长时间起效，起效时间因给药方式的不同而异。在精神疾病治疗和护理中，对血-脑脊液屏障概念的理解，有助于护士明确药物的药理效应。帮助其更好地观察药物治疗，并对病人家属进行药物治疗的健康教育，这对病人疾病的康复起非常重要的作用。本章将重点介绍精神疾病的药物治疗的基本要点、药物的不良反应以及处理等，帮助学生了解整个精神疾病药物治疗的进展，为今后照顾精神障碍病人时正确执行治疗方案，全面观察和评价治疗的效果和反应奠定基础。

笔记

第一节 精神药物的应用及护理

精神药物(psychotropic drugs)是指作用于中枢神经系统,影响精神活动的一类药物。精神药物的应用,能改善或修正病态思维、心境或行为,缓解病人精神症状,有效防止疾病的复发,改善精神疾病病人入院内、外管理,缩短住院周期,提高病人社会化适应能力。现代精神疾病的药物治疗始于 20 世纪 50 年代。1952 年,法国精神病学家 Delay 和 Deniker 首先发现了氯丙嗪具有抗精神病的作用,开创了现代精神药物治疗的新纪元。1957 年,制成了第一个抗焦虑药物利眠宁。1958 年,发现了丙米嗪的抗抑郁作用。60 年代证实了碳酸锂的抗躁狂作用。同时提出了精神药物作用的机制及其一些理论,形成了一门新学科——精神药理学。这些对精神病学的发展都产生了巨大的影响。80 年代新一代非典型精神药物的开发和推出,使精神疾病治疗又迈上了新台阶。由于这些药物服用方便、疗效可靠、降低了复发率,成为当今治疗精神疾病的重要手段。

文档:扫一扫,知重点

由于对大脑及其障碍的了解尚有限,精神障碍的药物治疗可以说仍然是对症性、经验性的治疗。在临床上,按其使用目的分,精神药物可分为抗精神病药物、抗抑郁药物、抗躁狂药物和抗焦虑药物。

一、抗精神病药物的应用及护理

抗精神病药物(antipsychotics),亦称神经阻滞药(neuroleptics),主要用于治疗精神分裂症及其他具有精神病性症状的精神障碍,是适用于整个精神疾病范围内应用的药物。这类药物通常能有效地控制精神疾病病人的精神运动性兴奋、幻觉、妄想、敌对情绪、思维障碍和异常行为等精神症状,还可以改善活力低下和社会退缩等精神分裂症阴性症状,但对病人的认知功能没有明显的治疗作用。

自 1952 年氯丙嗪首次治疗精神疾病以来,先后有奋乃静、氟哌啶醇等数十种典型抗精神病药物用于临床,开启了精神疾病的治疗时期。近年来,抗精神病药物发展异常迅速,先后有利培酮、奥氮平等非典型抗精神病药物用于临床,且有逐渐取代典型抗精神病药物的趋势。

(一) 抗精神病药物的分类

抗精神病药物因其镇静作用非常强,早期被称为镇静剂。按其药理作用分为典型抗精神病药物(传统抗精神病药物)和非典型抗精神病药物(非传统抗精神病药物)。

1. 典型抗精神病药物　主要药理作用是阻断中枢多巴胺 D_2 受体,竞争性的抑制多巴胺功能,通过减弱多巴胺中脑 - 边缘通路的过度活动,进而改善精神分裂症的幻觉,妄想,兴奋等阳性症状,但治疗中可产生锥体外系副反应和催乳素水平升高。

典型抗精神病药物按临床应用可分为:

(1) 低效价药物:以氯丙嗪、硫利达嗪为代表,其效价低,有效剂量高(100mg/d 以上)。镇静作用强,抗胆碱能作用明显,对心血管和肝脏等脏器毒副反应较大,锥体外系不良反应相对轻,治疗剂量较大。

(2) 高效价药物:以奋乃静、氟哌啶醇为代表,其效价高,有效剂量低。抗幻觉妄想作用突出,镇静作用较弱,对心血管和肝脏毒性小,锥体外系不良反应较重,治疗剂量较小。

典型抗精神病药物按其化学结构可分为六类,代表药物为吩噻嗪类、硫杂蒽类、丁酰苯类、苯甲酰胺类、苯二氮䓬类及其他(表 4-1)。

表 4-1　典型抗精神病药物分类及常用剂量

类别	药名	常用剂量(mg/d)
吩噻嗪类	氯丙嗪 chlorpromazine	12.5~50
	奋乃静 perphenazine	10~60
	氟奋乃静 fluphenazine	2~20

笔记

续表

类别	药名	常用剂量(mg/d)
硫杂蒽类	硫利达嗪 thioridazine	50~100
	氯普噻吨 chlorprothixene	25~600
	氟哌噻吨 flupenthixol	20~150
丁酰苯类	氟哌啶醇 haloperidol	10~20
	五氟利多 penfluridol	20~80mg/w
苯甲酰胺类	舒必利 sulpiride	50~400
苯二氮䓬类	氯氮平 clozapine	100~400
	奥氮平 olanzapine	5~20

2. 非典型抗精神病药物　主要药理作用为 5-HT_{2A} 和 D_2 受体阻断作用。剂量较少或不产生锥体外系症状、迟发性运动障碍和催乳素水平升高。代表药物有氯氮平、利培酮、奥氮平等。这类药物作用广泛，不良反应小，病人的依从性好。

(二) 临床应用

抗精神病药的治疗作用可归于三个方面：第一，抗精神病作用，即抗幻觉、妄想作用(治疗阳性症状)和激活作用(治疗阴性症状)，消除或改善精神病性症状。第二，非特异性镇静作用(控制激越、兴奋、躁动或攻击行为)。第三，巩固疗效，预防复发的作用。

1. 适应证　临床上主要用于治疗各类精神分裂症和预防精神分裂症的复发，控制躁狂发作，也可用于具有精神病性症状的非器质性或器质性精神障碍。

2. 禁忌证　严重的心肝肾等躯体疾病，昏迷、高热、血液病、药物过敏、青光眼和哺乳者禁用。甲状腺功能减退、重症肌无力、闭角型青光眼、既往同种药物过敏史也禁用。儿童、老人、孕妇及哺乳期妇女等慎用。

3. 用药原则　药物的选择主要取决于不良反应的差别。其次，可以按病人的靶症状和药物的作用进行选择。

(1) 急性期治疗：首次发作、首次起病或复发、加剧病人的治疗，均应视为急性期的治疗。目的是尽快缓解症状，促进社会功能康复。对于服药合作的病人，一般采用口服给药。采用递增法逐渐加大剂量，一般 1~2 周逐渐加至有效治疗剂量。急性期症状在有效剂量治疗 2~4 周后可开始改善。药物的治疗剂量应个体化，老年、儿童应酌减。一般不主张联合用药，以免增加药物不良反应。抗胆碱药物尽可能不做预防性使用。对于兴奋躁动较严重、冲动、敌对、不合作或拒绝服药的病人，常采用注射给药法。注射给药应短期使用，固定好病人的体位，避免折针等意外发生。

(2) 巩固期治疗：目的是进一步改善症状，防止症状反复，减少再入院率，恢复其社会功能。以原有的药物和最低有效剂量继续巩固治疗，疗程至少 3~6 个月。

(3) 维持期治疗：抗精神病药物的长期维持治疗的目的是预防疾病恶化或复发，提高病人维持治疗的依从性，恢复社会功能，回归社会。一般传统药物的维持剂量为治疗剂量的 1/4~2/3，减量须缓慢。疗效稳定，无严重不良反应，尽量用原药，必要时应用长效制剂。长效制剂在维持治疗上有一定的优势，只要 1~4 周给药一次，从而减轻了给药负担，并且肌注能保证药物进入体内起到治疗作用。对于有暴力攻击或有严重自杀倾向的病人维持治疗应适当延长。

(三) 抗精神病药的不良反应及处理

抗精神病药不良反应多数与中枢神经递质与受体作用密切相关，也有过敏、毒性或免疫反应等。各种抗精神病药不仅作用于脑，也不仅仅影响单个神经递质与受体系统，还涉及外周和多种神经递质与受体系统。鉴于抗精神病药物具有许多药理作用，处理和预防药物的不良反应与治疗原发病同等重要。与非典型抗精神病药物相比，典型抗精神病药物的不良反应较为多见。

1. 锥体外系不良反应(extrapyramidal symptom，EPS)　为典型抗精神病药物治疗最常见的神经系统副作用之一。发生率为 50%~70%，其中高效价药物发生率高。该不良反应主要与抗精神病药物对

笔记

基底节的多巴胺能受体作用有关，使原本平衡的多巴胺和乙酰胆碱失衡，多巴胺系统受抑制，乙酰胆碱系统相对亢进，因此，会产生锥体外系的不良反应。临床上主要有四种表现：

(1) 急性肌张力障碍(acute dystonia)：多出现在治疗早期，以儿童和青少年较为多见。表现为个别肌肉群突发的持续痉挛和异常姿势，以颈肌、眼肌或下颌肌受累最多见。

面部肌肉痉挛，可呈现挤眉弄眼，似做鬼脸；眼外肌痉挛，可表现出“动眼危象”，表现为眼球向上凝视；舌和口腔肌肉的不随意性痉挛，导致说话困难或吞咽困难。颈部肌肉受累，可出现痉挛性斜颈，头向一侧扭转，颈部前倾或后仰；波及躯干和四肢肌肉可出现扭转性痉挛、脊柱前凸、脊柱后凸、脊柱侧弯、骨盆倾斜、角弓反张，呈现出奇异姿势及步态，导致行走困难。易误诊为破伤风、癫痫、癔症、急性脑炎等。病人若有服用抗精神病药物史，有助于确立诊断。

处理：肌注东莨菪碱 0.3mg 即可缓解。有时需要减少药物剂量，加服抗胆碱能药物盐酸苯海索(安坦)2mg，每日 3 次。

(2) 静坐不能(akathisia)：在治疗 1~2 周后出现，其中以氟哌啶醇发生率最高(用药 1 周内发生率高达 75%)。病人主要表现为主观体验想静坐和客观上不停的运动状态，轻则主要是主观感受，心神不宁，腿有不安宁感，不能静坐，感到不安。症状明显时，出现坐起躺下、来回走动、焦虑、易激惹、烦躁不安以及恐惧。少数严重者，可出现激越、冲动性自杀企图。易误诊为精神病性激越或精神病情加重，故错误地增加精神病药剂量，从而使症状进一步恶化。

处理：轻者可安抚病人，转移其注意力，重者可遵医嘱减少抗精神病药物的剂量，或遵医嘱使用苯二氮䓬类药如地西泮 2.5~5mg，每日 2~3 次。或加服β-肾上腺能阻断剂，如普萘洛尔易透过血-脑屏障，能明显减轻静坐不能，常用剂量为 10mg，每日 3 次。对于 EPS 特别敏感(尤其是静坐不能)的病人，宜换用锥体外系反应少的药物(如非典型抗精神病药)。

(3) 类帕金森综合征(pseudo-Parkinsonism)：最为常见。也称为药源性帕金森综合征，发生率高达 56%，以女性及老年病人发生率较高。在治疗最初 1~2 个月发生，女性较男性更常见。临床表现：①震颤：病人最初表现为静止性震颤，以上肢远端多见，如手部的节律性震颤呈“搓丸样”动作；②肌张力增高：出现肌肉强直，面部表情肌呈现出“面具样脸”，走路呈现“慌张步态”，严重者有协调运动丧失、吞咽困难、佝偻姿势等；③运动不能：自发活动减少，姿势少变，行走时出现上肢摆动的减少；④自主神经功能紊乱，流涎、多汗及皮脂溢出。

典型案例

林某，女，46 岁，被诊断为未分化型精神分裂症，口服氟哌啶醇治疗，1 个月后，林某称自己总是感觉很迟钝，端水时总出现双手震颤，检查发现双侧上肢出现肌肉强直，林某要求停止用药。

处理：可服用抗胆碱能药物盐酸苯海索，剂量范围为 2~12mg/d，或加用抗组胺药如苯海拉明、异丙嗪等，同时抗精神病药物的使用应缓慢加药或使用最低有效量。

(4) 迟发性运动障碍(tardive dyskinesia，TD)：为长期应用抗精神病药物后，出现异常不自主的综合征。多见于持续用药几年后，用药时间越长，发生率越高。以口、唇、舌、面部不自主运动最为突出，称为“口-舌-颊三联征”，有时伴有肢体的不自主摇摆和躯干的舞蹈样动作。表现为吸吮、舐舌、鼓腮、躯干或四肢指划样动作，且上述症状在精神紧张或情绪激动时加重，睡眠时可暂时消失。

0402

微课：锥体外系不良反应

处理：一般认为，迟发性运动障碍一旦发生，往往难以恢复，尚无有效治疗药物，关键在于预防。建议合理应用抗精神病药物，缓慢加量，避免长期用药，特别是大剂量用药。一般使用最低有效量或换用锥体外系反应低的药物如氯氮平。停用一切抗胆碱能药物，如东莨菪碱、安坦等。

2. 其他神经系统不良反应

(1) 恶性综合征(malignant syndrome，MS)：是一种少见的极为严重的不良反应。抗精神病药物中几乎所有的药物均可引起恶性综合征，尤其是高效价低剂量的抗精神病药物，其中以氟哌啶醇居多。恶性综合征往往出现在更换抗精神病药物的种类或加量过程中以及合并用药时。男女无差异，各年龄均可发生，发生率仅为 1% 左右，但死亡率高达 20% 以上。临床特点有严重的锥体外系症状(肌肉

笔记

强直、运动不能等)、自主神经功能紊乱(高热、心动过速、血压升高和多汗、流涎等)、急性肾衰和意识障碍等。

处理:遵医嘱立即停用抗精神病药物,给予支持性治疗和对症处理,调节水、电解质及酸碱平衡,给氧,保持呼吸道通畅,必要时人工辅助呼吸,物理降温,保持适当体位,防止压疮的发生,保证充足的营养。急救期可以使用肌肉松弛剂如丹曲林 100~400mg/d 和促进中枢多巴胺功能的溴隐亭 7.5~20mg/d 进行治疗,待病人的恶性症状群恢复后,可以重新开始抗精神病药物治疗。但抗胆碱能药物不宜应用,因为抗胆碱能药物会影响病人出汗,导致体温更高。

(2) 癫痫发作:抗精神病药物往往能降低抽搐阈值,从而诱发癫痫,伴有癫痫的精神障碍病人可用氟哌啶醇和氟奋乃静等。

处理:加药宜缓慢,必要时应减药、停药或换药。也可暂时合并抗癫痫药物处理。

3. 精神方面不良反应

(1) 过度镇静:多为首次使用镇静作用强的抗精神病药物,或剂量过大、服药次数过多而引起,病人常出现乏力、嗜睡、精神不振、思维行动迟缓等,这种镇静作用通常因耐受而很快消失,应防止把药物引起的过度镇静和严重的震颤麻痹综合征误诊为紧张性木僵。临床上常用的典型抗精神病药如氯丙嗪、奋乃静等,非典型抗精神病药如氯氮平、奥氮平、喹硫平等均可引起过度镇静。

处理:轻者可不予处理,严重者应适当予以减药。医护人员应告诫病人勿驾车及操作机器。

(2) 抑郁状态:典型药物以氯丙嗪、氟哌啶醇、奋乃静、三氟拉嗪常见。长效药以癸氟奋乃静较多。表现为情绪低落、缺乏自信、兴趣低下、悲观厌世。伴有锥体外系反应的病人常有焦虑、烦躁不安、易激惹,并有自杀观念。

处理:应早期识别,严防自杀,必要时减药、停药或加用抗精神病药,并进行心理疏导。

(3) 精神运动性兴奋:常见于使用哌嗪类和丁酰苯类等药物治疗初期,少数病人可表现为兴奋、躁动、情绪急躁、敌意、冲动行为,并伴有明显的锥体外系反应,兴奋症状可伴随锥体外系减轻而消失。

(4) 紧张综合征:紧张综合征的发生往往与用药剂量过大有关,一般发生于用药后 1 个月之内。临床上表现为违拗、缄默、木僵等,腱反射亢进、膝踝震颤等神经系统体征。

处理:酌情减药或停药,或加服抗帕金森病药。

(5) 意识障碍:抗精神病药、抗焦虑药、抗抑郁药、抗胆碱能药均可引起意识障碍。精神药物引起意识障碍发生率为 1%~3%。

处理:应减药或停药,并对症处理。如意识障碍为中枢性抗胆碱能作用所致,毒扁豆碱可逆转。

4. 心血管系统不良反应

(1) 直立性低血压:多发生在治疗初期,以年老体弱、基础血压偏低者多见,与药物种类(如氯丙嗪、氯氮平较多)、剂量(如剂量增加过多)、给药途径(肌内注射,尤其是静脉注射最易发生)等有关。病人常表现为突然改变体位时头晕目眩、面色苍白、血压下降,心跳加快,可能晕倒、摔伤,甚至出现休克。

处理:轻者应去枕平卧或取头低足高位,松解领口和裤带,症状即可缓解。密切观察生命体征,随时监测血压的变化。严重者应立即通知医生,遵医嘱使用升压药,去甲肾上腺素 1~2mg,加入 5% 葡萄糖溶液 200~500mg,静脉滴注。应调整原来的抗精神病药物的剂量,或换用对肾上腺素能受体作用较轻的药物。可肌内注射哌酯甲酯 10~20mg,或用 α 肾上腺素受体激动药间羟胺(阿拉明),对抗吩噻嗪的 α 受体拮抗作用。

预防:增加精神病药物剂量时要缓慢,大剂量口服或注射药物后,应建议病人服药后,卧床休息 1~2 小时,并告知病人站立时动作要缓慢,不要突然快速地改变体位。病人意识恢复后,护士应及时做好心理疏导和安抚工作,尽可能消除病人的负性体验。

(2) 心电图改变:常见的有心悸(心动过速)、心律不齐、ECG 改变,多为可逆性,减药或停药后恢复正常,必要时可口服普萘洛尔 10mg。尽可能定期查心电图,及时发现问题,避免抗精神病药与抗帕金森病药和抗抑郁药连用,以预防药物对心脏的不良反应。

5. 消化系统不良反应

(1) 胃肠道不良反应:临床表现为口干、恶心、呕吐、食欲缺乏、上腹饱满、腹泻、便秘和麻痹性肠梗阻。多出现在服用抗精神病药物的初期。多数病人在治疗中可自行消失,反应严重者,经减药或停药可自行恢复。

(2) 肝功能异常:早期氯丙嗪引起的胆汁淤积性黄疸目前已少见,常见无黄疸性肝功能障碍,多为一过性谷丙转氨酶升高,往往无明显的临床症状,且多能自行恢复。应注意定期检查肝功能,必要时可应用保肝药。

(3) 麻痹性肠梗阻:具有肠梗阻症状和体征,无机械性梗阻证据的综合征。显著腹胀,伴有胀满不适,呕吐,吐出大量胃液、十二指肠液、胆汁,甚至呕出带有臭味的内容物,停止排便、排气。应立即停药,纠正水、电解质平衡和酸碱平衡失调,胃肠减压,控制感染。

6. 内分泌及代谢不良反应

(1) 催乳素分泌增加:抗精神病药物最常见和最主要的内分泌作用是催乳素分泌增高,引起初乳分泌和乳房肿胀,这类不良反应也可见于男性病人。女性病人服药后常有排卵及月经周期的改变,出现闭经和月经期延长,男性病人还可引起性欲减退、阳痿和精子减少等性功能障碍。一般不需处理,停药后可恢复。由于可能影响促生长激素和促肾上腺皮质激素分泌,儿童不宜长期使用抗精神病药。

(2) 脂代谢障碍与体重增加:抗精神病药导致的体重增加比较常见,尤其是长期治疗时更为明显。非典型性抗精神病药如奥氮平、氯氮平、利培酮等所致的体重增加是由于药物直接作用于与进食有关的中枢神经受体所致。大多数抗精神病药可能是由于药源性高催乳素血症引起的胰岛素敏感改变,以及性腺、肾上腺激素分泌失调而引起体重的增加。

7. 泌尿系统不良反应　应用抗胆碱能作用强的抗精神病药,常引起排尿困难,尤其是高龄病人或前列腺增生的病人,可导致尿潴留。常发生在治疗初期。对于老年人及前列腺增生者应注意。

处理:口服新斯的明 10~20mg,每日 3 次。上述处理无效时,可遵医嘱行导尿术。

8. 自主神经系统不良反应

(1) 抗胆碱能不良反应:因抗精神病药阻断 M 受体所致。可引起口干、视物模糊、便秘、排尿困难,严重者可引起尿潴留,尤其是抗精神病药物合并抗胆碱能药物及三环类抗抑郁药物治疗时更易发生。一般无需特殊处理,应注意病人的两便情况,及时润肠通便,尿潴留经诱导仍不能排尿者,可肌注新斯的明 1mg。

(2) 抗肾上腺素能不良反应:表现为直立性低血压和窦性心动过速。让病人取头低足高位卧床,严重者应输液并给予去甲肾上腺素、间羟胺(阿拉明)等升压药,禁用肾上腺素。

9. 其他不良反应

(1) 粒细胞减少与缺乏:氯氮平发生率最高。严重者会有生命危险。故用药前和用药后应定期做白细胞计数检查。

(2) 过敏反应:常见的有皮疹、接触性皮炎,严重者可出现剥脱性皮炎,应立即停药并积极处理。

(3) 过量中毒:过量服用抗精神病药物往往会出现中毒症状,主要表现为嗜睡、进行性意识障碍,甚至昏迷。同时血压下降、心动过速、体温下降,如不及时抢救,可导致呼吸循环器官功能衰竭。

(四) 抗精神病药物的用药护理

1. 了解病人服药态度,观察病人服药情况。运用心理治疗及治疗性沟通技巧,向病人宣传服药的意义和目的,帮助病人正确认识疾病,配合进行药物治疗。

2. 发药后,护士应在确认病人吞服药物后方可离开,要检查病人的口腔,确保病人将药服下。

3. 对于拒绝服药者,要耐心说服,尽量争取合作。对于劝说无效者、兴奋躁动以及吞咽困难、有意识障碍者,不可强行灌药,可换用肌内注射、静脉注射、鼻饲等其他方式的给药途径,以免发生意外。

4. 密切观察病人用药后的反应,如出现不良反应,应立即报告医生。

5. 注意观察病人用药期间的躯体症状,定期进行肝功能以及血药浓度等血液生化检查,以保证病人的用药安全。嘱咐病人起立或起床时动作要缓慢,防止引起直立性低血压。

(五) 常用抗精神病药物

1. 氯丙嗪(chlorpromazine)　是治疗精神疾病最常用的药物之一。具有良好的抗精神病作用,镇静作用较强。属低效价药物，常用治疗剂量为300~600mg/d。常见副作用有嗜睡、口干、直立性低血压、心动过速、嗜睡和锥体外系不良反应，也可引起催乳素升高以及皮疹等。多为口服给药，也有注射制剂，主要用于各型精神分裂症、躁狂症及具有精神运动兴奋症状群的其他疾病。对于消除幻觉、妄想、思维联想障碍、行为异常疗效显著。

2. 奋乃静(perphenazine) 作用与氯丙嗪相似，镇静作用较氯丙嗪弱，主要用于幻觉、妄想症状较明显的病人。效价为氯丙嗪的10倍，常用治疗剂量为30~60mg/d。较易引起锥体外系症状，对内脏的毒副作用较小。

3. 氟哌啶醇(haloperidol) 是丁酰苯类药的典型代表，临床应用广泛，注射剂常用于处理精神科的急诊问题。此药毒性小，使用安全，有较好的抗幻觉妄想和抗躁狂作用，镇静作用较多数吩噻嗪类药小，对肝、心血管作用较轻，但EPS较重，以静坐不能、急性肌张力障碍最常见，发生率高达80%。口服有效剂量为10~20mg/d，急性兴奋病人可肌内注射5mg/次，每日2~3次。氟哌叮醇癸酸酯为长效制剂(哈力多)。

4. 舒必利(sulpiride) 又称止吐灵，此药具有较强的抗精神病作用，催眠镇静作用小，主要适用于精神分裂症，对木僵、幻觉、妄想、淡漠、孤僻、接触被动有较好效果，锥体外系反应明显减少。一般为口服法，中小剂量具有抗抑郁的作用。开始剂量为50~100mg/d，每日2~3次。静脉滴注为200~600mg/d，7~10天，能很好地缓解病人的紧张性症状，被称为“药物电休克”。对于拒服药或治疗开始的1~2周内可用注射法，也可用5%葡萄糖500ml加舒必利200~400~600mg(在一周内递增)静脉滴注，7~10天为一疗程。其主要不良反应为失眠、焦虑、发热、泌乳、性功能减退、视物模糊及低血压等，较少引起锥体外系反应。

5. 五氟利多(penfluridol) 为一种新型的口服长效二苯丁哌啶类非镇静抗精神病药物，是目前治疗精神分裂症的一种常用的药物。该药口服易吸收，可每周服药一次，每周服药剂量为20~80mg，是唯一的口服长效抗精神病药。主要不良反应为静坐不能较为明显，少数病人可发生迟发性运动障碍和抑郁，多数病人需同时服用苯海索或普萘洛尔以缓解锥体外系不良反应。

6. 氯氮平(clozapine) 是一种非典型抗精神病药的代表，该药既有强大的抗精神病作用，对兴奋、躁动有镇静作用，同时对退缩被动有振奋活跃作用。治疗精神分裂症疗效满意。可出现流涎、便秘、嗜睡、乏力、体温升高、恶心、视物模糊、心动过速、直立性低血压等不良反应。用量过大(>500mg/d)可引起癫痫发作，增量过快可引起直立性低血压。最严重的不良反应是粒细胞缺乏症，临床使用中应进行密切监测其粒细胞的情况。该药几乎不引起锥体外系反应及迟发性运动障碍。该药口服易吸收，从25~50mg开始，治疗精神分裂症可增至200~600mg/d。仅用于催眠作用时，剂量一般不超过75mg。

二、抗抑郁药物的应用及护理

抗抑郁药(antidepressants)是一类主要用于治疗和预防各种抑郁障碍的药物，而今其适用范围还扩大到焦虑症、强迫症、恐怖症以及惊恐障碍等，是临床最常用、发展最快的药物。研究发现，各种抗抑郁药可使70%左右的抑郁症病人病情得到明显的改善，维持治疗可使反复发作的抑郁减少复发的概率。近半个世纪以来，抗抑郁药物的品种及治疗方案取得了很大的进展。

(一) 三环类抗抑郁药(TCAs)和四环类抗抑郁药物

TCAs是临床上治疗抑郁症的首选药物之一。米帕明(丙米嗪)自1957年开始应用于临床，是最早发现的具有抗抑郁作用的化合物。三环类常用药为丙米嗪、阿米替林、多塞平、氯米帕明等。四环类常用药有马普替林、米安舍林、阿莫沙平等。其作用机制是抑制突触前膜对去甲肾上腺素和5-羟色胺的回收。

1. 适应证和禁忌证

(1) 适应证：适用于治疗各类以抑郁症状为主的精神障碍，对于精神分裂症伴有的抑郁症状，治疗宜谨慎，TCAs能够使精神病性症状加重或更加明显。

(2) 禁忌证：严重心、肾、肝病病人、青光眼、前列腺增生者、妊娠前3个月禁用。癫痫和老年人慎用。

2. 临床应用　TCAs 药物中，米帕明镇静作用弱，可用于治疗迟滞性抑郁症。阿米替林的镇静和抗焦虑作用较强，可用于治疗激越性抑郁症。考虑到 TCAs 严重的不良反应，应从小剂量开始，1~2 周逐渐增加到最大有效剂量。由于 TCAs 在体内的半衰期长，应每日 1 次睡前服用，这样可以避免白天过度镇静和抗胆碱能不良反应。

3. 不良反应及处理

(1) 抗胆碱能不良反应：是最常见的不良反应，出现的时间早于药物发挥抗抑郁效果的时间。可引起口干、视物模糊、青光眼加剧、便秘、排尿困难等，注意力、记忆力减退也较常见，常被忽视或被误认为是原发疾病的一部分，尤其是老年人。随着治疗时间的延长可产生耐受，症状会逐渐减轻。严重者可出现尿潴留、肠麻痹等。

处理：一旦出现抗胆碱能不良反应，原则上要减少抗抑郁药物剂量，必要时加抗胆碱能药对抗不良反应，但这种不良反应会逐渐耐受。若出现尿潴留和肠麻痹，应停药对症处理，用外周胆碱能激动剂氯贝胆碱 10~30mg/ 次，每日 2~3 次。

(2) 心血管不良反应：是 TCAs 主要的不良反应，常出现直立性低血压、心动过速、血压升高等，还可能引起 P-R 延长、Q-T 间隔延长和 QRS 波增宽。

处理：定期监测血压，检查心电图，一旦发现异常，应立即遵医嘱减药或停药。

(3) 中枢神经系统不良反应：多数 TCAs 具有过度镇静作用，主要表现为嗜睡、乏力。少数病人可出现强直 - 阵挛性抽筋，并诱发躁狂，被称为“转躁作用”。病人也可出现震颤，诱发癫痫。

处理：若出现震颤，可以减少剂量，或采用 β 受体阻滞药如普萘洛尔治疗。使用 TCAs 治疗，一旦出现的症状缓解，应在数周内逐渐减药或停药。

(4) 过量中毒：TCAs 能增强神经的兴奋并有心脏毒性，超量服用或误服可发生严重的毒性反应，甚至危及生命。主要表现为昏迷、高热、瞳孔扩大、呼吸抑制、心律失常三联征等。TCAs 的抗胆碱能作用能使胃内容物的排空延迟，因此，即使过量服用后数小时，仍可采取洗胃措施。

处理：使用毒扁豆碱 1~2mg，每 0.5~1 小时重复给药，及时洗胃、输液，处理心律不齐，控制癫痫发作。

(5) 过敏反应：轻度皮疹，经对症治疗可继续用药。对于严重的皮疹，应逐渐减药和停药，避免使用已经发生过敏的药物。

4. 药物间的相互作用　TCAs 与五 - 羟色胺再摄取抑制剂合用，可增加 TCAs 的血药浓度，可诱发中毒，因此，原则上应单独应用。TCAs 与抗惊厥药合用，可降低惊厥阈值，降低抗惊厥药作用。与甲状腺制剂合用，可互相增效，导致心律失常。

(二) 单胺氧化酶抑制剂(MAOIs)

单胺氧化酶抑制剂(MAOIs)可分为两类：一类为不可逆性 MAOIs，因其副作用大，临床上已基本不再使用；另一类为可逆性 MAOIs，以吗氯贝胺为代表的新一代 MAOIs，与 MAO 结合后，仍能被酪胺置换，比较安全。

1. 适应证和禁忌证

(1) 适应证：主要用于三环类及其他药物治疗无效的抑郁症。对伴有睡眠过多、食欲和体重增加的非典型抑郁、轻型抑郁、焦虑抑郁混合状态效果较好。

(2) 禁忌证：孕妇及哺乳期妇女禁用。有心血管、肝、肾疾病者慎用。

2. 临床应用　经典 MAOIs 药物苯乙肼，从 15mg/d，每日 2 次开始，逐渐加量，最高可用到 75mg/d。一般不宜与 TCAs 合用。MAOIs 起效很快，因为其抑制作用在较低浓度时即可发生。新一代 MAOIs 药物吗氯贝胺已在国外逐渐推广使用，300~450mg/d，分 2~3 次口服，最大量可加至 600mg/d，维持治疗 4~6 周，进餐后服用。

3. 不良反应及处理　MAOIs 的不良反应较其他的抗抑郁药物严重，主要有头晕、头痛、恶心、直立性低血压、体重增加、水肿、失眠、性功能障碍、口干等。新一代 MAOIs 则少见不良反应。最严重的不良反应是引起高血压危象和肝损害，由于 MAOIs 对单胺氧化酶的抑制、破坏，使体内的单胺递质分解减少，造成堆积，从而使血压升高。如果同时食用富含酪胺类食物如啤酒、鸡肝、奶酪等或使用拟交感药物，则可转化为去甲肾上腺素，产生严重的高血压危象。

笔记

处理:若出现高血压危象,可静脉注射 α 肾上腺阻滞药酚妥拉明 5mg,或用钙通道阻滞药硝苯地平,该症状可在 5 分钟内快速缓解。

4. 药物间的相互作用 MAOIs 不能与其他抗抑郁药物合用。当抗抑郁药物之间需要换药时,MAOIs 需停药至少两周,才可以使用其他抗抑郁药物。MAOIs 与酒精的合用作用可加重对认知和精神运动的不良反应。MAOIs 不能与拟交感药物如甲基多巴、多巴胺和左旋多巴等合用,避免协同作用。

(三) 选择性 5- 羟色胺再摄取抑制剂(SSRIs)(表 4-2)

表 4-2 常用的五种抗抑郁药物、常用剂量、适应证及不良反应

类别	药名	剂量(mg/d)	适应证	常见不良反应
5- 羟色胺再摄取抑制剂	氟西汀	20~60	抑郁症、神经性厌食和强迫症	口干、食欲减退、恶心、失眠、乏力
	舍曲林	50~200	各种抑郁症、强迫症	恶心、腹泻、头热,偶有口干、失眠
	帕罗西汀	20~50	对焦虑性抑郁疗效显著	对心血管系统方面的不良反应小
	氟伏沙明	100~300	各种抑郁症、强迫症	恶心、呕吐、嗜睡、便秘、焦虑不安、疲乏等。偶见一过性肝功能改变
	西酞普兰	20~60	内源性及非内源性抑郁	恶心,出汗增多,唾液分泌减少,头痛,睡眠时间缩短

新型的抗抑郁药物选择性 5- 羟色胺再摄取抑制剂(SSRIs),自 20 世纪 80 年代开始应用于临床,常用的 SSRIs 有 5 种:氟西汀、帕罗西汀、舍曲林、氟伏沙明和西酞普兰,被誉为临床抗抑郁药物的“五朵金花”。该类药物可选择性抑制突触前膜对 5-HT 的再回收,使突触间隙内 5-HT 含量升高,从而达到缓解抑郁的作用。其中帕罗西汀、氟伏沙明有轻度的抗胆碱能作用。

1. 适应证 可用于治疗抑郁症、强迫症、惊恐症和贪食症,尤其适用于不能耐受抗胆碱能药物的病人。

2. 临床应用 SSRIs 没有心脏的毒性反应,过量较为安全。对胆碱能系统的拮抗作用很小,不会产生口干、便秘反应,也不会引起青光眼发作;不影响组胺系统,不会引起肥胖和嗜睡;不会降低抽搐阈值,不会促发癫痫;对心脏没有毒性作用,心脏病病人可以放心使用。由于 SSRIs 的半衰期较长,故每天服用 1 次即可。

3. 不良反应及处理措施

(1) 胃肠道反应:SSRIs 抗抑郁作用于 TCAs 相当,但其不良反应明显区别于 TCAs,一般会出现恶心、呕吐、食欲减退等胃肠道反应,饭后服用可减轻。

(2) 中枢神经系统反应:易激越、焦虑、头痛、头晕、紧张、失眠、性欲障碍等。可用苯二氮䓬类药物对抗。多数不良反应持续时间短,为一过性的,可产生耐受。

(3) 5-HT 综合征:主要发生在于 MAOIs 同时或先后应用时,最初表现为不安、激越、恶心、呕吐、腹泻,之后表现为高热、强直、震颤、自主神经紊乱、心动过速、意识障碍,最终可危及生命致死。一旦出现该症状,应立即停药,辅助肌松药、氯丙嗪配合物理降温、抗惊厥等措施进行治疗。

4. 药物间的相互作用 SSRIs 不能与 MAOIs 合用,二者合用可引起严重的 5-HT 综合征。SSRIs 可明显升高 TCAs 和抗精神病药物的血药浓度。

(四) 抗抑郁药物的用药护理

1. 确保病人安全服药,防止其积存药物后自杀。密切注意病情变化,防止自杀发生。

2. 密切观察药物治疗效果,如出现不良反应,及时告知医生。告知病人起床或由坐位改为立位时动作宜缓慢,防止直立性低血压发生。

3. 使用此 MAOIs 类药物时,病人要避免进食含乙醇和咖啡因的饮料以及富含酪胺的食物(如奶酪、酵母提取物或发酵的大豆类制品),否则有增加高血压反应发生的危险。MAOIs 还不得与其他抗抑郁药,尤其是主要作用于 5-HT 的药物同时使用,否则有可能出现严重的高血压危象。在换用其他药物之前需要停用 MAOIs 至少 2 周。

笔记

4. 症状缓解后，需坚持维持治疗 6~8 个月，再逐渐减量，不能骤然停药，并进行密切观察，如有病情波动，仍应调整药量。由于大剂量用药可能损害心脏，故大剂量服药者需定期进行心电图检查。

5. 加强心理护理，减轻病人的心理负担，以便积极配合治疗。

三、抗躁狂药物的应用及护理

抗躁狂药物(antimanic drugs)，又称为心境稳定剂(mood stabilizers)，是治疗和预防躁狂发作的药物。这类药物除抗躁狂作用外，对双相情感障碍具有稳定情绪和预防作用。抗躁狂药物主要包括锂盐(碳酸锂)和某些抗癫痫药物如卡马西平、丙戊酸盐等。抗精神病药物(氯丙嗪、氟哌啶醇等)和苯二氮草类药物(如氯硝西泮、劳拉西泮等)对躁狂发作也有一定的疗效。

0403 文档：知识链接：碳酸锂的由来

(一) 碳酸锂

碳酸锂(lithium carbonate)是躁狂症的首选治疗药物，是锂盐的一种口服制剂。

1. 适应证和禁忌证

(1) 适应证：碳酸锂主要适应证是躁狂症，同时对双相情感障碍的躁狂发作或抑郁发作具有预防作用。且锂盐能够减轻暴力犯罪的攻击性行为。对于精神分裂症伴有情绪障碍和兴奋躁动症状者，可作为抗精神病药的增效药。

(2) 禁忌证：锂盐对心脏和肾脏具有一定的不良反应，患有急性肾炎、严重心血管疾病、肾功能不全、重症肌无力、妊娠后的前 3 个月内、12 岁以下儿童以及缺钠或低盐饮食者禁用。哺乳期妇女服药期间应停止哺乳。

2. 临床应用　常用碳酸锂为片剂，每片 250mg，半衰期为 24 小时，临床上为了减少胃肠道反应，一般安排在饭后服用，有效剂量范围为 750~1500mg/L，从小剂量开始逐渐增加到治疗量。锂盐的中毒剂量与治疗剂量接近，临床上需监测血锂浓度以便及时调整剂量。老年人和有器质性疾病的病人易发生中毒。锂盐治疗一般在 7~10 天显效。

3. 不良反应及处理　锂盐在肾脏会与钠竞争性重吸收，缺钠或有肾脏疾病病人易导致体内锂蓄积中毒。其不良反应与血锂浓度相关。一般发生在服药后的 1~2 周，常饮淡盐水可以减少不良反应。

(1) 一般不良反应及处理：根据不良反应出现的时间，可分为早期、后期不良反应以及锂中毒先兆。

1) 早期不良反应：无力、疲乏、嗜睡、手指震颤、厌食、上腹不适、恶心、呕吐、稀便、腹泻、多尿、口干等。

2) 后期不良反应：由于锂盐的持续摄入，病人持续多尿、烦渴、体重增加、甲状腺肿大、黏液性水肿、手指细震颤。粗大震颤提示血药浓度已接近中毒水平。锂盐干扰甲状腺素的合成，女性病人可引起甲状腺功能减退，类似低钾血症的心电图改变亦可发生，但为可逆的，可能与锂盐取代心肌钾有关。

3) 锂中毒先兆：表现为呕吐、腹泻、粗大震颤、抽动、呆滞、精神迟钝、倦怠、构音不清和意识障碍等。应即刻检测血锂浓度，血锂浓度越高，脑电图改变越明显，因而监测脑电图有一定价值。

(2) 锂中毒及其处理：急性期血锂浓度范围为 0.8~1.2mmol/L，当血锂浓度超过 1.4mmol/L 时，即可出现碳酸锂中毒。锂盐中毒往往是逐渐发生的。引起锂盐中毒的原因很多，包括摄入过多如因自杀或误服过量，或用药不当剂量过高；血钠过低，使肾锂廓清率下降，排出减少；合并感染、脱水、发热、腹泻等急性躯体疾病、年老体弱以及慢性脑器质性疾病等。中毒症状包括：共济失调、肢体运动协调障碍、肌肉抽动、言语不清和意识模糊，重者昏迷、死亡。

处理：锂中毒无特殊解毒剂，一旦出现毒性反应，需立即停用锂盐，清除过多的锂，如洗胃、输液、矫正脱水、维持适当体液和电解质平衡，严重中毒可用血液透析，但透析后因锂从组织中再次分布到血液，故血锂可反跳上升，必要时可反复透析，每 4~6 小时应重复监测血锂，使血锂浓度保持在 1.0mmol/L 以下。因锂从中枢系统清除较慢，临床症状改善往往滞后于血锂下降，一般无后遗症。

笔记

（二）其他抗躁狂药物

1. 抗癫痫药物　卡马西平和丙戊酸盐是锂盐的重要辅助药物。

(1) 卡马西平：卡马西平有明显治疗急性躁狂和预防躁狂的作用，是锂盐治疗和预防躁狂的补充。卡马西平和锂盐合用能够预防双相障碍复发，其疗效要比锂盐与其他抗精神病药物合用要好。卡马西平具有抗胆碱能作用，治疗期间病人会出现视物模糊、口干、便秘等不良反应，也可出现白细胞和血小板减少引发再生障碍性贫血，以及对肝脏的损害，长期使用应定期检查肝功能、血常规和尿常规，故临床上使用卡马西平较为慎重。

(2) 丙戊酸盐：常用的有丙戊酸钠和丙戊酸镁。丙戊酸盐对躁狂症的疗效与锂盐相当，主要用于急性躁狂和双相障碍的治疗和预防。对本药过敏者以及严重肝、肾病者慎用，孕妇禁用。目前该药使用相对安全，且病人对其耐受性较好。近年来开发了新型抗癫痫药物，如加巴喷丁、托吡酯、拉莫三嗪等。也可用于情感性精神障碍的治疗。

2. 抗精神病药物　具有镇静作用的抗精神病药物如氯丙嗪、氟哌啶醇等对躁狂发作疗效较好。多选用快速注射的方式，能使病人快速镇静。

（三）抗躁狂药的用药护理

1. 用药前，护士要全面评估检查病人的躯体、肝、肾功能的情况，做到心中有数。

2. 用药过程中，护士应鼓励病人多饮水，服用碳酸锂时应用淡盐水送服，多吃咸一些的失误，以增加钠的吸收。

3. 护士应密切观察病人的进食、日常活动及用药后反应，及时识别早期先兆表现，如出现异常情况及时记录并报告医生。

4. 密切监测血锂浓度，防止锂中毒。锂可以通过乳汁排泄，护士应建议服用锂盐的哺乳期妇女放弃哺乳。

5. 做好对病人的卫生宣教工作，加强用药安全护理，培养病人主动配合服药的习惯。

四、抗焦虑药物的应用及护理

焦虑是极其普遍存在的现象，是精神疾病中常见的症状。抗焦虑药物（anxiolytics，antianxiety drug）是一类在不明显或不严重影响中枢神经其他功能的前提下，可以消除或减轻病人的紧张、恐惧及焦虑不安的药物。一般不引起自主神经症状和锥体外系等反应。目前应用最广的药物是苯二氮䓬类，其他还有丁螺环酮、β 肾上腺素受体阻滞药，如普萘洛尔以及部分三环类抗抑郁药和抗精神病药等。苯二氮䓬类除了抗焦虑作用外，常作为镇静催眠药物使用。长时间使用可产生多种问题，可产生一定程度的滥用和依赖，因此，应引起足够的重视如何合理使用。

（一）苯二氮䓬类（benzodiazepines，BDZ）

1955 年，Sternbach 和 Reeder 研制成功氯氮䓬(利眠宁)，1960 年正式推出，是第一个苯二氮䓬类抗焦虑药物，在抗焦虑药发展史上具有划时代意义。

1. 适应证和禁忌证

(1) 适应证：苯二氮䓬类既是抗焦虑药又是镇静催眠药，临床应用很广泛。主要用于治疗各种焦虑症，特别是广泛性焦虑症与惊恐发作，以及各种躯体疾病伴随出现的焦虑、紧张、失眠、自主神经系统等症状。也可用于强迫症、社交恐怖症及创伤后的应激障碍的辅助治疗。还可用于癫痫治疗和酒精依赖戒断症状的替代治疗。

(2) 禁忌证：老年人、肝肾衰竭者慎用，阻塞性呼吸疾病、严重心血管病、药物过敏或药物依赖、重症肌无力、青光眼、急性酒中毒等禁用。

2. 临床应用　多数苯二氮䓬类的半衰期较长，每日给药 1 次即可。或因病情需要，开始可以每日 2~3 次，病情改善后，可改为每日 1 次。苯二氮䓬类治疗开始时，可用小剂量，3~4 天加到治疗量。急性期病人开始时剂量可稍大些，或静脉给药，以控制症状。焦虑症病人，病情常因心理社会因素而波动，因此，苯二氮䓬类药物控制症状后，不宜长期应用，长期应用易导致依赖性。撤药宜逐渐缓慢进行，缓慢减药后仍可维持较长时间的疗效。对于病情迁延或难治性病人，应考虑采用抗抑郁药或丁螺环酮等长期治疗。

笔记

3. 不良反应及处理　苯二氮䓬类药物不良反应较少，一般能很好地耐受。苯二氮䓬类药物的毒性作用很少，单独服用过量者，常进入睡眠状态，可被唤醒，血压略降低，在 24~48 小时后醒转。可以采取洗胃、输液等综合措施进行处理，但血液透析往往无效。如果同时服用其他抗精神病药物或酒精易导致死亡。

(1) 神经系统：主要为镇静、困倦、嗜睡、头晕。因可能影响协同运动和判断功能障碍，对操纵机器、驾车具有潜在危险。大剂量可引起共济失调。偶见兴奋、谵妄、攻击、敌视行为、意识模糊等。

(2) 心血管和呼吸系统：因治疗剂量对健康人心血管和呼吸系统作用轻微，对心率、节律和肺功能均无明显影响，故较为安全。

(3) 胃肠系统：少数病人服用 BDZ 后可有腹部不适、疼痛、腹泻、恶心或呕吐等症状，饭后服药以上症状可减轻或消失。

(4) 泌尿系统：老年人可引起尿失禁，治疗剂量的 BDZ 也可引起性功能障碍。

处理：遵医嘱使用苯二氮䓬类药物，避免长期使用，如出现戒断症状及时就诊。

(二) 非苯二氮䓬类抗焦虑药物

丁螺环酮、唑吡坦和扎莱普隆等是非苯二氮䓬类抗焦虑药，此类药物克服了苯二氮䓬类药物的过度镇静、肌肉松弛和抗痉挛的作用，但起效较慢，对重度焦虑效果差，不适用于惊恐发作。

1. 适应证和禁忌证

(1) 适应证：此药的抗焦虑效果与 BDZ 类相似，主要适应证为广泛性焦虑症，其镇静作用较 BDZ 类轻，且对记忆影响小，也无 BDZ 对呼吸的抑制作用。还可用于伴有焦虑症状的强迫症、酒依赖、冲动攻击行为及抑郁症。

(2) 禁忌证：严重肝肾功能不全、青光眼及药物过敏者禁用。不良反应有头晕、恶心、头痛、神经紧张、腹泻、兴奋、出汗、失眠等。

2. 临床应用　丁螺环酮为片剂，口服吸收快，约 0.5~1 小时达到血药浓度高峰，半衰期短，每日服 3 次，日剂量 20~30mg，疗程为 4~6 周。用于抑郁症时剂量可大些，日剂量 60mg，疗程 8 周左右。需要注意的是，丁螺环酮起效较慢，故急性期治疗宜并用其他药物。

文档：
知识链接：
滥用镇静催眠药物的危害

3. 不良反应及处理　丁螺环酮的不良反应很少，即便出现也很轻微，其不良反应多表现为头晕、失眠、胃肠功能紊乱、头痛等，无反跳现象。从小剂量开始逐渐加量可让病人适应而减轻胃肠反应，不具耐受性或躯体依赖，长期用药也无明显的戒断症状。为安全起见，孕妇、儿童和有严重肝、肾功能障碍者应慎用。

(三) 其他抗焦虑药物

1. β 肾上腺素受体阻滞药　普萘洛尔(心得安)对外周 β 受体的阻断作用可以减慢心率，降低心肌收缩力，使血压下降；对器官支气管平滑肌的 β 受体阻断引起支气管收缩；对中枢神经系统也有抑制作用。临床上主要用于治疗伴有严重躯体症状的焦虑症、广泛性焦虑症及伴有心悸等躯体疾病，有药物滥用倾向者普萘洛尔最为适宜。

2. 抗精神病药　抗精神病药物中的舒必利，小剂量时对焦虑症有效。

3. 三环类抗抑郁药　多塞平、阿米特林也被发现其抗焦虑作用较强，疗效比地西泮(安定)好。主要用来治疗伴有明显抑郁症状的焦虑病人。

五、精神药物治疗过程的护理

抗精神病药物治疗的护理在精神科工作中起着至关重要的作用。

(一) 护理评估

精神药物的主要作用是改善病人的精神症状，在使用精神药物之前，应掌握病人的基本情况，不仅可以评估用药前后症状是否改善，还可以准确判断药物的不良反应。

1. 躯体状况评估　既往史及诊治情况；病人目前的身体状况如何；病人的饮食及营养状况如何；病人的睡眠状况，有无睡眠型态的改变；病人的生活自理能力如何；病人的基础代谢状况如何。

2. 药物依从性评估

(1) 与病人有关的因素：病人是否有自知力，是否能按照医生指导用药等。

(2) 与医务人员有关的因素：医务人员对病人疾病复发是否充分考虑；出院康复指导工作是否充分，是否提出维持治疗的建议或维持治疗的方案（药物剂量、时间）；医务人员与病人是否缺乏沟通等。

(3) 与药物有关的因素：病人是否存在既往用药不良反应；病人对药物不良反应是否缓解；病人本次用药是否会发生不良反应；病人是否能接受不良反应带来的影响。

3. 精神状况评估　病人是否接受过系统治疗；病人既往患病的症状表现、严重程度和持续的时间等。

4. 社会支持评估　评估病人的家庭环境、各成员之间关系是否融洽、病人在家中的地位、经济状况、受教育情况及工作环境、社会支持系统。病人能否坚持正常工作，与同事、家人能否正常相处。

(二) 护理诊断 / 问题

1. 潜在暴力行为的危险（对自己或他人）　与焦虑、难于耐受不良反应等因素有关。

2. 焦虑　与知识缺乏、药物不良反应等因素有关。

(三) 护理措施

1. 加强心理护理提高病人服药的依从性　大多数重性精神病病人因缺乏自知力，不承认自己有病，常不愿接受治疗。因此，加强心理疏导，取得病人的信任与配合，帮助病人从烦躁、不安、消极或抑郁等情绪中摆脱出来，让病人了解药物治疗的目的，使病人能安心配合治疗。

2. 加强药物治疗中的基础护理　精神病病人病情复发最常见的原因之一是未坚持服药。应做好用药的安全护理，避免或改善现存的或潜在的健康问题 。

(1) 严格执行给药制度，发药到床并看着病人把药服下，必要时检查病人的杯、手与口腔，防止藏药。发药时药车不能随便放置。对劝说无效者不可强行服药。

(2) 使用正确给药途径与方法。

(3) 应仔细观察用药后的不良反应，仔细了解病人的主观感受，认真观察病人的神情、步态等。应高度警惕严重的不良反应，如心血管系统反应、恶性症状群，甚至猝死，应及时通知医生，及时处理，并详细记录；

(4) 严密观察病人躯体和精神症状。要重视病人的精神症状，但也不能忽略躯体症状。

(5) 若同时使用多种药物，应了解用药的原因，注意配伍禁忌。

(四) 护理评价

1. 药物治疗是否达到预期效果。

2. 有无药物不良反应，病人能否忍受及忍受的程度如何。

3. 若药物尚未发挥治疗效果但因不良反应必须停药，病人的感受如何。

4. 用药计划是否完整和符合病人需要；病人的精神症状是否得到改善和控制。

5. 病人在出院后是否有经济能力保证其继续服药；是否在出院后能自行服药，如不能，应修改计划。

第二节　电抽搐治疗的应用及护理

0405

文档：扫一扫，知重点

电抽搐治疗（electroconvulsive therapy，ECT）是一种利用短暂适量的电流刺激大脑中枢神经系统，引起病人短暂的意识丧失，大脑皮层广泛性放电和全身性抽搐发作，以达到控制精神病症状的一种治疗方法。目前临床有传统的电抽搐治疗和无抽搐电休克治疗（modified electric convulsive therapy，MECT）两种治疗方式。无抽搐电休克治疗，又称改良电抽搐治疗，是应用肌肉松弛剂与麻醉剂，使病人在麻醉状态下接受治疗，其并发症尤其是运动系统并发症少于传统电抽搐治疗。MECT 具有适应范围广、安全性高、并发症少的特点，是迅速安全有效的治疗方法。

笔记

一、适应证与禁忌证

(一) 适应证

重度抑郁发作，有强烈自伤、自杀企图或行为者，或明显自责自罪者。拒食、违拗、紧张性木僵者。极度兴奋躁狂发作冲动伤人、药物治疗难以控制的精神病病人。精神药物治疗无效或对药物治疗不良反应不能耐受者。

(二) 禁忌证

1. 传统电抽搐治疗　全身感染性疾患或体温在37.5℃以上者。中枢神经系统疾患，如脑肿瘤、癫痫、严重的脑血管病等。严重躯体合并症，如肝、肾、心血管系统及呼吸系统疾患。严重骨关节病、青光眼、视网膜脱落，嗜铬细胞瘤。60岁以上老人，12岁以下儿童。孕妇、产后1个月以内者。身体极度虚弱者。

2. 改良电抽搐治疗　无绝对禁忌证，但有些疾病可以增加电抽搐治疗的危险性，必须高度重视。如脑部占位性病变，近期有颅内出血、心功能不稳定的心脏病病人，视网膜脱落，嗜铬细胞瘤、严重呼吸系统疾病及肝肾疾病。

二、治疗方法

(一) 治疗前准备

1. 环境的准备　治疗室应安静，避免喧闹。宽敞明亮，但光线不宜过强，温湿度适宜。

2. 用物的准备　治疗室应分为操作室和观察室两部分。操作室里应该有治疗台、电抽搐治疗机、人工呼吸机、多功能监护仪、抢救车及常规抢救药品等基本设施。观察室应设有观察床，供病人治疗结束后休息以及治疗者对病人进行观察。

3. 药物的准备

(1) 抗胆碱能药物：在接受电抽搐治疗前，使用抗胆碱能药物，以减少口腔及气道分泌物，防止治疗中出现窒息和心动过缓。最常用药物为阿托品，在使用麻醉药物前30~60分钟皮下注射阿托品0.3~0.6mg，或者在使用麻醉药物前2~3分钟静脉注射0.4~1.0mg。

(2) 麻醉药物：电抽搐治疗需要全身麻醉，麻醉深度应尽可能浅，以减少药物的不良反应，避免麻醉药物引起的电抽搐阈值升高。最常用的药物为美索比妥0.3~0.6mg/kg。

(3) 肌松药：使用麻醉药，诱导病人发生意识状态的改变，达到治疗要求时，开始注射肌松药。目的是使肌肉松弛，防止剧烈抽搐引起骨折和其他损伤。

4. 器械的准备　除了配备电抽搐治疗用的器械外，尚需备以下用具：3~5cm厚沙袋1个，特制压舌板或毛巾1块，压垫、压舌器、血压计、弯盘等，并检查急救药物和器械是否备齐，如氧气、吸痰器、气管插管、急救药物等。

5. 病人的准备

(1) 治疗前观察生命体征，测体温、脉搏及血压。要进行详细的查体，包括神经系统检查。必要时，进行实验室检查和辅助检查，如血常规、血生化、心电图、脑电图、胸部和脊柱摄片。

(2) 治疗前禁食、禁水6小时以上。排空大小便，取出活动义齿，解开衣带、领扣，取下发卡等。

(3) 治疗前8小时，停服抗癫痫药和抗焦虑药或治疗期间避免应用这些药物，治疗期间应用的抗精神病药、抗抑郁药或碳酸锂，应采用较低剂量。

(4) 为减少病人对电抽搐治疗的恐惧心理，应在治疗前对病人进行合理的解释，取得病人的合作，减少恐惧。

(二) 治疗步骤

1. 治疗前的处理　协助病人仰卧在治疗台上，四肢保持自然伸直姿势，在胸椎中段处垫一沙袋或枕头，使脊柱呈过度伸直状态。解开腰带和颈部扣子，用缠有纱布的特制压舌板放置在病人一侧上下臼齿间或用专用牙垫放置两侧上下臼齿间，防止咬伤舌头。

2. 治疗中的处理

(1) 遵医嘱，治疗前30分钟肌内注射阿托品0.3~0.6mg，通电前停止供氧。

笔记

(2) 操作时将电极置于病人颞部，在皮肤和电极之间涂生理盐水及电胶液，以免皮肤受损。电量调节原则以引起抽搐发作阈值以上的中等电量为准。每次治疗通电次数不超过 3 次。

(3) 当脸面部和四肢肢端抽搐结束后立即抽去背部枕头或沙袋，将头偏向一侧，保持呼吸道通畅，用活瓣气囊供氧并做加压人工呼吸，约 5 分钟自主呼吸可完全恢复。

3. 治疗后的处理　当病人抽搐停止、呼吸恢复后，将病人安置于观察室内，侧卧，专人护理并拉上床栏，直至病人完全清醒。严密观察意识恢复情况，如出现躁动不安，则要适当保护，防止跌伤，或适当使用镇静剂。治疗后 15 分钟、30 分钟、1 小时、2 小时测量血压、脉搏和呼吸，以了解生命体征是否趋于平稳。了解病人的治疗感受，鼓励病人参加病房活动，病人清醒后协助病人进食。

三、改良电抽搐治疗的护理

（一）治疗前护理

同传统电抽搐治疗前护理。

（二）治疗中护理

1. 遵医嘱静脉注射 2.5% 硫喷妥钠 9~14ml，静脉注射速度前 6ml 约 3ml/min，其余按 2ml/min 速度注射，当病人睫毛反射迟钝或消失，呼之不应、推之不动时停止注射硫喷妥钠，用注射生理盐水 2ml 冲洗针头。

2. 在静脉注射硫喷妥钠 7.5~10ml 时，给予吸氧。

3. 遵医嘱快速静脉注射氧化琥珀酰胆碱 50mg，10 秒内注射完。病人全身肌肉放松，自主呼吸停止时，是最佳通电时机。

4. 在麻醉后期，将电极置于病人颞部，在皮肤和电极之间涂生理盐水及电胶液，以免皮肤受损。电量调节原则以引起抽搐发作阈值以上的中等电量为准。通电前停止供氧。

5. 通电治疗同传统电抽搐治疗。

（三）治疗后护理

同传统治疗后护理方法。

四、合并症及处理

（一）常见症状

部分病人在治疗后出现头痛、眩晕、下颌关节酸痛、焦虑、恶心、呕吐等症状，无需处理，适当休息后不影响继续治疗。但记忆力减退是可逆的，多在治疗停止后逐渐恢复正常。

（二）认知功能损害

无论是接受传统电抽搐治疗还是接受无抽搐的电抽搐治疗，均可出现较为明显的近记忆损害，主要有治疗后短暂的意识模糊与记忆障碍。记忆损害的原因可能与颞叶的电刺激及脑缺氧有关。多数病人不需特殊处理，在治疗结束后 6 个月以内恢复。重者可给予脑神经营养药物治疗。

（三）呼吸系统并发症

由于电抽搐治疗中使用麻醉剂和肌肉松弛剂，病人会出现呼吸暂停延迟，传统 ECT 在抽搐停止后 10~30 秒内呼吸自行恢复，无抽搐电抽搐治疗在 5 秒内呼吸自行恢复。如未及时恢复，应立即进行有效的人工呼吸、输氧。可能引起呼吸暂时延长的原因有中枢抑制、呼吸道堵塞、舌后坠或使用镇静剂过多等。

（四）抽搐发作和骨折隐患

极少数病人在治疗中出现持续抽搐或在治疗后的抽搐发作，可按照癫痫的情况进行处理。传统电抽搐治疗因强直痉挛，易引起骨折及脱位，特别是胸骨压缩性骨折，要常规检查病人的胸背部，如有骨折发生应立即处理。

（五）呼吸心跳骤停

罕见发生，认为与通电时引起迷走神经过度兴奋有关。一旦出现应立即进行心肺复苏抢救。

笔记

文档：
扫一扫，知重点

第三节　心理治疗及护理

心理因素对疾病的发生、发展、治疗和预后有很大的影响，对人类的健康的影响也越来越受到人们的重视。作为一名护理人员，需要掌握心理治疗的理论与技术，在护理实践过程中，为病人减轻或消除心理上的痛苦。

一、概述

广义的心理治疗（psychotherapy）指医务人员以自己热情的服务态度和精湛的专业知识取得病人的信任和配合，使病人正确了解自己的疾病，树立战胜疾病的勇气和信心，以使身心早日康复。狭义的心理治疗是指受过专门训练的心理治疗家，应用某种心理学的原则和技巧，以改善病人的症状，减轻或消除病人痛苦的治疗方法。

二、心理治疗的原则与方法

（一）原则

1. 和谐性　医患关系的好坏直接影响着治疗的成功与否。治疗者通过心理治疗中对病人保持尊重、关心、同情与支持的态度，充分取得病人的信任，才能获得其存在的心理问题的细节，有针对性地提出建议和指导，从而达到预期的效果。

2. 保密性　心理治疗往往会涉及病人的隐私、人际关系和社会问题等，治疗者不得随意泄露，应注意做好保密工作，包括在学术活动或教学等工作中需要引用时，都必须隐去病人的姓名。

3. 计划性　实施心理治疗前，应依据收集到的病人资料，设计治疗程序及对各种变化的应对等，详细记录各种变化，形成完整病案资料。

4. 灵活性　在诊疗过程中应密切观察病人的身心变化，随时准备应对新情况灵活地变更治疗，结合社会文化和自然环境因素等，针对不同的病人，灵活地采取行之有效的治疗方法。

5. 中立性　心理治疗过程中，治疗者只起到参谋作用而不能包办，不能替病人做出任何选择与作出决定，应保持中立的态度，促进病人的自立和自我成长。

6. 科学性　通过收集资料，了解病人病因，应用科学的分析，制订科学的计划，运用相应的治疗方法或技术缓解病人心理上的焦虑、抑郁等，减轻病人的痛苦。

（二）精神科常用的心理治疗方法

1. 支持性心理治疗（supportive psychotherapy）　又称一般心理治疗，是利用心理学最基本、最常用的治疗方法，给病人精神支持，加强心理防御功能。利用治疗者与病人之间建立的良好关系，积极应用治疗者的权威、知识与关心，来支持病人，使病人能发挥其潜在的能力，来处理问题。

2. 精神分析疗法（psychoanalysis）　又称分析性心理治疗。以弗洛伊德首创的精神分析理论为指导，探讨病人的深层心理，识别潜意识的欲望和动机，解释病理与症状的心理意义，协助病人对本我的剖析，解除自我的过分防御，调节超我的适当管制，善用病人与治疗者的移情关系，改善病人的人际关系，调整心理结构，消除内心症结，促进人格的成熟，提高适应能力。

适应证：癔病、心理创伤、性心理障碍、人际关系障碍、焦虑症、抑郁性神经症、强迫症、恐怖症、抑郁症、适应障碍。

3. 行为疗法（behavior psychotherapy）　又称行为矫正，是基于严格的实验心理学成果，遵循科学的研究准则，运用经典条件反射、操作性条件反射、学习理论、强化作用等基本原理，采用程序化的操作流程，帮助病人消除或建立某种新的适应行为，从而达到治疗目的。主要治疗技术包括：系统脱敏疗法、冲击疗法、预防法、厌恶疗法、阳性强化法、消极练习法、自我控制法、模仿法与认识行为疗法等。

常见的行为治疗及其适应证：①系统脱敏疗法：社交恐怖症，广场恐怖症、考试焦虑等。②冲击疗法：恐怖症、强迫症等。③厌恶疗法：酒精依赖、海洛因依赖、同性恋、恋物癖、强迫症等。

笔记

4. 认知疗法(cognitive therapy)　认知理论认为人的情绪来自人对所遭遇的事情的信念、评价、解释或哲学观点,而非来自事情本身。情绪和行为受制于认知,认知是人心理活动的决定因素,认知疗法就是通过改变人的认知过程和由这一过程中所产生的观念来纠正本人的适应不良的情绪或行为。治疗的目标不仅仅是针对行为、情绪这些外在表现,而且分析病人的思维活动和应付现实的策略,找出错误的认知加以纠正。

适应证:情绪障碍、抑郁症、抑郁性神经症、焦虑症、恐怖症、强迫症、行为障碍。人格障碍、性变态、性心理障碍、偏头痛、慢性结肠炎等心身疾病。

5. 生物反馈疗法　生物反馈疗法是在行为疗法的基础上发展起来的一种治疗技术,实验证明,心理(情绪)反应和生理(内脏)活动之间存在着一定的关联,心理社会因素通过意识影响情绪反应,使不受意识支配的内脏活动发生异常改变,导致疾病的发生。该疗法使病人通过反复的紧张训练,而且通过反复实践、强化,进行自我控制或调节,以达到治疗健身的目的。

适应证:原发性高血压、支气管哮喘、紧张性头痛、血管性头痛、雷诺氏病,能缓解紧张、焦虑状态、抑郁状态、失眠。

6. 家庭治疗　是以"家庭"为对象而施行的心理治疗,不能单从治疗个人成员着手,而应以整个家系系统为对象。如婚姻治疗,假如问题的核心是夫妻关系,治疗应针对双方。

7. 森田疗法　日本的森田正马创立了森田疗法,它是治疗神经症的一种心理治疗方法。指导病人与不安或冲突共存,即顺其自然,为所当为。具体方法为:静卧期、轻工作期、重工作期和复杂生活实践期。在治疗过程中,尽量让病人把治疗过程中的感受和体验记下来,通过辅导与交流,逐渐恢复其正常功能。

三、心理治疗的过程

1. 心理诊断期　是探索心理行为问题的成因及相关因素。此阶段关键是要建立良好的医患关系,以取得病人的信任,让病人自由倾诉其内心的痛苦。治疗者通过交谈详细地收集病人的相关资料,找到造成心理障碍的核心冲突问题,向病人解释心理治疗的目的、方法和效果。鼓励其参与和解决问题。此阶段通常需要交谈1~3次。

2. 分析和解决问题　是心理治疗的主要阶段。此阶段主要是让病人进一步开放自己并弄清问题形成的经过,找出病人心理障碍的可能原因,制订治疗计划,确定治疗目标。在实施治疗的计划时,治疗者需要通过解释、建议、训练等方法,促使病人在治疗互动关系中产生理解、领悟、模仿、重建认知等正常功能。此期治疗时间应根据病人心理问题的复杂程度而异。

3. 结束阶段　当病人症状减轻或消除时,认知、情感和行为得以改善,医患双方认为已经基本达到目标时,可终止心理治疗。此时为巩固疗效,防止病情复发,治疗者应提出进一步的训练建议。

四、心理治疗的基本要点

1. 建立良好的治疗性关系　良好的治疗性关系是进行心理治疗的基础和保证,治疗师应有同情心,耐心倾听病人的诉说,设身处地地理解求治者,从而建立信任关系。

2. 倾听疏导,支持和保证　耐心倾听,缓解病人的不良情绪,让病人产生被理解、被信任、被接受和被尊重感。合理疏导病人的负性情绪,并给予支持,促进病人澄清自己的问题。

3. 时间限定与关系限定　治疗师应遵守治疗时间的规定,通常个体治疗每次会谈时间为40~60分钟,无特殊情况,不得随意更改已约定时间或延长会谈时间。

五、心理治疗过程的护理

1. 治疗前的护理

(1) 环境准备:环境能减轻病人紧张焦虑的心理,起到稳定情绪的作用。心理治疗环境除安静、整洁、不让他人干扰外,还应努力创造一种家庭化的温馨氛围,比如在心理治疗室内设置沙发、衣帽架、茶几,摆放一些鲜花或盆景,根据心理治疗的特点播放轻音乐,提供茶水和有关心理卫生宣传资料等,使病人感觉亲切,有益于解除顾虑,接受治疗。

笔记

(2) 治疗背景材料的准备：要充分了解病人的心理问题或障碍、性格、家庭、职业、生活习惯、对求治的期望等，才能有的放矢地接触病人和建立良好的护患关系。

(3) 病人的准备：预约好病人在心理治疗前半小时到达治疗预备室，让病人休息放松，初步了解病人的情况，做好必要的记录和治疗的准备。护士要根据病人的不同心理状态给予健康指导，适时讲解心理治疗的基本概念，一般步骤、方法，病人应做的工作等，鼓励病人积极配合医生，走出心理的误区或改变不良行为模式。

2. 治疗过程中的护理　心理治疗一般在无第三人干扰的环境中进行。护士在治疗过程中主要是做好医生的助手，如保持环境的安静、做好资料的收集、提供病人需要的帮助，以及某些特殊治疗场合(如催眠治疗)的见证人。

3. 治疗后的护理　结束治疗后，护士要陪同病人离开治疗室，询问病人有哪些需求；预约好下一次的治疗时间；对治疗效果不满意的病人应耐心听取他们的意见，仔细分析原因，将信息及时反馈给医生，与医生共同商讨适当的解决办法；保持与病人的紧密联系。

第四节　工娱与康复治疗及护理

一、工娱治疗及护理

工娱治疗(occupational and recreational treatment)是工作和文娱治疗的简称，是采用工作或劳动、文娱及体育活动的手段，促进精神病病人康复的一种治疗方法。目前，工娱治疗除了在各地精神病医院广泛开展之外，在院外的精神病防治工作中，也已经成为一项有效的辅助治疗方式。

文档：
扫一扫，知重点

(一) 工娱治疗内容

1. 文娱活动　组织病人唱歌、跳舞、欣赏音乐，召开音乐会、舞会、联谊会、茶话会，收看电视、电影，阅读书籍、报纸，举办书法、绘画比赛等。

2. 体育活动　组织病人晨跑、做早操或工间操、健美操等，开展乒乓球、棋牌类、踢毽、跳绳等比赛。

3. 职业劳动训练　教病人理发、打字、烹饪、裁剪服装等。

4. 工艺制作　教病人进行工艺制作如扎染、编织、剪纸、制作装饰品、玩具等。

5. 学习与健康教育　组织病人每日看新闻、读报纸；学习医院有关制度、并配合国家和医院中心工作开展活动；举办康复经验交流会、医学科普知识讲座、治疗期疑难问题问答会。

(二) 工娱治疗的组织和实施

1. 工娱治疗的组织　由那些经过专门训练的具备精神疾病知识和一定组织能力、技术能力且有广泛兴趣爱好的专职护理人员组织病人开展活动。工娱治疗的规模，应根据医院的性质及床位数而定。在病人中有威信、热情为病人服务的病人可担任组长、体委等，在医护人员的指导下开展活动。

2. 工娱治疗的实施

(1) 医嘱：病房医师可以根据病人的病情和需要下达工娱治疗医嘱。填写工娱治疗申请单，同时应注明病人的诊断、主要精神症状、治疗情况、躯体情况、有无暴力行为以及其他注意事项，同时根据其病情、职业、兴趣爱好及技术特长，在申请单上提出工娱治疗项目的建议。

(2) 治疗前的准备：工娱治疗医护人员接到申请单后，应仔细阅读病历，并与病人进行治疗前的谈话，一方面接触病人，掌握病人的病情。另一方面要告知病人工娱治疗的意义、方法、内容和注意事项，取得病人的信任与合作。

(3) 治疗中的观察：确定病人工娱治疗的项目后，由工娱治疗的护士做好病情观察记录，内容包括病人在治疗中的表现、主动性、持久性，与护士合作的程度、病人精神症状的变化等情况。

(4) 治疗后的处理：根据病情的变化需要结束治疗时，工娱治疗医师应在观察记录的基础上，书写工娱治疗总结。内容主要包括病人精神状态的变化，体质的变化、学会了哪些技能、工娱治疗疗效判定等。

（三）工娱治疗的护理

1. 护士不但应具备精神病学专业基础知识，还应具有一定的组织管理能力，熟练掌握各种工娱治疗操作技术，并具备一定的音乐、舞蹈等文体活动的表演及指导才能。

2. 在工娱治疗活动中，应根据病情，因人而异，选择不同的项目，以便病人发挥各自的特长与爱好。

3. 在工娱治疗时，护士要有高度责任心，注意观察病人的精神状态变化，认真清点和管理好各种物品、器材和危险物品，防止病人伤人或自伤。集体工娱治疗活动时，应随时注意病人的动向，如要中途离开时应予以陪伴；住院病人参加工娱治疗时，应做好交接工作，认真清点人数，以防病人走失。

4. 当确定病人工娱治疗项目后，工娱室的护士应做好病情的观察记录。内容包括病人在治疗中的表现，如工娱治疗时的态度、主动性、持久性、精确性、创造性、速度、质量，以及与护士的合作程度和病人精神症状的变化等情况。

二、康复治疗及护理

（一）康复治疗概述

精神疾病的康复治疗是指通过对精神病病人进行生活、职业、学习等技能的反复训练，来恢复或减轻疾病对病人心理社会功能的损害，以尽量提高其生活技能，减轻精神残疾，重新回归社会的一种治疗方法。

1. 康复治疗的基本原则

（1）功能训练：功能训练是康复治疗的方法和手段，包括语言交流、心理活动、躯体活动、日常生活、职业活动及社会活动等方面的训练。

（2）全面康复：全面康复是康复治疗的准则和方针，指病人在生理、心理和社会三方面的功能均得到康复。

（3）回归社会：回归社会是康复治疗的目标和方向。通过功能改善和条件的改变，促进病人重返社会。

2. 精神障碍康复任务　主要包括改善生活环境条件，采取支持性心理治疗，训练心理社会功能，进行家庭和社会干预，促进逐步回归社会，努力提高生活质量等。

（二）住院康复工作内容

长期、反复住院的慢性精神病病人会因长期生活在与世几乎隔绝的病室环境中，各种社会活动被剥夺、自主的生活权利被绝对服从病室管理的义务所代替，病人在任何时候都顺从工作人员安排而变得主动性缺乏、意志减退、兴趣丧失、社会功能退化等，这些更增加了他们重返社会生活的困难。因此，精神病院在对住院病人进行常规治疗同时，还需要改变管理模式，积极开展精神病的院内康复治疗，尽最大努力，利用各种有益的康复措施来促进病人的康复，延缓或防止病人精神和躯体的衰退。

1. 实行开放的管理制度、改善病人的社会生活环境　在保证病人安全的前提下，尽可能建立适当的开放的生活环境，提供合适的病室设施及提供工娱治疗的场所和设施等。

2. 训练心理社会功能方面的行为技能　是院内康复的主要措施，主要包括生活、工作、生活及社交等方面的康复训练。

3. 健全医院内的康复管理体制及有关制度　健全医院内康复管理体制，成立康复科，配备各类康复人员，建立具体康复训练和治疗制度，制定治疗岗位职责和各病室的管理要求，保证各项康复措施顺利进行。

4. 实行定期的康复评估工作　选择合适的评定量表，定期评估康复疗效，定期总结经验，逐步提高康复工作质量。

（三）康复治疗方法

处于恢复期的精神障碍病人应尽早进行各种康复训练，以便为他们重返社会做准备，目前各类医院所进行的康复治疗方法有以下几种。

1. 生活行为的康复训练　其目的是训练住院精神障碍病人逐步适应生活环境的能力。康复训练的对象主要为慢性衰退的精神病病人。

(1) 日常生活自理训练：通过模拟的家居环境及实地练习，以个别或小组形式训练有关日常生活技巧。

(2) 自我照顾技巧训练：训练病人自己主动沐浴、更衣，保持皮肤清洁和衣着整齐、适时；训练病人主动完成梳头、洗脸、理发、剃须等个人卫生，注意仪容仪表。如对女病人，可组织仪容班活动，训练其适宜的着装及修饰。

(3) 社会交往技能训练：精神病病人的社交障碍常表现为：语音单调，无抑扬顿挫，缺乏面部表情，无或少眼神接触，对别人的提问反应迟缓或作出不恰当的解释和反应。社会交往技能训练是运用学习理论原则，增进人际交往技能的训练方法。这种训练谋求语言性和非语言性社交行为能力的提高，并发展病人较精确的社交敏感与判断。

2. 学习行为训练　即为“教育疗法”，帮助病人学习处理和应对各种实际问题的行为能力，主要针对长期住院不能回归社会的病人。

(1) 一般性学习活动：可通过卫生常识教育、科普知识教育等，提高病人的常识水平。定期开办培训班对病人进行培训，传授一些简单的文化知识、简单绘画、书法等。目的是提高病人常识水平，培养学习新事物、新知识的习惯，避免脱离社会。方法可采用大课、小组讨论、短期培训等。

(2) 药物治疗的自我管理技能训练：使病人明白药物治疗对预防病情复发和恶化的重要性，自觉接受药物治疗和自我管理的训练。学习有关精神药物的知识，使病人了解精神药物的作用与不良反应，并能做简单自我处理。使病人学会安全用药的技巧，如发生特殊问题，应立即向医生报告，服从医生的处理意见。

3. 就业行为能力的训练　主要通过一些劳动活动或职业技能训练，使病人具有一定的工作就业能力，培养劳动习惯，为病人重新回归社会做好准备。

(1) 简单作业训练：是目前国内精神病院普遍实行的较简单的劳动作业训练。一般而言，作业工序相对简单，技术要求低，形式比较简单，训练内容适用于大多数病人集体活动，这些训练为病人进行就业行为训练前的准备阶段安排，一般可以大面积、经常性的开展。如兴奋、活动亢进的躁狂者，精力旺盛而需要宣泄，可给予中等费力的劳动任务及参加适当的体育活动。有破坏倾向者则交付需拆散的物品，如将针织品拆成纱团。长期住院有衰退倾向病人，除日常生活训练外，较宜参加简单的室外集体劳动，如拔草、清扫场地等。

(2) 工艺制作训练：训练对象以精神障碍残疾程度较轻并有志于学习技艺者为主。根据病人的病情、性别、兴趣爱好、体力情况等因素为病人选择合适的具体工娱治疗种类。对于有自杀自伤、伤人毁物倾向的病人，应注意对使用危险工具的严格管理，每次工娱治疗结束后应由专人清点工具数目。

(3) 就业前训练：这是病人回归社会就业前的准备工作，通常在社区或在庇护性过渡机构中进行。目前国内少有精神病院开展此项工作。从理论上讲，就业前培训应尽可能与回归后从事职业相类似，但实际上难以做到，而只能按具体条件选择较接近的工种即“替代性工作”。

(四) 护理

1. 为不同康复阶段的精神病病人提供护理。

2. 在初次评估的基础上，充分考虑病人可利用的资源、类型、能力等因素，选择和提供恰当的康复活动和护理计划来满足病人的需求。

(1) 介绍病人参与康复项目，承担康复活动的训练者和指导者，康复项目结束后继续提供连续性服务等。

(2) 鼓励病人坚持达到康复目标，发掘病人的优点以帮助其克服困难。

(3) 掌握新知识及可使用的社会资源，为病人争取应有的权益。

(4) 通过与社区的联系，确保病人有足够的社区资源，并对病人家属进行病人康复指导教育。

笔记

思考题

李某，男，19 岁，清晨被送至医院时，神志完全不清醒，呼吸表浅缓慢，家人说在他的房间内发现一个地西泮的空瓶。

请问：

1. 李某是否具备符合地西泮过量的表现？
2. 应如何处理？

思考题思路解析　　扫一扫，测一测

（苏晓云）

笔记

第五章 神经症病人的护理

05章 PPT

学习目标

1. 掌握神经症的共同特征、各种神经症的临床特点和护理措施。
2. 熟悉神经症病人的治疗要点和一般护理。
3. 了解神经症病人的病因、流行病学和分类。
4. 能对神经症病人按护理程序正确实施护理。
5. 具有爱伤精神和严谨求实的工作态度，重视病人的心身健康，保护病人的隐私。

导入情景

王女士，39岁，已婚，教师。性急气躁，有时失眠，月经不规则。步行回家途中，突然心慌心悸，呼吸困难。病人当时极度恐惧，浑身战栗，大汗淋漓，瘫软下来并抱住路人惊叫，发作持续约15分钟。事后不清楚惊慌和恐惧的原因。回家后疲乏无力，脸色苍白，精神紧张，不能入睡，担心再次发作。由于家人担心遂来医院就诊。

请思考：

1. 王女士目前属于哪种类型神经症？
2. 护士应如何对王女士进行心理干预？
3. 王女士住院治疗期间，护士应采取哪些护理措施？

神经症是一组常见的心理障碍，主要表现为精神活动能力下降，烦恼、紧张、焦虑、抑郁、恐惧、强迫、疑病症状、分离症状、转换症状和各种躯体不适感等，这些症状常常妨碍病人的正常工作、学习，病人感到痛苦，严重影响着病人的心身健康。神经症病人主要就诊于综合医院的内科、中医科及心理咨询门诊，很少有病人到精神专科就诊。神经症病人占门诊病人的6%~15%，女性多于男性，40~50岁年龄段患病率最高。

本章主要介绍神经症的共同特征；神经症病人的病因、流行病学和分类；恐怖症（恐惧症）、焦虑症、强迫症、躯体形式障碍、神经衰弱、分离（转换）障碍病人的临床特点和治疗要点；神经症病人的护理等。

笔记

第一节 概 述

一、概念

神经症(neurosis)旧称神经官能症,不是一个特定的疾病单元,是表现为烦恼、紧张、抑郁、焦虑、恐惧、强迫症状、疑病症状或神经衰弱等症状的一类精神障碍的总称。这些症状在不同类型的神经症病人身上常常混合存在,其临床表现虽然各不相同,但它们都有着一些有别于其他精神障碍的特征,正是因为这些共同的临床特征,所以把这一组疾病统称为神经症。

神经症共同特征有:病情的波动常与心理社会因素如应激性的生活事件或无法解决的心理冲突有关;病前多有一定的人格基础,成为神经症的易感素质;病人自知力大都良好,有痛苦感,有求治要求;体格检查不能发现脑器质性病变或躯体疾病作为临床症状的基础;社会功能相对完好,行为一般保持在社会规范允许范围之内;病程多持续迁延或呈发作性。

二、分类

《中国精神疾病分类与诊断标准》第3版(CCMD-Ⅲ)、《美国精神障碍诊断与统计手册》第4版(DSM-Ⅳ)和《疾病和有关健康问题的国际统计分类》第10版(ICD-10)三者分类对照见表5-1。本章将重点介绍临床常见的神经症,即恐怖症(恐惧症)、焦虑症、强迫症、躯体形式障碍、神经衰弱和分离(转换)障碍病人的临床特征及护理要点。

表5-1 神经症CCMD-3与DSM-Ⅳ和ICD-10相应分类对照表

CCMD-3(2003年)	DSM-Ⅳ(1994年)	ICD-10(2007年)
神经症	焦虑障碍	F4 神经症性障碍、应激障碍和躯体形式障碍
恐怖症(恐惧症)	恐怖障碍	F40 恐惧焦虑症(恐怖症)
焦虑症	惊恐障碍、惊恐发作	F41 其他焦虑症
强迫症	强迫障碍	F42 强迫症
躯体形式障碍	躯体化障碍、疑病症 未定型躯体形式障碍	F45 躯体形式障碍
神经衰弱	未定型躯体形式障碍	F48 其他神经官能症
其他或待分类的神经症	疼痛障碍、现实解体综合征	F48 其他神经官能症

注:20世纪初,神经症的概念在西方世界广为流行,并传入中国。至1980年,美国《精神疾病诊断和统计手册》第3版(DSM-Ⅲ)将神经症一词取消。我国学者对当前神经症概念的巨大变迁采取十分谨慎的态度,并沿用至今

三、流行病学特点

神经症的流行病学资料,世界各国的数据不尽相同,但一般认为患病人群远高于各种重性精神疾病,可高出数倍及数十倍不等。我国各地区所做的调查,由于重点多为重性精神病,神经症专病社区调查报道较少,而且这些有限的报道中其患病率数据也远远低于国外,有些数据则仅仅基于就诊于专业机构人群的估测,结果不具可比性。

神经症是临床门诊中常见的疾病,在神经科各类疾病中患病率最高,其总患病率国外报道为5%左右,我国1982年进行的12地区普通人群的精神疾病流行病学调查报告为:神经症总患病率为2.2%,女性高于男性,以40~44岁患病率最高,但初发年龄为20~29岁;文化程度低、经济状况差、家庭气氛不和睦者患病率较高。我国1990年的调查结果显示:神经症患病率为1.5%,因我国神经症病人常以躯体症状为主诉,所以还有许多病人往往到综合医院去就诊。

笔记

四、病因与发病机制

形成神经症的病因不明，研究表明神经症的发病与病人人格特征、精神应激与生活事件、家庭环境、遗传等多种原因有关。

（一）人格特征

众多研究表明，神经症病人与人格障碍具有较高的同病率，神经症的基本人格倾向为神经质人格，如自我中心、过分要求、胆小依赖、天真幼稚、敏感多疑、情绪抑郁等；其中焦虑症病人多具有敏感、怯懦、易紧张、过分自责、适应环境差等特点；强迫症病人有强迫人格，由于工作紧张、要求过分严格、处境不佳、尤其是重大的精神刺激使人思想紧张、忧心忡忡、惶惶不安、反复思考，出现强迫症状；神经衰弱病人具有敏感、自卑、多疑、急躁、情绪不稳定等特点。

知识链接

不 安 全 感

不安全感是神经症病人的共同人格基础。美国新精神分析学派的代表人物霍妮提出：神经症是由不适当的人际关系造成的，并把分析的重点放在亲子关系上。她认为儿童最基本的需要是获得安全感，而这种安全感主要是由父母提供的。若父母不能提供甚至损害儿童的安全感，将会导致神经症的产生。父母损害儿童安全感的行为主要有：冷漠、拒斥、敌意、奚落、羞辱、怪癖、不守诺言等。

（二）精神应激与生活事件

国内外许多有关生活事件的研究报告指出，神经症病人发病前，往往遭到比一般人更多的生活事件，并且这些事件多具有不符合主观愿望、不可预期与不可控制的特点，容易造成严重的精神刺激，由此导致神经症的发病。生活事件是引起神经症的病因之一，并且其引起的应激强度，不仅取决于生活事件本身，更取决于个体对事件的认知评价和个体应对能力。因此，减少负性生活事件，提高个体应对能力，积极采取心理干预对策，对神经症的防治有着重要作用。

知识链接

引起神经症精神应激事件的特点

引起神经症的精神应激事件有以下特点：①强度不强但时间长；②造成个体的内心冲突；③不能将理念化解为行动；④源于病人内在的心理欲求。因为神经症病人往往是理性的、道德的、传统的，常常忽略和压抑自己的需求以适应环境，但又总是对他人和自己的作为不满。

（三）家庭环境

家庭是精神刺激的重要来源，也是社会支持的重要来源，家庭气氛与神经症的关系已经引起人们特殊的关注。调查显示，和睦的家庭神经症患病率为0.2%，而那些经常发生口角、暴力或分居、动荡不安的家庭，发病率分别为1.14%、1.11%、1.05%，与前者相比差距可谓悬殊。许多学者认为父母和孩子之间的关系对儿童成人时神经症的发生也有很大影响，自幼缺乏父母关爱、经常受小同伴欺凌、个人需求不被父母重视的孩子，有可能自小就经常处于一种慢性焦虑状态，成年后表现出神经症症状的概率较高。

家庭环境对神经症发生有重要意义，神经症病人的父母较一般人的父母对子女缺乏情感温暖，并有过度的拒绝和过度的保护。调查显示，神经症病人家庭亲密度、情感表达、独立性、成功性及娱乐性分值低于一般家庭，矛盾性、控制性分值高于一般家庭，表明家庭中缺乏爱心，情感表达受限或不当、专制、矛盾冲突、生活单调乏味、无成就感等，这对神经症的发生发展有着一定的影响。

笔记

（四）遗传

神经症可能有一定的遗传倾向，但遗传机制尚不清楚。家系研究表明，广泛性焦虑症和惊恐发作在近亲中的患病率分别为2%、21%。双生子研究发现，单卵双生子焦虑症的同病率为50%，高于双卵双生子的同病率（2.5%）。在没有惊恐的广泛性焦虑症病人中，双生子的同病率没有明显差异（单卵双生子约17%，双卵双生子约20%）。这表明惊恐与广泛性焦虑症具有不同的遗传机制。

五、常见神经症病人的临床特点

（一）恐怖症（恐惧症）

恐怖症（phobia）又称恐惧症。是一种以过分和不合理地惧怕外界客体或处境为主要表现的神经症。病人明知没有必要，但仍不能防止恐惧发作，恐惧发作时往往伴有显著的焦虑和自主神经症状。病人极力回避所害怕的客体或处境，或是带着畏惧去忍受。

根据所恐惧的客体对象，目前将恐怖症分为三种类型：

1. 场所恐怖症（agoraphobia）　病人害怕的对象主要为某些特定环境，如广场、闭室、黑暗场所、拥挤的场所、交通工具（如拥挤的船舱、火车车厢）等，其关键临床特征之一是过分担心处于上述情境时没有即刻能用的出口。这一类型是恐怖症中最常见的一种，约占全部病例的60%。

2. 社交恐怖症（social phobia）　又称社会焦虑恐惧症。病人害怕的对象主要为社交场合（如在公共场合进食或说话、聚会、开会或怕自己作出一些难堪的行为等）和人际接触（如在公共场合与人接触、怕与他人目光对视或怕在与人群相对时被人审视等）。有的人害怕见人时脸红或坚信自己脸红已被别人看到，因而惴惴不安，称赤面（红脸）恐怖症；有的人害怕看到别人的眼睛，怕与别人的视线相遇，称对视恐怖症。

3. 特定恐怖症（specific phobia）　病人害怕的对象主要是场所恐惧和社交恐惧中未包括特定物体或情境，如动物（如昆虫、鼠、蛇等）、高处、黑暗、雷电、鲜血、外伤、打针、手术或尖锐锋利物品等。其他基本特征与上述两类恐怖症相同。

（二）焦虑症

焦虑症（anxiety）是以焦虑、紧张、恐惧情绪为主的神经症，伴有自主神经系统症状和运动不安等特征，并非由于实际的威胁所致。且其紧张惊恐的程度与现实情况并不相称。临床上分为惊恐发作（panic attack）和广泛性焦虑症（generalized anxiety disorder）。

1. 惊恐发作　又称急性焦虑。据统计占焦虑症的41.3%，是一种突如其来的惊恐体验。其特点是发作的不可预测和突然性，反应程度强烈，焦虑、紧张明显，病人常体会到濒临灾难结局的害怕和恐惧，发作后常迅速终止。发作的主要症状因人而异，但几乎所有惊恐发作病人都伴有对死亡的恐惧，或害怕失去控制，害怕发疯。部分病人有出冷汗、手抖、站立不稳等。通常起病急骤，终止迅速，发作时间短则5~20分钟，长则不超过1小时。

2. 广泛性焦虑症　又称慢性焦虑或自由浮动性焦虑，是焦虑症最为常见的表现形式。其特征为泛化且持续的焦虑，不局限于特定的外部环境。症状高度变异，除焦虑心情外，伴有显著的自主神经症状（表现为心悸、心慌、出汗、胸闷、呼吸急促、口干、便秘、恶心、尿频、尿急、皮肤潮红或苍白等）和肌肉紧张以及运动性不安（主要包括舌、唇、指肌震颤以及坐立不安、搓拳顿足、肢体发抖、全身肉跳、肌肉紧张性疼痛等）。

（三）强迫症

强迫症（obsessive-compulsive disorder）是指一种以强迫症状为主的神经症，特点是有意识的自我强迫与反强迫并存，两者强烈冲突，使病人感到焦虑和痛苦，病人明知这种观念和思想来源于自我，但违反自我的意愿，虽极力抵抗却无法控制和摆脱。

临床上根据其表现，大体可将强迫症划分为强迫思想和强迫动作两类。

1. 强迫思想　根据其时间上的顺逆方向可分为两大类，一是回顾性的，二是前瞻性的。回顾性的主要表现为强迫回忆和强迫怀疑，脑内反复呈现以往的某种经历，自知不必，欲罢不能。前瞻性的主要表现为强迫性担心、焦虑，唯恐出现某种事情，多为不幸的、意外的、灾难性的。

笔记

2. 强迫动作　往往是继发的，如由强迫怀疑引起的反复检查、反复核对行为。这种继发性的防范行为由于当时能缓解病人的紧张不安，一经采用便相当固定、难以摆脱，久而久之，缓解紧张的效应日渐下降，病人企图通过更多地重复这种行为或增加新的仪式动作来弥补，逐渐演变成一套系列化的复杂的操作规程，使病人整天纠缠于强迫行为的模式之中，稍有违反便惶惶不安，使病人工作效率下降，社会功能明显受损。

（四）躯体形式障碍

躯体形式障碍（somatoform disorder）是一种以持久地担心或相信各种躯体症状的优势观念为特征的神经症。此类病人常就诊于综合医院，以躯体不适为主诉，但病人的躯体不适或症状不能得到辅助检查的支持。即便如此，病人仍坚信其对自身症状的看法，且由于得不到他人对症状的认可，常伴有焦虑或抑郁情绪。通常旁人能发现病人该表现有明显的精神因素或生活事件的诱因，但是病人却拒绝承认心理因素的存在或影响，回避对此类问题的讨论。分为以下五种亚型：

1. 躯体化障碍（somatization disorder）　是一种以多种多样、经常变化的躯体症状为主的神经症。病人的症状可涉及身体的任何系统或器官，最常见的是胃肠道不适（如疼痛、打嗝、泛酸、呕吐、恶心等），异常的皮肤感觉（如瘙痒、烧灼感、刺痛、麻木感、酸痛等），皮肤斑点，性及月经方面的主诉也很常见。常存在明显的抑郁和焦虑。多为慢性波动性病程，常伴有社会、人际及家庭行为方面长期存在的严重障碍。女性远多于男性，多在成年早期发病。

2. 未分化躯体形式障碍（undifferentiated somatoform disorder）　病人躯体症状的主诉具有多样性、变异性的特点，但构成躯体化障碍的典型性不够，除病程短于 2 年外符合躯体化障碍的其余标准，应考虑为本诊断。

3. 疑病症（hypochondriasis）　是一种以担心或相信患严重躯体疾病的持久性优势观念为主的神经症，病人因为这种症状反复就医，各种医学检查阴性和医生的解释，均不能打消其疑虑。即使病人有时存在某种躯体障碍，也不能解释所述症状的性质、程度或病人的痛苦与优势观念，常伴有焦虑或抑郁。对身体畸形（虽然根据不足）的疑虑或优势观念也属于本症。本障碍男女均有，无明显家庭特点（与躯体化障碍不同），常为慢性波动性病程。

4. 躯体形式自主神经紊乱（somatoform autonomic nerve disorder）　是一种主要受自主神经支配的器官系统（如心血管、胃肠道、呼吸系统）发生躯体障碍所致的神经症样综合征。病人在自主神经兴奋症状（如心悸、出汗、脸红、震颤）的基础上，又发生了非特异的但更有个体特征和主观性的症状，如部位不定的疼痛、烧灼感、沉重感、紧束感、肿胀感，经检查这些症状都不能证明有关器官和系统发生了躯体障碍。

5. 持续性躯体形式疼痛障碍（somatoform pain disorder）　是一种不能用生理过程或躯体障碍予以合理解释的持续、严重的疼痛。情绪冲突或心理社会问题直接导致了疼痛的发生，经过检查未发现相应主诉的躯体病变。病程迁延，常持续 6 个月以上，并使社会功能受损。诊断需排除抑郁症或精神分裂症病程中被假定为心因性疼痛的疼痛、躯体化障碍以及检查证实的相关躯体疾病与疼痛。

（五）神经衰弱

神经衰弱（neurasthenia）指一种以脑和躯体功能衰弱为主的神经症，以精神易兴奋却又易疲劳为特征，表现为紧张、烦恼、易激惹等情感症状，及肌肉紧张性疼痛和睡眠障碍等生理功能紊乱症状。这些症状不是继发于躯体或脑的疾病，也不是其他任何精神障碍的一部分。多缓慢起病，就诊时往往已有数月的病程，并可追溯导致长期精神紧张、疲劳的应激因素。偶有突然失眠或头痛起病，却无明显原因者。病程持续或时轻时重。近世纪，神经衰弱的概念经历了一系列变迁，随着医生对神经衰弱认识的变化和各种特殊综合征和亚型的分出，在美国和西欧已不作此诊断。CCMD-3 工作组的现场测试证明，在我国神经衰弱的诊断也明显减少。

（六）分离（转换）性障碍

分离（转换）性障碍（dissociative（conversion）disorder）旧称“歇斯底里症（癔症），其共同特点是部分或完整丧失了对过去的记忆、身份意识、躯体感觉以及运动控制四个方面的正常整合，是由明显心理社会因素作用于易感个体、暗示或自我暗示所导致的精神障碍，主要表现为各种各样的躯体症状，意识范围缩小，选择性遗忘或情感爆发等精神症状。

1. 分离症状 又称分离性障碍，起病时通常有明显精神因素，发作常有利于病人摆脱困境、发泄被压抑的情绪、获取别人同情或得到支持和补偿。主要表现为发作性意识范围狭窄、具有发泄特点的急剧情感爆发、选择性遗忘或自我身份识别障碍。主要表现为：

(1) 分离性朦胧状态：在精神因素作用下突然发病。主要表现为意识范围的狭窄，以朦胧状态或昏睡较多见，病人时空感知局限，言行多只反映其精神创伤内容，而对外界其他事物却反应迟钝。此种状态常突然发生，历时数十分钟，然后自行终止。

(2) 分离性情感爆发：在精神刺激之后忽然发作，表现为大哭狂笑或时哭时笑、捶胸顿足、呼天喊地、吵闹不安，有的自伤、伤人、毁物，有明显的发泄情绪的特征，有人围观时表现得更明显。

(3) 分离性漫游：病人在觉醒状态下，突然离开住所或工作岗位，无目的和无计划地漫游。漫游过程中病人意识范围缩窄，但能保持基本生活能力和简单的社会交往能力。历时数小时至数天，清醒后对发病经过不能完全回忆。

(4) 分离性遗忘：又称阶段性遗忘或选择性遗忘。其遗忘往往能达到回避的目的。表现为遗忘了某阶段的经历或某一性质的事件，而那一段事情往往与精神创伤有关。

(5) 分离性木僵状态：病人在长时间内保持固定姿势，没有言语和随意动作，对外界刺激没有反应。

(6) 分离性身份障碍：又称双重或多重人格，主要表现为病人存在两种或多种完全不同的身份状态，病人突然失去了自己原来的身份体验，而以另一种身份进行日常活动。

(7) 分离性痴呆：为假性痴呆的一种。表现为对简单的问题给予近似回答（Ganser 综合征）或明显的幼稚行为（童样痴呆）。

2. 转换症状或称转换性障碍 具体的表现为：

(1) 分离性运动障碍：表现为痉挛发作，四肢无规律乱动，局部肌肉抽动或阵挛，肢体瘫痪，行走不能，呼之不应或发怪声等痉挛发作，与癫痫大发作十分相似，但无口舌咬伤，跌伤及大、小便失禁，发作持续时间较长，抽动幅度大，多发生于有人在场时。部分病人在受到意外刺激后可出现言语运动障碍，表现为失音、沉默等。

(2) 分离性感觉障碍：包括分离性感觉过敏、分离性感觉缺失（局部或全身的感觉缺失，缺失范围与神经分布不一致）、分离性感觉异常（如咽部阻塞感、异物感，又称癔症球；头部紧箍感，心因性疼痛等）、分离性失明与管视、分离性失聪等。

0501

文档：分离（转换）性障碍与癫痫病人抽搐的区别

六、治疗

治疗神经症的最佳办法通常为药物治疗与心理治疗的联用。一般来说，药物治疗能有效控制神经症的症状，但系统的心理治疗可能更重要，不但可以缓解症状，还有可能根治部分病人。在各种分型治疗中，不同的病人或同一病人不同的治疗阶段可有所侧重。具有精神症状的病人，应用抗精神病药进行对症治疗；广泛性焦虑症或焦虑症状明显者可选中、长半衰期的苯二氮草类药物，此药物对单纯型恐惧具有暂时缓解效果；抗抑郁药物三环类氯米帕明对恐怖症、强迫症具有疗效；SSRI 类如帕罗西汀、舍曲林等治疗社交焦虑障碍以及强迫症。认知治疗对焦虑症、强迫症、疑病症及神经衰弱的病人不良认知的改善，方可对抗此类疾病的病程迁延性；行为治疗中的系统脱敏法对焦虑症、恐怖症、强迫症均具有良好的效果；精神分析、森田疗法以及中医心理疗法均可对部分神经症病人有效。

0502

微课：暗示疗法

对分离（转换）性障碍的病人，暗示疗法是消除转换障碍的有效方法；催眠疗法适合于治疗分离（转换）障碍病人的遗忘症、多重人格、缄默症、木僵状态以及情绪受到伤害或压抑的病人；行为治疗适用于肢体或言语有功能障碍的慢性病例；分离性朦胧状态、精神病状态或痉挛发作者，不易接受暗示治疗，可用氯丙嗪或合用盐酸异丙嗪或地西泮肌内注射，使病人深睡，不少病人醒后症状即消失。

0503

文档：系统脱敏法步骤

（王荣俊）

笔记

第二节　常见神经症病人的护理

【护理评估】

(一) 健康史

收集病人的健康资料。主要包括既往史，个人生活史、母亲孕产史、家族史以及社会、文化、家庭教育方式等，有无患过躯体器质性疾病，疾病的治疗情况以及对病人的影响程度。

(二) 起病特点

神经症起病多与心理因素、病前人格特征或受到精神应激有关。

1. 恐怖症病人所惧怕的事物是否可追溯到现实刺激，如曾受到过意外事件的惊吓，童年听过恐怖的故事，或病人经历过对心理发展不利的生活事件等；是否具有胆小、怯懦、被动等病前人格特征。

2. 焦虑症病人近期有无经历婚姻应激、工作应激或学习应激等生活事件，生活事件的内容及强度如何。

3. 强迫症病人是否经历过较为严重的精神创伤史，如家庭关系紧张、工作压力大或剧烈的内心冲突，是否具有优柔寡断、胆小怕事、追求完美、一丝不苟等病前人格特征。

4. 躯体形式障碍病人是否存在明显的精神因素或与疾病有关的不愉快生活事件，但是病人却拒绝承认心理因素的存在或影响，甚至回避对此类问题的讨论。

5. 神经衰弱病人是否经历诱发神经衰弱的生活事件，如工作、学习压力大，长期情绪不满或亲人离世等，是否具有敏感、多疑、胆怯等病前人格特征。

6. 分离(转换)性障碍病人发病前是否受到紧张、压力或恐惧等精神刺激；是否具有以自我为中心、暗示性强，常表现得较轻信以及富于幻想、情绪反应不稳定等病前人格特征。

(三) 生理状况

神经症病人大都有心理性的躯体形式障碍，这主要是心理痛苦在躯体上的表现，并没有器质性的改变。在评估病人的睡眠、营养、食欲、躯体各器官功能时，对病人的躯体不适主诉要分清是器质性的还是功能性的，以便做出正确的处理。

1. 评估病人的生命体征、营养、睡眠、饮食、排泄情况以及生活自理能力情况等。

2. 了解此次发病的时间、临床表现、治疗经过以及用药情况及其药物不良反应等，评估是否是初次发病。

3. 评估病人有无躯体疾病的体征以及神经系统的阳性体征。

4. 评估病人各项常规、心电图、脑电图、放射检查、B 超等实验室及其他辅助检查结果。

(四) 心理行为状况

不同类型的神经症有其特有的心理或行为的异常表现。

1. 恐怖症病人有无极力回避所害怕的物体或情形，不敢出门的特点。

2. 焦虑症病人有无长期感到紧张、坐立不安，做事有无心烦意乱，或有无突然出现强烈的恐惧感或者濒死感的特点。

3. 强迫症病人有无过分谨小慎微、严格要求或追求完美的性格特点，有无反复思考、检查等痛苦想法的特点。

4. 躯体形式障碍病人有无过度关注自身健康状况，四处求医的特点。

5. 神经衰弱病人有无精神萎靡、疲乏无力等精神易疲劳的特点。

6. 分离(转换)性障碍病人有无感觉障碍、运动障碍或意识状态改变，具有做作、夸大或富有情感色彩的特点，病人常感到情绪低落、兴趣减退，担心疾病无法治愈。

(五) 社会状况

评估病人的受教育程度、职业、社会交往技能、行为自控能力、生活方式、家庭教养方式、经济状况及社会支持系统等；病人学习、工作效率是否降低，生活自理能力有无减弱；病人最常见的是人际交往

笔记

能力的缺陷，由于对疾病有自知力，大多可保持正常的外在行为。

（六）辅助检查

躯体检查常无明显异常。

【常见护理诊断 / 问题】

1. 焦虑　与紧张担心、不愉快的观念反复呈现有关。
2. 恐惧　与对某物体或情景不合理的害怕或无法控制恐惧的情绪有关。
3. 睡眠型态紊乱　与焦虑、恐惧、强迫思维等不良情绪引起的生理症状有关。
4. 营养失调：低于机体需要量　与焦虑、食欲差等有关。
5. 社交障碍　与缺乏自信、依赖心理、耻辱心理、回避行为有关。
6. 感知改变　与感觉过敏或减弱、感觉异常有关。
7. 个人应对无效　与缺乏信心、无助感有关。
8. 有皮肤完整性受损的危险　与强迫清洗、分离性瘫痪等有关。

【护理目标】

1. 病人能表达内心焦虑的感受，掌握有效缓解焦虑的方法，如森田疗法、放松训练或自我催眠，主诉焦虑减轻或消失。
2. 病人能表达内心恐惧的感受，叙述恐惧的对象和性质，能掌握正确应对恐惧的方法，主诉恐惧减轻或消失。
3. 病人能配合医护人员找出影响睡眠的原因，掌握促进睡眠的方法，主诉睡眠得到改善。
4. 病人生活自理能力逐步提高，能正常摄入足够的营养物质，维持机体需要量。
5. 病人能表达内心孤独、缺乏自信的感受，能够参与社交活动。
6. 病人能对躯体化症状有正确的认识，异常感觉有所缓解或恢复正常。
7. 病人能建立正确的行为模式和有效的人际交往关系，家庭和社会支持增加。
8. 病人能减轻强迫清洗的症状，护士按时给分离性瘫痪病人翻身拍背，皮肤未发生破损或发生破损能及早愈合。

【护理措施】

（一）基础护理

恐怖症、焦虑症以及强迫症病人情绪紧张、整日忧心忡忡，护士在接触病人时应保持平静、温和的态度，用简单明了的语言与病人交谈，清楚地传递信息。了解躯体形式障碍病人身体不适的具体临床表现，提供恰当的方法满足其情绪需要，并鼓励病人进行规律的锻炼，改善身体状况。对于神经衰弱病人，护士应与病人共同制定符合病房及病人具体情况的作息时间表，鼓励病人积极主动地执行，并最终形成其自动的模式。分离（转换）性障碍病人也要加强基础护理，注意观察皮肤情况，恰当地给予关心，不训斥、不迁就，更不能因其无器质性改变而忽视基础护理。

（二）生活护理

神经症病人可因焦虑、恐惧等负性情绪或躯体不适的症状而无暇顾及日常生活料理，也可因强迫行为或仪式动作而导致生活自理能力下降，护士应协助病人洗漱、更衣，做好个人卫生。对进食不能自理的病人，可观察督促或协助病人每日进餐。对有严重躯体疾患的老年病人，除应严密监测外，要调整饮食结构，加强营养物质的摄入。睡眠障碍是神经症特别是神经衰弱病人最为痛苦的症状之一，护士应提供良好的睡眠环境，指导病人养成按时作息的生活习惯，鼓励病人参加适宜的娱乐活动及体育锻炼，还可以通过睡前热水泡脚、饮牛奶、按摩涌泉穴等方法促进病人的睡眠，必要时可给予药物辅助入睡。此外，强迫洗涤严重的病人会出现皮肤破损，故应每日对病人的皮肤进行评估，如有破损要记录损伤程度，做好交班记录。指导病人使用性质温和，对皮肤刺激较小的洗涤用品。鼓励病人多参加活动，分散注意力，从而减少病人洗涤时间。

（三）安全护理

当恐怖症病人有抑郁情绪时，护士可通过眼神、手势等非语言沟通传达对病人的关心和支持，鼓励病人抒发自己的感受，防止出现自杀、自伤等行为。焦虑症病人也常伴有抑郁情绪，护士应为病人提供安全的治疗环境，病房内应避免危险工具的存放，不宜住单间，与其他焦虑病人分开或隔离，以防

笔记

相互影响，加重病情。强迫症病人由于存在多种强迫观念和行为，为此感到抑郁，内心较为痛苦。护士应与其建立有效的沟通，了解病人的内心体验，及时、准确地掌握其情绪变化，并采取必要的防范措施，以防意外的发生。躯体形式障碍病人和分离（转换）性障碍病人往往情绪低落、对周围事物失去兴趣，对自己或外界事物常不自觉地持否定的看法，护士应密切观察病情，通过沟通交谈让病人放弃自杀的想法，树立自信，给予生活的希望。

（四）心理护理

护士应注重神经症病人的心理护理，以友善、真诚、支持、理解的态度对待病人，鼓励病人表达自己的想法和不愉快的感受，在合适的时机宣泄和认识自己的负性情绪。在与病人交流时，护士应态度和蔼、语速适中、简单明了，让病人感受到自己是被尊重的，从而建立良好的护患关系。在获得有效沟通的基础上，护士可以帮助病人找出引起躯体不适的相关压力源，协助病人建立正向的调适技巧。护士也可以指导病人通过静坐、慢跑、深呼吸运动、冥想法等方法放松自身，舒缓负性情绪。

0504

文档：
放松训练

（五）康复护理

在康复期要帮助病人正确认识疾病的致病因素和疾病性质，鼓励病人努力克服个性缺陷，教会病人如何正确应对创伤性体验和困难，妥善处理人际关系，防止疾病复发。此外，护士应鼓励病人加入病人互助团体、成人教育班、社区活动或特殊的兴趣团体，使其在交往中得到情绪支持，发展新的社会支持系统，从而增强战胜疾病的信心。

（六）健康教育

根据病人的人格特征、人际关系、处事作风等情况来进行个体化的健康指导，帮助病人认识自身个性上的弱点，指导病人调整不良情绪，增强心理承受能力，减少不良因素的刺激，从而控制疾病的发作。针对恐怖症，应指导病人提高战胜疾病的信心，勇敢面对所逃避的对象，学会减轻恐惧的方法；针对焦虑症，应指导家属正确认识病人的焦虑症状，给予病人适度的关心与关注，鼓励病人从事可以胜任的工作，转移注意力，从而减轻焦虑程度；针对强迫症，要让病人及家属认识到强迫症的发生与过分要求严格、追求完美的人格特征有关，鼓励病人积极参加集体活动与文娱活动，培养兴趣爱好，树立顺其自然的生活理念；针对躯体形式障碍，应帮助病人了解认知、焦虑、压力与身体功能之间的关系，提高病人对躯体症状和情绪之间关系的认识，同时指导家属尽量不要过度关注病人的躯体症状，鼓励其建立良好的生活方式，弱化疾病的影响；针对神经衰弱，应让其了解睡眠健康知识，学会建立合理健康的睡眠规律；针对分离（转换）性障碍，在充分理解病人痛苦感觉的基础上，告诉病人疾病的发生与其个性及平时的应对方式有密切关系，逐渐改变病人的认知，客观面对现实。

【护理评价】

1. 病人神经症症状减轻或好转。
2. 病人能使用恰当的心理防御机制及应用技巧，减轻不适感觉。
3. 病人能与他人建立良好的人际关系。
4. 病人能正确认识疾病，采取合适的处理措施和行为。
5. 病人基本的生理及心理需要得到满足。
6. 病人社会功能基本恢复。

思考题

1. 孙女士，31 岁，2005 年结婚，婚后多年不孕，四处求医，2012 年 1 月做诊断性刮宫，术中无明显不适，术后阴道流血，听同事说有癌症的可能，病人较恐慌、紧张，感心慌、气急。2 周后，经处理出血停止。3 个月后症状加重，自觉会发疯、变傻，有濒死感，性格急躁易激惹、好强固执、好攻击、心胸狭窄、多疑多虑、做事犹豫不决。既往体健，无明显躯体和精神疾病史，否认家系中有精神疾患和遗传性疾病史。请问该案例主要存在哪些护理问题？

2. 李某平时做事喜反复思考，犹豫不决，某日归还邻居的水桶，并客气地说了声麻烦您了，回

笔记

家途中感到应该说谢谢您而不是麻烦您，欲回头去更正，又觉得此事荒唐，一直耿耿于怀。请问这是哪种类型神经症？

思考题思路解析

扫一扫，测一测

（崔洪艳）

笔记

第六章 应激相关障碍病人的护理

06章 PPT

学习目标

1. 掌握应激相关障碍常见类型、特点及护理程序。
2. 熟悉应激相关障碍诊断和治疗。
3. 了解应激相关障碍的病因、病程。
4. 具备对应激相关障碍常见类型的识别和护理能力。

导入情景

李某，女，26 岁，半年前去商场购物时，商场发生大火，有多人伤亡，病人从二楼窗户跳出，造成右踝骨骨折。几天后病人出现少语，对家人冷淡，时常梦到着火的商场，并从梦中惊醒，全身大汗，胆小，害怕，兴趣减退，不敢到商场买东西，在单位上班也常感紧张、恐惧。

请思考：

1. 该病人可能出现了什么问题？
2. 该病人主要的症状是什么？
3. 护士应如何帮助李某？

应激是人体受外界刺激后所产生的本能的生理和心理反应。人体在应激状态下，会引起大脑皮层一系列非特异性的应答反应，如神经兴奋、激素分泌增多、血糖升高、血压上升、心率加快、呼吸加速等，以应对突发事件。此种情况属于正常的应激反应。但当应激反应超出一定强度和持续时间限度时，将会明显影响个体的生活以及职业和社会功能，此时便形成应激障碍。应激障碍可以急性发作，如地震等自然灾害给人们带来的突然而强烈的心理创伤；亦可以迟后发生，如战争惨烈的场面给士兵的心理留下永久的烙印。

本章主要介绍急性应激障碍、创伤后应激障碍、适应障碍病人的临床特征及护理要点。

第一节 概　　述

一、概念

应激相关障碍（stress related disorder）也称心因性精神障碍或反应性精神障碍，是一组主要由明显的心理、社会因素引起异常心理反应所致的精神障碍。包括急性应激障碍、创伤后应激障碍、适应性

笔记

应激障碍三个类型。其中创伤后应激障碍是临床症状最严重、预后最差、可能产生脑损害的一类应激障碍。

急性应激障碍（acute stress disorder，ASD）又称急性应激反应（acute stress reaction），是指个体在遭受急剧、严重的精神刺激后立刻在数分钟或数小时内产生短暂的精神症状，表现有强烈恐惧体验的精神运动性兴奋，行为具有一定的盲目性，或者为精神运动性抑制，甚至木僵。

创伤后应激障碍（post-traumatic stress disorder，PTSD）又称延迟性心因性反应，是由于个体受到异乎寻常的威胁性、灾难性生活事件导致延迟出现和长期持续存在的精神障碍。几乎所有经历这类事件的人都会感到巨大的痛苦，常引起个体极度恐惧、害怕及无助感，但只有部分人最终发展成为PTSD，其中个体的人格特征、个人经历、认知评价、社会支持、身体健康状况等对本病病情的严重程度和病程产生重要影响。

适应障碍（adjustment disorder）是指具有一定人格缺陷并且长期处于应激性生活事件或困难处境的个体产生的以情绪障碍为主，同时有适应不良障碍、生理功能障碍并导致社会功能受损的一种慢性心因性障碍，但并不出现精神病性症状。

以上三种类型的表现具有以下共同特点：①心理社会因素是引起本病的直接原因；②病因多为剧烈、持久的精神创伤；③病人的临床表现与心理社会因素的内容密切相关；④病程、预后与心理社会因素的消除有关。本病从儿童到老年均可发生，以青壮年居多，无显著性别差异。

知识链接

灾区救援者出现的心理问题

灾区救援者是指进入灾区参与救援工作的各类工作人员，包括解放军、武警、消防官兵、医疗卫生人员、政府行政人员、媒体人士、通讯保障人员、心理救援人员等。灾区救援者在现场目击各种惨景，在艰苦的工作环境中从事高强度的工作，可能产生各种心理问题。主要表现为：①身体反应：易疲劳；②心理反应：创伤反应和人际冲突；③职业困扰：耗竭感。其中，部分救援者可以表现急性应激障碍、创伤后应激障碍（PTSD）、抑郁症及适应障碍。

二、流行病学特点

急性应激障碍的终生患病率研究很少，有报道车祸幸存者中为13%~14%，大屠杀目击者中为33%，暴力犯罪受害者中为19%。创伤后应激障碍的患病率研究较多，然而，采用的诊断标准不同、方法不同、样本特征不同，患病率结果也不同。根据美国精神病协会（American Psychiatry Association）的统计，美国创伤后应激障碍的人群总体患病率为1%~14%，平均患病率是8%，而终生患病危险性可达3%~58%，其中女性的PTSD病人终身患病率高于男性1倍。Mark A等调查发现“9·11”恐怖事件后的几天内，44%的成年人存在至少一种有诊断价值的PTSD症状，90%的成人至少有一种低水平的应激障碍症状，35%的儿童也存在至少一种PTSD的症状。

国内关于PTSD的研究已取得一定的成效。李璐寰等的研究发现，在普通人群中有一半以上的人一生中至少会有一次曾经受过创伤事件，但并不是所有人面对创伤事件后都会发展为PTSD，普通人群中PTSD的患病率为7.8%。女性创伤的暴露率是51.2%，PTSD的患病率为10.4%；男性创伤暴露率为60.7%，PTSD的患病率为5.0%。目前，在由自然灾难和突发事故引起的心理创伤领域，已引起我国心理学界的足够重视，如杨帆等人通过对60例汶川地震经历者创伤后应激障碍分析发现震后6个月创伤组中度心理问题发生范围是12.5%~65.0%，重度心理问题发生范围是5.0%~27.5%。而对适应障碍的发生率缺少大型的流行病学报告，国外有报道适应障碍的病人占精神科门诊的5%~20%。在综合医院住院病人的精神科会诊中诊断达到12%，在那些遭遇应激（如手术等）的人群中高达50%。

0601

文档：
ICU病人与创伤后应激障碍

三、病因及发病机制

笔记

应激相关障碍的病因和发病机制的研究仍未完全阐明，比较复杂。一般认为主要包括生物、心理、社会因素等。其中心理社会因素是本病发病的主要原因。

1. 生物学因素　研究表明，创伤后应激障碍病人家族史中精神疾病的发病率是无经历者的 3 倍，其发生主要与遗传、神经生化系统、内分泌系统的改变等因素有关。

2. 心理因素　个体对应激源的认知评价、应对方式等对应激反应起着重要作用。一般来说，个体认为负性的、不可控制的、不可预测的、超负荷的、具有威胁性的应激源刺激，则更容易引起应激，产生应激障碍。此外，不同个体的人格特点也构成了本病的易感素质，因为个体的成长背景和人格特点不同，使得他们对同样性质、强度的应激源认知评价也不同，因此，应激反应的种类及程度也会有较大的差异。

3. 社会因素　社会因素包括环境因素、社会支持系统等。环境因素包括强烈的应激源的刺激，如自然灾害、战争、亲人去世、事业失败等；持久的精神困扰，如人际关系紧张、境遇改变、家庭矛盾等。

知识链接

Selye 的应激学说

应激是由加拿大病理生理学家 Hans Selye 于 1936 年首先提出的。他认为应激是机体对外界或内部各种刺激所产生的非特异性应答反应的总和，他将这些非特异性变化称为全身适应综合征，即机体遭遇应激后会迅速调动和调节自身神经系统、内分泌系统、神经递质和免疫系统使机体保持内稳态的平衡，一旦内稳态的平衡被打破，疾病就会随之发生。

四、常见类型的临床特点

（一）急性应激障碍

急性应激障碍，若应激源消除，症状持续时间较短，可在几天至 1 周内缓解，一般不超过 1 个月，预后良好。其出现与否以及严重程度与个体的心理素质、应对方式、当时的身体健康状况等密切相关，因此，不同病人的临床表现差异较大。具体临床表现如下：

1. 意识障碍　病人多表现为定向力障碍，注意狭窄，紧张恐惧，语句零乱或不连贯、缺乏条理，令人难以理解。行为杂乱而无目的性，可有冲动行为。对周围事物感知迟钝、可有人格解体，有的可出现片段的心因性幻觉。病人恢复后有遗忘现象。

2. 精神运动障碍　主要表现为伴有情感迟钝的精神运动性抑制或伴有强烈恐惧体验的精神运动性兴奋。精神运动性抑制病人表现为表情茫然、目光呆滞、情感迟钝、行为退缩、少言少语，甚至出现缄默、木僵状态。此型历时短暂，一般不超过一周。少部分病人可转入兴奋状态。精神运动性兴奋病人表现为激越、兴奋，大喊大叫等，行为过多或情感爆发，甚至出现冲动伤人毁物行为。这些症状一般不超过一周。

3. 情感障碍　少部分病人可伴有严重的情感障碍，如情感淡漠、麻木、焦虑、抑郁等，严重者可出现自杀行为。

4. 急性应激性精神病　是指由强烈并持续一定时间的心理创伤性事件直接引起的精神病性障碍。临床主要以妄想、严重情感障碍为主，症状内容与应激源密切相关，较易被人理解。病程持续时间一般不超过 1 个月。

5. 躯体症状　病人可出现自主神经功能紊乱的症状，主要表现为大汗、心悸、呼吸急促、面色苍白等。

（二）创伤后应激障碍

本病起病较缓慢，多数病人在遭受创伤事件后，数天至半年内发病，病程至少持续 1 个月以上，大多数病人在 1 年内恢复正常，但部分病人症状可持续数年，甚至终生不愈。PTSD 临床表现如下：

1. 闯入性再体验　主要有以下三种形式。①短暂"重演"性发作：病人出现各种形式的反复发生的闯入性创伤性体验重现，且常常以非常清晰、极端痛苦的方式进行着这种"重复体验"，包括反复出现以错觉、幻觉构成的创伤性事件的重新体验，又称症状闪回。②当病人面临、接触与创伤性事件相

笔记

似或相关的事件、情景或其他线索时，常出现强烈的心理痛苦和生理反应。③病人在创伤性事件后，常出现与创伤性事件有关的梦境（梦魇）。在梦境中，病人重现创伤性事件，并产生与当时相似的情感体验。

0602

微课：地震后儿童心理问题及应对

2. 回避症状　在经历创伤性事件后，病人对与创伤有关的事物采取持续回避的态度。病人极力回避与创伤性事件有关的场景、相关的想法、感受和话题，不愿提及有关事件，甚至出现“选择性失忆”。病人希望把这些“创伤性事件”从自己的记忆中“抹去”。回避的同时，病人还会出现情感麻痹、反应迟钝、与他人疏远、回避社交、失去以往兴趣爱好等表现。严重者可出现自杀行为。

3. 警觉性增高　部分病人出现睡眠障碍、易激惹、容易受惊吓，注意力不集中等警觉性过高的症状。

（三）适应障碍（adjustment disorder）

病人常在应激性生活事件发生后的 3 个月内起病，当应急源消除，症状持续一般不超过 6 个月。典型的应激性生活事件如离婚、失业、转学、移民、人际关系紧张、患病等。病人临床表现多样，主要表现为情感障碍、行为障碍、生理功能障碍等而影响生活。具体表现如下：

1. 情感障碍　成人中多以抑郁型适应障碍最为常见，主要表现为无望感、心境低落、兴趣丧失、自责等。但抑郁症状严重程度达不到抑郁症诊断标准。成人也可出现焦虑型适应障碍，主要表现为紧张不安、注意力不集中、敏感多疑等。另外，混合型适应障碍主要表现为焦虑和抑郁的综合症状。

2. 行为障碍　本病青少年多表现为品行障碍，可表现为不遵守社会公德准则、违反社会公德，如打架斗殴、厌学、逃学、毁坏公物等。部分病人可出现社会退缩行为，表现为孤僻离群、不参加社会活动、不注意卫生、生活无规律、工作学习效率下降等。

3. 生理功能障碍　病人可出现睡眠障碍、食欲缺乏、疲乏、头痛、胃肠不适等症状，导致社会功能受损。

五、诊断标准

应激相关障碍的诊断主要依据 CCMD-3 的标准，诊断要点如下：

1. 急性应激障碍的诊断要点　①异乎寻常的应激源的影响与症状的出现之间必须有明确的时间上的联系。②表现为强烈的精神运动性兴奋，行为具有一定的盲目性；或有情感迟钝的精神运动性抑制，可有意识模糊。③在受到应激源刺激后几分钟至数小时内发病，病程短暂，通常持续数小时至1周，症状缓解，最多不超过 1 个月。预后良好。

2. 创伤后应激障碍的诊断要点　①遭受异乎寻常的创伤性事件或处境。②反复重现创伤性体验（病理性重现），主要表现为不由自主地回想受打击的经历；反复出现有创伤性内容的噩梦；反复发生错觉、幻觉；反复发生触景生情的精神痛苦。③持续的警觉性增高，可表现为睡眠障碍、易激惹、注意力不集中、过分地担惊受怕。④对与刺激相似或有关的情境回避，主要表现为极力不想有关创伤性经历的人与事；避免参加能引起痛苦回忆的活动；不愿与人交往，情感淡漠；兴趣爱好范围变窄；选择性遗忘；对未来失去希望和信心。⑤精神障碍延迟发生，即在遭受创伤后数日至数月后，罕见延迟半年以上才发生。

3. 适应障碍的诊断要点　①有明显的生活事件为诱因，尤其是生活环境或社会地位的改变（如移民、出国、入伍、退休等）。②有理由推断生活事件和人格基础对导致精神障碍均起着重要的作用。③以抑郁、焦虑、害怕等情感症状为主，也可出现适应不良的行为障碍和生理功能障碍。④除外存在见于情感性精神障碍（不包括妄想和幻觉）、神经症、应激障碍、躯体形式障碍、品行障碍的各种症状，不符合上述障碍的诊断标准。⑤精神症状多在应激源刺激后 3 个月内出现，应激源消除后，通常症状持续存在不超过 6 个月。病人社会功能受损。

六、治疗

应激相关障碍主要采取心理治疗和药物治疗相结合的治疗方法。治疗的关键在于尽可能去除精神因素或尽快改变精神创伤环境，脱离应激源，消除应激反应。

笔记

1. 心理治疗　心理治疗是应激相关障碍的主要治疗手段。首先与病人建立良好的治疗性护患关系，根据病人病情特点及需要，选用适当的心理治疗和护理方法，一般包括支持性心理治疗、认知行为疗法、精神分析疗法等方法。通过倾听、解释、支持、鼓励、指导等手段，帮助病人提高心理应对技能，表达和宣泄相关情感，认识疾病，面对现实，配合治疗。

2. 药物治疗　根据病人出现的精神症状的特点选用适当的药物进行对症治疗，便于心理治疗的有效开展。若病人有抑郁症状，可给予适当的抗抑郁药物，如选择性无羟色胺再摄取抑制剂（SSRIs）或阿米替林等；若病人有焦虑症状，可适当给予抗焦虑药物；若病人有精神病性症状如幻觉、妄想或躁动不安等，应适当给予抗精神病药物。药物剂量以中、小量为宜，疗程不宜过长。

3. 环境治疗　尽可能为病人创建一个良好的环境，消除不良刺激及创伤性体验。

0603

文档：灾区群众PTSD的治疗

第二节　常见应激相关障碍病人的护理

【护理评估】

1. 健康史　收集病人的健康资料。主要包括既往史、现病史、家族史、个人史等。

(1) 既往史：评估病人既往健康状况，有无精神疾病史或其他躯体疾病；家族成员中是否有精神疾病病人；病人病前的人格特征等。

(2) 现病史：评估应激源产生的原因、种类、强度、持续时间、发生频率、与疾病之间的关系等。

(3) 个人史：评估病人的文化水平、兴趣爱好、生活经历、工作情况、婚姻状况、家庭情况等。

2. 生理功能评估　评估病人的生命体征、进食及营养状况；休息和睡眠状况、排泄状况及生活自理能力等。

3. 心理功能评估

(1) 病人的精神状况：评估病人感知觉症状，有无幻觉、错觉等；评估病人的思维状况，包括病人对疾病的认知状况，有无妄想等；评估病人的情感状态，有无焦虑、抑郁、恐惧、易激惹、淡漠等；评估病人的意识状态。

(2) 病人的意志行为状况：评估病人有无意志增强、意志减退，有无退缩行为及回避行为，有无冲动、自杀、伤人、木僵等行为。

4. 社会功能评估　评估病人的人际交往、学习、生活、职业功能等状况；评估病人的社会支持系统，包括病人可获得的社会支持来源、数量等，家属对本病的认知情况及对病人所持的态度。

【常见护理诊断 / 问题】

1. 有暴力行为的危险（对自己或对他人）　与应激事件引起的行为障碍有关。
2. 急性意识障碍　与强烈的应激刺激与病人应对不良有关。
3. 睡眠型态紊乱　与应激事件导致的情绪不稳、过分担忧、行为紊乱有关。
4. 焦虑　与应激事件导致的情绪反应失调有关。
5. 有自杀的危险　与应激事件引起的焦虑、抑郁情绪有关。
6. 感知紊乱　与强烈应激引起的反应有关。
7. 思维过程改变　与应激事件引起歪曲认知有关。
8. 社交障碍　与应激事件引起的行为、情绪障碍有关。
9. 应对无效　与应激的持续存在、家庭和个人应对方式不恰当有关。

【护理目标】

1. 病人能描述自己的内心体验和感受，用适当的方式发泄情绪，逐渐学会控制自己的冲动行为，配合医疗与护理，不发生伤害自己或他人的行为。

2. 尽量减少不良刺激对病人造成的影响，教会病人掌握适当的应对方式，病人意识障碍程度减轻直至恢复正常意识，并且不发生因意识障碍导致的意外事件。

3. 病人能描述影响睡眠的原因，并掌握常用的促进睡眠的方法；病人主诉睡眠得到改善。

4. 病人能描述自己轻松和焦虑的感受；并能识别何时焦虑加重，能用一种以上适宜的方式来减轻焦虑；并且轻松的感受多于焦虑（状态）。

笔记

5. 病人若出现自杀想法，能够与医护人员沟通，不发生自杀行为。能用适当的方式宣泄和求助，消除或不发生自杀的想法。

6. 病人能够对应激事件有客观、正确的认识，并能认识到自我的感觉异常与应激事件刺激有关；病人感觉恢复正常。

7. 病人能认识到自己想法的歪曲之处，与他人商讨解决方法，病态思维逐渐减轻或消失，对客观事物和自我有正确评价。

8. 病人能够表达内心孤独、悲伤、痛苦、焦虑的感受；能够识别并控制自我异常的行为，参与社交活动。

9. 病人对应激事件有正确认识，学会适当的应对技巧，积极争取并获得家庭和社会支持，逐步恢复正常的社会功能。

【护理措施】

应激相关障碍病人的护理措施应包括生活、心理、社会功能等方面的综合护理，而且应根据不同临床类型的病人，其护理的侧重点不同。对急性应激障碍的病人，其护理的侧重点是保障病人的安全、满足病人基本生理需要，保持情绪稳定。对创伤后应激障碍的病人，其护理的侧重点是保障病人的安全，消除不良认知和情绪障碍，建立合理有效的应对机制。对适应障碍的病人，其护理的侧重点是健全、完善人格，提高其应对能力。

1. 安全护理

(1) 脱离应激源：对于应激相关障碍病人，病因较为明确，均为应激事件所引起，因此，首要的护理措施是帮助病人尽快消除精神因素的刺激、脱离引起应激反应的环境，最大限度地避免对病人的进一步刺激。如，对病人康复后生活或工作方面的指导与安排，改善人际关系，建立新的生活规律等。由于应激相关障碍病人富有暗示性，在条件允许的情况下，最好将此类疾病的病人安排在不同的病房，以免引起病人之间对疾病感受的共鸣而加重症状。

(2) 提供安全舒适的环境：为病人提供安全、安静、温度适宜、色彩淡雅、整洁舒适的环境，减少外界刺激对病人的干扰。加强危险物品的管理，如绳索、刀、剪、玻璃等尖锐物品。定期做好安全检查，避免危险物品成为病人暴力行为和自杀自伤的工具。

(3) 密切观察病人：严密观察病人的病情变化，评估病人意识障碍程度，情绪及行为变化，重点评估病人有无自杀、暴力行为的危险。对有自杀、冲动、暴力行为征兆的病人，运用适当的沟通技巧加强与病人的沟通，鼓励病人表达其思想和情感，同时，限制其活动范围，必要时专人看护，采取保护性约束，防止意外事件的发生。尤其是在夜间、清晨等容易发生自杀的时间段，更要加强防自杀的安全管理。一旦病人发生暴力、自伤等行为时，应立即采取措施，控制局面，保证病人及周围人员的安全。

2. 生活护理

(1) 饮食护理：评估病人的营养状况，了解病人的心理活动和饮食习惯，尽量满足病人的饮食需求，以促进和提高食欲。可安排病人集体进餐，或采用少量多餐的方式。对抑郁、退缩或木僵的病人，根据病人情况可安排专人协助进食，必要时给予鼻饲或静脉补液，以保证病人的营养需求，并同时协助病人做好口腔护理。

(2) 睡眠护理：为病人提供安静、舒适的睡眠环境，减少影响睡眠的不良因素，合理安排病人的作息时间，对于严重睡眠障碍者，可遵医嘱给予镇静催眠类药物，尽可能保证病人足够的休息和睡眠。根据病人自理能力情况协助病人做好个人生活护理。

(3) 协助病人料理个人生活：对生活自理能力有缺陷的病人，如因木僵或退缩状态导致丧失生活自理能力的病人，护理人员需要对其生活料理提供帮助，如穿衣、如厕等。对生活完全不能自理者，护理人员应帮助病人做好各项基础护理，如口腔护理、皮肤护理、大小便护理等，防止并发症的发生。当病人病情缓解，意志行为增强时，鼓励病人自行料理个人卫生，培养其积极的生活态度。

3. 心理护理

(1) 建立良好的护患关系：建立良好的护患关系是实施心理护理的基础。护士应尊重、主动关心病人，态度友善、诚恳，耐心倾听、支持、接纳病人等，对病人无条件的积极关注，建立与病人之间的信

笔记

任关系。护士倾听病人时，应做到耐心，不催促病人问答或打断谈话，做操作前应耐心解释，以取得病人的合作。适当运用非语言沟通技巧，如抚摸、陪伴等，鼓励病人表达内心情感，宣泄负性情绪，帮助病人认识、控制不良情绪及其带来的危害。

(2) 给予支持性心理护理：①增加与病人交往的时间和频率。增加责任护士与病人接触的次数、时间，保持与病人之间的信任关系。②鼓励表达和宣泄。鼓励病人表达创伤性体验的经历，及时倾诉疾病发作时的感受及应对方法，以达到宣泄的目的；与病人讨论创伤性事件，减少病人可能存在的自我消极评价；鼓励病人用适当方式表达焦虑、恐惧情绪，并允许自我发泄（如踱步、哭泣等），但不过分关注。③认同接纳病人。强调病人对应激事件的感受、体验完全是一种正常反应，护理人员应对病人当前的应对机制表示认同和理解。④对病人进行解释和指导。对病人的症状进行解释，帮助病人认识疾病的性质，强化疾病可以治愈的观念，帮助树立战胜疾病的信心。帮助病人分析疾病症状和导致不良情绪的原因及危害性，使病人认识到恶劣心境不利于心身健康。指导病人正确、勇敢面对客观现实。⑤分散注意力。鼓励病人多参加集体活动，分散其对创伤体验的注意力，减轻社交孤立和无效应对的行为。

(3) 帮助病人纠正负性认知：医护人员采取认知疗法帮助病人分析、了解自己的心理状态，使病人认识到不良情绪反应与行为表现之间的关系，纠正自己的负性认知，并建立积极的应对策略。首先应帮助病人找到自己的负性自动思维，其次告知病人其各种想法（即其对应激事件的认知和评价）是如何导致不良情绪反应和行为表现的，最后指导病人认识其负性认知和观念是不符合实际的，并帮助其找到负性、歪曲认知与不良情绪、行为的关系，进而改变这些不良认知。也可通过暴露疗法，帮助病人消除不良认知。暴露可以通过想象实现，也可以真正进入某种情景，如在车祸后重新乘车。反复的暴露可使病人认识到自己所害怕和回避的场所已不再危险，以帮助病人面对痛苦记忆和感受，消除恐惧、害怕情绪，改变或消除不良认知。

(4) 指导病人学习积极有效的认知行为技能：指导病人有效开展放松训练、呼吸训练、正性思维、自信训练等，使病人学会控制焦虑、恐惧等不良情绪，以更好地应对应激。帮助病人学会应对应激的各种积极有效的认知行为技能，如选择性忽视、选择性重现、改变原有的价值系统、降低自己的期望值、转移注意力等方法。

(5) 帮助病人运用社会支持系统：帮助病人寻求、充分调动社会支持系统和资源，获得更多的亲人、朋友、社会的支持和帮助，以减轻应激反应，促进身心康复。

4. 治疗配合护理　遵医嘱给予病人相应的药物治疗，如抗焦虑药、抗抑郁药、抗精神病药等，注意观察药物的疗效和不良反应，指导病人合理用药。配合医生做好对病人的电休克治疗、暗示治疗、行为治疗等。

5. 健康教育

(1) 指导病人和家属学习疾病知识，使其对应激相关的发生有正确认识。

(2) 指导病人正确认识和评价创伤性事件，提高适应能力。

(3) 教会病人有效的应对应激反应的方法，如情感表达、呼吸训练、肌肉放松等技术，以及寻求社会支持及专业人员的帮助等。

(4) 指导家属给病人提供更多的家庭支持，关心病人，但也不过分迁就或强制病人。

(5) 鼓励病人参加活动，合理安排好工作、学习、生活，多与人交往。

【护理评价】

1. 病人能否正确认识、应对应激事件，是否学会新的应对方法。
2. 病人的精神症状是否消除，是否发生自伤、自伤、伤人等行为。
3. 焦虑、抑郁、恐惧等不良情绪是否得到控制。
4. 病人的生理需要是否得到满足。
5. 病人的社会功能是否恢复，能否与他人进行正常的人际沟通。

笔记

思考题

张某，女，52 岁，中学教师，大学文化。3 天前，张某的儿子与女朋友驾车旅游时，遭遇车祸死亡，当晚病人获知噩耗后，赶往公安机关。在其子及其女朋友尸体旁，病人当即晕厥，数分钟后醒来，出现言语不连贯，意识清晰度下降，拒绝承认尸体是自己的孩子。反复念叨："我儿子和媳妇到外面去玩了，她们去旅行结婚了，很快就会回来的""他们不会死的，他们是和妈妈开玩笑，想吓唬妈妈的"。服用镇静剂后，方安静下来。第二天醒来后，出现情绪波动明显，时常号啕大哭，反复责备自己"那天我要是不让他们出去，把他们留在身边就好了"。对别人的劝解很反感，容易被激怒，情绪波动非常明显。入院后表现情绪激越，坐立不安，不配合，不愿意多说话，定向力障碍，检查不合作，难以与其正常交谈。张某自幼性格内向、胆小，在 10 岁时母亲因车祸意外死亡，从此性格更为内向，不愿与外人交往，学习、工作认真，做事力求完美，能力强，是优秀教师。

请分析：

该病人可能存在的护理问题是什么？

思考题思路解析　　　扫一扫，测一测

（李燕燕）

第七章 情感性精神障碍病人的护理

07章 PPT

学习目标

1. 掌握情感性精神障碍病人的临床特点与护理程序。
2. 熟悉情感性精神障碍的概念、治疗要点与预后。
3. 了解情感性精神障碍的病因与发病机制。

导入情景

小高，女，35岁，向医生诉说自己的苦恼。小高与丈夫性格不合，经常冷战。近一年来逐渐感到工作压力越来越大，经常觉得厌倦、乏味，连以往热衷的事情都觉得索然无趣，对自己的现状感到自卑。睡眠差，每晚只能睡4~5个小时，常在早晨4、5点钟即醒，心情极为郁闷，有轻生的念头。入院时被诊断为抑郁发作。

如果你是责任护士，请问：

1. 小高目前的情绪处于何种状态？
2. 小高目前存在哪些护理问题？
3. 针对该病人，我们应该采取哪些沟通技巧？

人们往往把情绪低落、无缘无故地伤感、对任何事都不感兴趣、自卑等称为"情绪感冒"，这属于情感性精神障碍的范畴。情感性精神障碍是一类易复发的精神病性障碍，在临床上表现为抑郁和躁狂两组截然相反的极端心境，常持续几周或几个月，导致病人生活和社会功能的改变。特别是抑郁发作导致的自杀发生率较高，受到全世界的关注，社会对此类疾病的重视程度与日俱增。

本章将重点介绍躁狂发作和抑郁发作的临床特点、治疗要点及护理程序。

第一节 概 述

一、概念

情感性精神障碍（affective disorders）又称心境障碍（mood disorders），是以显著而持久的情感或心境改变为主要特征的一组疾病，一般指情感的高涨或低落，伴有相应的认知和行为改变，部分病人可出现幻觉、妄想等精神病性症状。情感性精神障碍常呈周期性或循环性方式复发，如有些女病人的发病或病情变化呈现出与月经周期相关的特点。通常认为情感性精神障碍的预后较好，部分病人可有

笔记

残留症状或转变为慢性。

二、分类

《中国精神障碍分类与诊断标准》第 3 版(CCMD-3)和美国《精神障碍诊断与统计手册》第 4 版(DSM-Ⅳ)中,将情感性精神障碍分为如下类型(表 7-1)。

表 7-1 情感性精神障碍分类表

CCMD-3	DSM-Ⅳ
躁狂发作	躁狂发作
双相障碍	双相障碍
抑郁发作	重性抑郁发作
持续性情感障碍	心境恶劣障碍
其他或待分类的情感性精神障碍	其他心境障碍

注:CCMD-3 中将整个病程中仅有躁狂或抑郁发作称为单相躁狂(躁狂症)或单相抑郁(抑郁症)。如果病人同时出现抑郁和躁狂或轻躁狂的状态,称为混合发作。如果病程中至少出现过一次轻躁狂、躁狂或混合发作,则称为双相障碍

三、流行病学特点

情感性精神障碍的流行病学研究直到近 50 年来才有较为科学可靠的调查方法,由于采用的诊断标准、文化差异等的不同,中国的调查结果与美国等西方国家也有明显不同。我国曾经参照 ICD-9 和 DSM-Ⅲ制定出统一的诊断标准,分别于 1982 年和 1993 年对部分地区进行了精神障碍流行病学调查,其中情感性精神障碍的终生患病率为 0.83‰,时点患病率为 0.52‰。2012 年我国正式立项并启动中国精神卫生调查,结果发现总体上情感性精神障碍患病率有逐年增加的趋势,截至 2016 年底,情感性精神障碍的 12 个月患病率为 4.06%,其中抑郁障碍患病率为 3.59%,双相障碍患病率为 0.46%,并有女性高于男性,农村高于城市的特点。从西方国家对情感性精神障碍的流行病学调查结果看,情感性精神障碍的终生患病率通常在 2%~25% 之间。

四、病因与发病机制

近年来关于情感性精神障碍的病因与发病机制的研究结果提示遗传因素、神经生化因素和心理社会因素与本病的发生关系密切。

(一) 生物学因素

1. 遗传因素 遗传因素在情感性精神障碍的发病中具有重要作用,但作用机制较复杂。家系调查中,病人亲属的患病风险明显增加,血缘关系越近,患病风险越高。在双相障碍中,如果双亲中有一位患病,其子女发生情感性精神障碍的概率为 25%;如果双亲均有双相障碍,其子女发病的概率可达到 50%~75%。双生子调查结果显示,单卵双生子的同病率远远高于异卵双生子。寄养子研究也显示,患有心境障碍的亲生父母所生寄养子的患病率明显高于正常亲生父母所生寄养子的患病率。这些研究充分证实了遗传因素在发病中的重要作用。

2. 神经生化因素 有研究显示去甲肾上腺素(NE)和 5- 羟色胺(5-HT)与此病关系最密切,抑郁症病人 5-HT 功能活动降低,双相障碍病人 NE 系统功能紊乱,NE 功能低下时表现为抑郁,NE 功能亢进时表现为躁狂。抑郁症病人脑内多巴胺(DA)功能降低,躁狂症 DA 功能增高。

3. 神经内分泌因素 情感性精神障碍的病人会出现下丘脑 - 垂体 - 肾上腺轴(HPA)、下丘脑 - 垂体 - 甲状腺轴(HPT)和下丘脑 - 垂体 - 生长激素轴(HPGH)的功能异常。例如在抑郁症病人中可以发现高糖皮质激素血症、肾上腺体积增大、甲状腺素和生长激素分泌昼夜节律消失或平坦等等,而且抑郁程度越重,年龄越大,HPA 轴异常就越明显。

4. 神经免疫因素 人体的免疫系统 - 内分泌系统 - 中枢神经系统具有双向调节机制,情绪障碍和应激因素可以改变免疫系统功能,产生一系列躯体和心理症状。反之,个体也可以由于免疫功能低下,而导致内分泌功能改变,不能耐受各种应激因素而出现情感障碍。

5. 睡眠与脑电生理异常　情感障碍病人经常有睡眠紊乱，例如抑郁症病人的早醒、入睡困难以及躁狂症病人的睡眠需求减少等等。临床研究发现，睡眠出现延迟、快速眼动睡眠潜伏期缩短等睡眠节律的变化和脑诱发电位的改变在情感性精神障碍发病中具有重要意义。

（二）心理社会因素

心理社会因素在发病中具有重要作用。应激性生活事件，如工作压力、婚姻家庭问题、罹患慢性躯体疾病等与心境障碍，尤其是与抑郁发作的关系较为密切，离异、分居、丧偶为危险因素。精神分析理论认为，有些应激事件如童年时期的心理阴影可能使病人形成了某种易感素质。认知理论认为，抑郁症病人存在一些"习惯性"的负性认知，总是倾向于消极、悲观的自我评价，无法正确应对应激。近年来还有研究发现，抑郁症的发病存在着基因 - 环境的交互影响，即寄养在抑郁症、酒依赖或反社会人格障碍家庭的女性，其抑郁症发病率明显高于对照组。

总之，一般认为生物学因素如遗传往往形成了患病的易感素质，心理社会应激的刺激常会促进此病的发生。

五、常见情感性精神障碍病人的临床特点

情感性精神障碍的典型表现是躁狂发作和抑郁发作，首次发病年龄多在16~30岁，病程长短不一，抑郁症一般病程较长，躁狂症病程较短。

（一）躁狂发作

躁狂发作典型的临床表现是情感高涨、思维奔逸、活动增多，临床习惯称之为"三高"症状。可伴有夸大观念或妄想、冲动行为等，有不同程度的社会功能损害。

1. 情感高涨　是躁狂发作时的主要症状。病人表现出超乎寻常的异常喜悦，主观体验轻松愉快，自我感觉良好，内心幸福，无忧无虑。这种高涨的情绪与周围环境相适应，并无显著冲突，病人轻松幽默的言行也会感染周围人，引起阵阵欢笑。早期病情较轻时常不被视为异常，只有了解他（她）的人才能看出异常。

有的病人在情感高涨的同时表现出易激惹，病人会因为小事而大发雷霆，特别是有人对自己提出质疑、批评时勃然大怒，恶言相向甚至出现破坏及攻击行为。但持续时间较短，易转怒为喜。有的病人在病程中会以易激惹为主。通常，在患病初期以情感高涨为主，而后期以易激惹为主。

2. 思维奔逸　是指思维内容增多，联想速度加快。病人自觉思维特别灵活，言语增多，滔滔不绝，夸夸其谈，丝毫不觉得疲惫。即使口干舌燥、声音嘶哑，也要讲个不停，但内容较为肤浅。可以出现音联、意联和随境转移。在情感高涨的基础上，病人可以出现夸大观念或妄想，过高地评价自己，过分夸大自己的能力、财富、权力、地位等等，但内容与现实相联系，持续时间也较短暂。

3. 活动增多　意志行为增强，病人自觉精力旺盛、能力强、兴趣广，整日忙碌不停，想多做事，有所作为，或发号施令指挥别人，却往往虎头蛇尾，一事无成。爱说笑，喜欢热闹，注重打扮，愿意当众表现自己。缺乏判断力，挥霍钱物，无缘无故请客吃饭或是赠送物品。不负责任，对自己的家人提出无理要求或发生暴力行为。这种整体精神活动的增强与客观环境较为协调，其情感、思维、行为的增多比较协调，属于协调性精神运动性兴奋。

4. 躯体症状　病人常因过度忙碌、没有时间休息，对睡眠和饮食的需要减少。常出现入睡困难，但却毫无疲倦之感；本能意向如食欲、性欲的亢进，病人会出现抢食、暴饮暴食，但因为活动过多，反而出现体重下降，甚至衰竭，尤其是体弱、年老者。

5. 其他症状　病人可能出现幻听、被害妄想、关系妄想等症状。轻躁狂病人可保持一定自知力，而病情重的病人自知力常不完整，否认患病，也很少有躯体不适的主诉。

临床上单纯躁狂发作的病例很少，躁狂发作往往与抑郁发作交替出现，即形成双向情感障碍。

微课：抑郁发作的临床特点

（二）抑郁发作

临床表现可分为核心症状、心理症状群和躯体症状群，典型重度抑郁的病人表现为情感低落、思维迟缓和意志活动减退，与躁狂发作截然相反，因此，也称为"三低"。

1. 核心症状　心境或情绪低落、兴趣缺乏以及乐趣丧失是抑郁发作的核心症状，这些症状是诊断抑郁的关键。

笔记

(1) 情绪低落:病人自觉情绪低沉、高兴不起来、苦闷,常具有晨重暮轻的特点,即凌晨醒来心情最为苦闷,觉得度日如年,而日落后明显好转。情绪低落常导致无助感、无用感、无希望感,病人觉得艰辛难过,严重时可产生自杀观念甚至行为,认为结束自己生命是最好的解脱。也会在情绪低落基础上,继发自罪观念或妄想而引发自杀行为。

50% 左右的抑郁病人会出现自杀观念,轻者感到活着痛苦、没意思,重者求死欲望强烈并付诸行动,其中 10%~15% 最终死于自杀。有的病人虽然内心郁闷痛苦,但外表并不暴露出来,谈笑如常,称为"微笑性抑郁"。少数病人会杀死别人后再自杀或是自首以求一死,称为"扩大性自杀"。因此,对抑郁病人必须尽早治疗和干预。

(2) 兴趣缺乏:病人对过去喜欢做的事情失去兴趣,严重者对任何事情均毫无兴趣,离群索居,不愿见人。

(3) 乐趣丧失:病人无法从生活中体验到快乐,感到生活没有意义。有时虽然可以进行一些活动,如看书、散步、购物等,但病人从中无法体会到乐趣,只是敷衍了事,或是为了消磨时间、希望摆脱悲观失望情绪而进行。

2. 心理症状群

(1) 情感方面:焦虑较多见,常与抑郁伴随出现,甚至可以掩盖抑郁情绪,病人情绪烦躁、易激动,并伴有自主神经功能紊乱的症状出现。

(2) 认知方面:可以有幻觉妄想症状,例如与抑郁心境相一致的自罪妄想、疑病妄想、幻听等,或者不具有抑郁基调的被害妄想、没有情感色彩的幻听等,以继发性为主。还可以出现注意和记忆减退,认知扭曲,对所有事情都做出悲观的认知评价。重症抑郁病人还会出现思维迟缓,自觉思路变得缓慢,头脑不灵活。绝大多数病人自知力完整,主动求治,但自杀意念强烈、出现精神病性症状者常缺乏自知力。

(3) 意志行为方面:精神运动性迟滞,病人整个精神活动减少甚至完全抑制,情绪低落、思维迟缓、注意减退、记忆减退、意志减退、活动减少减慢,甚至出现"抑郁性木僵"。有的病人却恰恰相反,以紧张烦躁为主,头脑中思绪繁杂混乱,静不下心来,称为"精神运动性激越"。当病人自杀意念强烈时,可以有意志增强。

3. 躯体症状群　主要包括睡眠紊乱(入睡困难最多见,早醒最具特征)、食欲下降、体重减轻、精力不足等。病人主诉的躯体不适常涉及多个脏器,如头痛或周身疼痛、不适、心悸、气短、胸闷、胃肠道症状等,常掩盖其抑郁情绪,而反复在综合医院就诊求治,常被诊断为自主神经功能紊乱。

(三) 双相障碍

是指反复出现(至少 2 次)抑郁和躁狂交替或混合发作,病人表现为与前一次发作相反的临床状态,或躁狂与抑郁同时存在,表现均很突出,或躁狂与抑郁在数小时内迅速交替,或处在交替或混合发作的缓解期。首发抑郁病人中 5%~10% 会在以后转变为双相障碍。

(四) 持续性心境障碍

表现为持续性并常有起伏的心境障碍,每次发作很轻,没有或极少严重到躁狂或抑郁的程度,通常一次发作要持续数年,有时甚至占据一生中的大部分时间,社会功能受损较轻。主要包括恶劣心境(抑郁心境持续或反复至少 2 年,正常心境很少持续几周,常伴有焦虑、躯体不适和睡眠障碍,无明显精神运动性抑制,无精神病性症状,从不出现躁狂)和环性心境(轻躁狂和轻抑郁持续或反复交替发生至少 2 年,特征为持续性的心境不稳定,与病人病前性格基础关系密切)。

知识链接

心　境　图

心境图是在一条时间横轴上将各次心境障碍的发作绘制成曲线,向上的曲线代表躁狂,向下的曲线代表抑郁,曲线距离时间横轴的距离代表心境障碍的程度。在心境图上采用各种带有标记的直线标示出药物治疗的品种、剂量和时程。必要时还可将对病情有重要意义的生活事件标识出来。这种图形对于病程较长、反复发作病人的药物治疗选择具有重要的参考价值。

笔记

六、诊断标准

（一）躁狂发作的诊断标准

1. 症状标准 以情绪高涨或易激惹为主，并至少有下列各诊断标准中的 3 项（若仅为易激惹，至少 4 项）：①注意力不集中或随境转移。②语量增多。③思维奔逸（语速增快、言语急促）、联想加快或意念飘忽的体验；注意力不集中或随境转移。④自我评价过高或夸大。⑤精力充沛、不感疲倦、活动增多、难以安静，或不断改变计划和活动。⑥鲁莽行为。⑦睡眠需要减少。⑧性欲亢进。

2. 严重标准 严重损坏社会功能或给别人造成危险或不良后果。

3. 病程标准 ①符合症状标准和严重程度至少持续 1 周。②可存在某些分裂性症状，但不符合分裂症的诊断标准。若同时符合分裂症的症状标准，在分裂症状缓解后，满足躁狂发作标准至少 1 周。

（二）抑郁发作的诊断标准

1. 症状标准 以心境低落为主，并至少有下列中的 4 项。①情趣丧失、无愉快感。②精力减退或疲乏感。③精神运动性迟滞或激越。④自我评价过低、自责，或有内疚感。⑤联想困难或自觉思考能力下降。⑥反复出现想死的念头或自杀、自伤行为。⑦睡眠障碍，如失眠、早醒，或睡眠过多。⑧食欲降低或体重减轻。⑨性欲减退。

2. 严重标准 社会功能受损，给本人造成痛苦或不良后果。

3. 病程标准 ①符合症状标准和严重程度至少已持续 2 周。②可存在某些分裂性症状，但不符合分裂症的诊断。若同时符合分裂症的症状标准，在分裂症状缓解后，满足抑郁发作标准至少 2 周。

（三）双相障碍诊断标准

目前发作符合某一型躁狂或抑郁标准，以前有相反的临床相或混合性发作，如在躁狂发作后又有抑郁发作或混合性发作。

（四）环性心境障碍诊断标准

在过去的 12 个月中，至少有 4 次心境障碍发作，每次发作符合轻躁狂或躁狂发作、轻抑郁或抑郁发作，或情感障碍的混合性发作标准。

（五）恶劣心境的诊断标准

抑郁症状至少持续 2 年，其间如有正常心境间歇期，不会长于几周。无轻躁狂发作。在 2 年内，抑郁的严重程度达不到复发性轻抑郁的诊断标准。

七、治疗

通常将躯体治疗（药物和 ECT 等）和心理治疗结合运用来治疗情感性精神障碍。

（一）躁狂发作的治疗

1. 药物治疗 首选碳酸锂，但起效较慢，短则 1~2 周，通常需 3~4 周起效，因此，需要合并一些抗焦虑药、抗精神病药等。在保证用药安全的前提下，尽快加量至有效血药浓度。急性治疗最佳血锂浓度为 0.8~1.2mmol/L，维持治疗为 0.4~0.8mmol/L，1.4mmol/L 为有效浓度上限，超过此值容易中毒。由于碳酸锂的治疗量和中毒量接近，因此，在用药时要监测血锂浓度。此外，丙戊酸盐、卡马西平、氯硝西泮等也可用于躁狂发作的治疗。氟哌啶醇、氯氮平、奥氮平、利培酮等抗精神病药可以迅速有效地控制兴奋冲动。

2. 改良 ECT 对急性重症躁狂发作或锂盐治疗无效的病人有一定疗效。如同时合并锂盐治疗，应相应地减少剂量。通常隔日一次，6~12 次为一疗程。

（二）抑郁发作的治疗

抑郁症首次发作后的 5 年内自杀率最高，抑郁反复发作会加重慢性残缺症状或成为难治性抑郁，加重功能残疾。因此，抗抑郁治疗时需遵循以下原则：①治疗方案个体化：治疗方案的选择要根据病人病情、年龄等具体情况来制定，还要根据病人用药后的反应随时调整。②尽可能单一用药：一般不主张联用 2 种以上抗抑郁药。仅在足量、足疗程治疗疗效不佳和换药无效时才考虑 2

笔记

种抗抑郁药联合使用。③足量、足疗程治疗：开始治疗的时间越早，缩短病程的效果越显著。使用最低有效剂量，根据不良反应和耐受情况逐步递增剂量。④采用躯体治疗与心理治疗相联合的方法。

1. 药物治疗　目前临床一线用药是新型抗抑郁药物，例如以氟西汀为代表的 SSRIs，还有舍曲林、帕罗西汀、氟伏沙明、西酞普兰等。这类药物虽然起效慢（2~3 周），但与疗效相近的三环类抗抑郁药相比，每日只需服药一次，不良反应显著减轻，安全性高，对工作、生活的影响较小，病人可以很好地耐受，提高了服药的依从性。其他新型抗抑郁药有米氮平、米安色林、曲唑酮、文拉法辛等。三环类抗抑郁药常用的有丙米嗪、氯丙米嗪、阿米替林、多塞平等，主要用于抑郁症的急性期和维持治疗。四环类抗抑郁药常用马普替林。抗癫痫药拉莫三嗪用于治疗双相障碍的抑郁症状，被认为是抗抑郁疗效最好的心境稳定剂。

双相障碍时可以加用锂盐，出现精神病性症状时可加用抗精神病药利培酮、奥氮平等，对共患的其他躯体疾病或物质依赖也要积极予以治疗。首次抑郁发作治愈后应维持用药至少 6 个月以预防复发，停药时应缓慢减量。

2. 其他躯体疗法　无抽搐电休克治疗对于重度抑郁病人疗效可达 90%，起效快，对于重症抑郁发作，特别是有强烈自罪自责观念、明显自杀倾向和企图、木僵的病人尤为适用。联合药物治疗时应减少药物的剂量，无抽搐电休克治疗后仍要继续用药维持治疗。经颅磁刺激治疗（TMS）、光疗等方法也有一定效果。

3. 心理治疗　认知疗法、人际心理治疗、支持性心理治疗、婚姻和家庭治疗等一系列心理治疗技术，能够帮助病人识别和矫正扭曲的认知，教会病人处理人际交往问题，提高社会适应能力，提高病人治疗依从性，增强信心和安全感，减少来自家庭的不良刺激，从而减轻或缓解症状。

知识链接

多吃鱼可以抗抑郁

近年来的研究发现，ω-3 多不饱和脂肪酸与抑郁症可能有着密切的关系。在摄入 ω-3 多不饱和脂肪酸较多的群体中抑郁的发生率显著降低，而抑郁症病人外周血清及红细胞膜中 ω-3 脂肪酸含量明显降低。在动物实验中也证实了 ω-3 多不饱和脂肪酸可能具有抗抑郁的效果。ω-3 脂肪酸不能在人体内自身合成，必须从食物中获得，因此，多摄入一些鱼类如凤尾鱼、鲑鱼、沙丁鱼、金枪鱼等，对改善抑郁情绪有一定作用。

第二节　常见情感性精神障碍病人的护理

一、躁狂发作病人的护理

【护理评估】

1. 健康史

(1) 个人成长史：病人是否属于适应不良人格，如自卑、敏感、容易焦虑等。

(2) 遗传史：病人是否有精神疾病家族史。

(3) 生活史：病人是否遭遇了负性应激事件。

2. 生理状况　病人的生命体征是否在正常范围内，意识是否清晰，有无睡眠减少、进食量减少、消瘦、便秘等。

3. 心理状况　有无情绪高涨或易激惹；有无言行的增多、行为的改变，如挥霍、过分喜爱社交等；有无注意力易转移、计划易改变；有无幻觉妄想症状；有无暴力倾向；病人如何看待自己目前的状态等。

笔记

4. 社会状况 有无较以往过分的行为变化;有无人际关系的显著变化;家庭对病人目前状况所持态度如何。

5. 辅助检查 血常规、血生化、心电图、脑电图、脑影像学检查等是否有明显异常。

【常见护理诊断/问题】

1. 有对他人施行暴力行为的危险 与情绪易激惹有关。

2. 营养失调:低于机体需要量 与消耗增多、休息和摄入减少、饮食无规律有关。

3. 睡眠型态紊乱 与病情导致睡眠需要减少有关。

4. 思维过程改变 与情感高涨引起认知障碍有关。

5. 不依从行为 与情感高涨、易激惹、自知力缺乏有关。

6. 自我认可紊乱 与思维奔逸、夸大妄想有关。

【护理目标】

1. 病人能描述自己的感受,用适当的方式表达不满,逐渐学会控制自己的亢进的言行;不发生暴力行为。

2. 病人能规律进食,逐渐养成正确的进餐习惯;保持适当的活动量;保证营养供应均衡。

3. 病人能遵医嘱服用安眠药物入睡;随着病情控制,能够养成良好的睡眠习惯,保持充足的睡眠。

4. 病人能觉察自己想法的不当之处,与护士商讨应对的方法,病态思维逐渐减轻或消失;对自己有正确评价,建立起良好的人际关系,提高应对能力。

5. 病人能安心住院,配合医疗与护理。

6. 病人能对自己有客观、正确的评价。

【护理措施】

1. 基础护理 限制病人过度的活动,保证营养和水分的足量摄入,为病人携带便于进食的高热量、高能量的食物,进餐时要防止病人抢食、暴食和噎食,必要时单独进餐。为病人创造安静舒适的睡眠环境,睡前不要做易引起兴奋的事情,必要时遵医嘱服用安眠药物。

2. 生活护理 病人受精神症状的影响,对自己的行为缺乏判断,可能会穿着奇装异服或无暇顾及个人卫生。护士应提醒和鼓励病人自行完成有关个人卫生、衣着的活动,对其不恰当的装扮给予正确的引导和适当的限制,并及时给予表扬以强化正确的行为。

3. 安全护理 对暴力行为风险较高的病人,要对其进行动态评估,做好护理记录,护士要善于观察暴力先兆症状,采取预防性的护理措施来杜绝暴力行为的发生。例如建立融洽的护患关系,做好心理护理,提高病人的依从性,教会病人当行为难以自控时要及时告诉医生和护士。当病人出现情绪激动、愤怒、威胁性言语增多时,应将其安置在隔离室,特别是墙面、地面都是软质材料的房间,提供合理的宣泄途径,防止损伤破坏性行为发生,15~20分钟巡视一次。一旦病人发生暴力行为,护士要保持沉着、冷静,设法分散其注意力,疏散围观人员,争取其他医护人员的支援配合,掌握最佳的时机,有组织地阻止病人的冲动行为,适当地予以保护性约束或隔离,保护护患双方的安全。暴力行为解除后要做病人的心理护理,了解原因和病人前后的心理状态,与病人一起分析,共同商讨以后的解决办法。在执行医嘱时,要确保安全,防止病人藏匿药物、拒服药物或乱拿药物,注意观察疗效、不良反应和病人的心理反应。

4. 心理护理 护士要与病人建立治疗性信任关系,对其活跃的思维和行为要善于因势利导,多表扬,少批评,适当发挥其积极性,让其参与一些病房活动的组织工作。与躁狂病人沟通时要善于引导谈话,防止话题分散或转移。对夸大妄想和被害妄想的病人,要根据其症状的特点、性质来纠正其错误的认知,当病人陈述病态思维时,可以将自己的态度和认识告诉病人,护患双方共同商讨。但当其情绪较为激动时不要与其争论是非对错,预测病人可能产生的行为,注意防范。要注意提高病人的依从性,可以和病人一起对比治疗前后疗效、及时表扬与采用多种形式的鼓励来强化病人的遵医行为。

5. 康复护理 可以通过活动有目的地训练病人的生活技能和社会交往技能,例如协助护士维持病房秩序、配合教学查房、进行工娱治疗、排练节目等,既让病人感受自己的价值,又可以在这些活动中学会自我控制,有利于病情恢复。病人常感到精力充沛,又很难善始善终地做事,可以安排

笔记

一些容易完成、没有竞争性、体力强度中等或稍强的镇静性工娱治疗，如清扫病室卫生、跑步等，在这些活动中要指导病人如何正确的表达意愿、如何恰当地与其他人交往，并使过剩的精力得以适当发泄。

6. 健康教育　宣传坚持服药、定期复查的重要意义。指导病人与人沟通的技巧，指导家属提供良好的家庭支持，例如识别复发前期或早期的症状，如失眠、白天情绪变化等，发现异常持续 1 周以上，应该立即送病人就诊。指导家属对病人过分的言行不必一味迁就，可以与医生保持联系，随时就诊。

【护理评价】

1. 病人的情绪是否平稳，是否消除了暴力行为风险，没有发生暴力行为。
2. 病人是否保持正常的就餐行为，体重是否回升。
3. 病人的睡眠是否充足，是否得到了良好的休息。
4. 病人的认识是否合理，是否学会求助他人的技巧和建立有效的应对方式。
5. 病人是否能够认识到自己的病态，配合治疗和护理。
6. 病人能否正确认识自己的能力。

二、抑郁发作病人的护理

【护理评估】

1. 健康史

(1) 个人成长史：病人是否属于适应不良人格，如自卑、敏感、容易焦虑等。

(2) 遗传史：病人是否有精神疾病家族史。

(3) 生活史：评估病人近期是否有重大事件发生以及事件的强度、频率、持续时间如何。

2. 生理状况　病人可以主诉多种身体不适，如恶心、腹胀、胃肠道不适、胸闷、气短、头痛、头晕等，以自主神经功能紊乱为主。评估病人有无外伤或瘢痕及其原因。

3. 心理状况　评估病人有无心境低落、兴趣缺乏或乐趣丧失；有无精力不足或过度疲劳；有无自卑、绝望、罪恶感；有无自杀意念或行为；有无思维迟缓、注意减退；有无早醒、入睡困难等睡眠障碍；有无幻觉妄想症状等。

4. 社会状况　评估病人的社交、沟通能力，是否出现回避社交、人际关系的改变等情况；是否出现家庭角色功能的改变；家庭、社会对病人的支持情况及病人的感受。

5. 辅助检查　实验室检查和影像学检查等是否有组织器官器质性病变的证据。

【常见护理诊断 / 问题】

1. 有自杀的危险　与情绪低落、悲观绝望、自责自罪有关。
2. 营养失调：低于机体需要量　与食欲下降或木僵状态导致摄入减少有关。
3. 睡眠型态紊乱　与情绪低落、沮丧、自身调节机制紊乱有关。
4. 思维过程紊乱　与认知障碍有关。
5. 焦虑　与情绪不能自控有关。
6. 卫生 / 穿着自理缺陷　与精神运动性抑制、兴趣减低、无力感有关。

【护理目标】

1. 病人如果出现自杀想法，能够告诉医护人员，不发生自杀行为；能用谈话、写字等方式宣泄和求助，消除或不发生自杀的想法。

2. 病人能配合护理人员的喂饭或在劝导下自主进食，适当活动，食欲和食量不断增加，恢复病前的进食水平。

3. 病人能遵医嘱服用安眠药物入睡，随着病情控制，养成良好的睡眠习惯，能够不依靠安眠药物即可保持充足的睡眠。

4. 病人能在劝说下与人交流自己的想法，特别是痛苦和不安；能够接受护士的劝解，逐渐消除病态思维；能够对自己有正确的评价，逐渐与人进行良好的沟通，轻松的感受多于焦虑。

5. 病人学会识别焦虑，并掌握 2 种以上缓解焦虑的方法，焦虑情绪逐渐消失。

笔记

6. 病人能够自理日常生活，保持床单位整洁。

【护理措施】

1. 基础护理　病人常会出现食欲不振，护士要注意饮食搭配，既要营养均衡，又能引起病人食欲，陪伴进餐或者喂食；对出现睡眠障碍的病人，白天可以适当地增加其活动量，减少卧床时间，睡前采取一些助眠措施，必要时遵医嘱给予安眠药物。

2. 生活护理　病人可能因情绪低落影响个人的生活自理，如个人卫生、衣物的更换等，护士应提醒、督促或适当协助病人来完成，尽量鼓励病人自行完成，同时给予积极性的言语鼓励，如“你做得太棒了……”“这样做很好……”等。对木僵的病人，护士要保证床褥干燥平整，保持肢体功能位，做好排泄、皮肤、口腔等方面的护理，并做好记录。

3. 安全护理　护士要密切观察病情，贯彻执行病房的安全管理制度，确保治疗的开展。抑郁首次发作后的五年内自杀率最高，因此，护士要对病人的自杀风险进行动态评估。对有自杀倾向的病人，不要刻意回避有关自杀的话题，应启发病人说出内心的真实想法，与病人共同寻找解决办法，可以动员亲属配合劝说，要让病人看到事情的多面和多种解决办法，增强信心和勇气。对有自杀计划的病人要专人 24 小时监护，重点交接，密切观察病人言行举动。对故意掩盖自杀意图的病人要善于识别，及时做好病情记录。对实施自杀的病人，要立即抢救，并通知家属。

4. 心理护理　护士要与病人建立治疗性信任关系，设身处地地换位思考，理解和同情病人，接纳其病态表现，可以定期抽时间陪伴病人，鼓励其倾诉内心痛苦。也可以与病人共同商讨一些护理措施，让病人感受到尊重和温暖。在护患沟通中，要注意纠正病人“习惯性”的负向自我认识，并在集体活动、日常活动中多让病人有发表意见和参与表现的机会，树立其自信。对情绪低落、自罪妄想的病人，要启发回忆过去积极、成功、高兴的事，纠正其负性认知和不良情绪，指导病人用积极的心态面对未来；对疑病妄想的病人，要通过必要的躯体检查来证实其躯体健康，讲清疾病性质，对病人诉说的身体不适仅做短期的、必要的关心，不要事事都予以过分关注。当病人诉说的躯体不适减少减轻时，要及时给予鼓励和肯定，强化积极的感受。对实施自杀的病人，经过抢救病情平稳后要做好抢救后的心理护理，不能歧视和埋怨，要一如既往地关心病人，了解其自杀前后的心理状态，继续做好自杀风险评估，完善护理措施。

5. 康复护理　抑郁病人常感到无力、易疲乏，可以安排一些难度小、体力强度轻的兴奋性工娱治疗，如绘画、折纸、散步、浇花、观看娱乐节目等，护士要严格执行工娱治疗的护理常规，防止病人出走和收集危险物品。

6. 健康教育　要向病人及家属反复强调：①坚持服药，绝对不能擅自增减药量或停药。情感性精神障碍是一种易复发疾病，以抑郁发作为例，如果抗抑郁治疗不足 3 个月，几乎所有病人都可能出现症状复燃（即恶化）。抑郁复发次数越多、病程越长，病人越容易复发，发作持续时间越来越长，加重精神残疾，预后差。②提供良好的家庭支持，包括和谐的家庭氛围、完整的监护和连续的经济支持，缺少其中任何一个内容都会影响病人康复，增加复发的概率。要教会病人家属识别复发前期或早期的症状，如失眠、白天情绪变化等，发现异常持续 1 周以上，应该立即送病人就诊。对病人诉说的躯体不适，要排除器质性病变。遵从医生的医嘱，随诊。③必要的社会心理康复措施。社会、社区应该关心和接纳病人，提供自由交流的空间，提供就业岗位，定期组织病友联谊会，共同探讨最近的生活及遇到的问题，求得解决办法。通过日间医院、社区康复中心、福利工作站等来实现这一目的，家属也应予以安全、巩固训练等方面的强化。

【护理评价】

1. 病人的情绪是否得到了改善，是否将自杀风险控制到最低，病人没有发生自杀。
2. 病人是否恢复正常饮食，生命体征是否平稳。
3. 病人的睡眠是否充足，是否有良好的精神面貌。
4. 病人的认识是否合理，是否学会求助他人的技巧和建立有效的应对方式。
5. 病人是否使用有效的方法来缓解焦虑。
6. 病人能否自行整理好床单位和个人卫生。

笔记

思考题

曲某，女，32 岁，因患抑郁症入院治疗。病人近 3 个月出现悲观绝望，常有轻生的想法，月经期时这种情绪更为严重。入睡困难，多梦，睡眠质量差。食欲差，消瘦明显。一周前自服 30 片镇静催眠药物自杀未遂。

请分析：

针对该病人的护理要点有哪些？

思考题思路解析　　扫一扫，测一测

（曾　艳）

第八章 精神分裂症病人的护理

学习目标

1. 掌握精神分裂症的概念、临床表现和各项有针对性的护理措施。
2. 熟悉精神分裂症常见临床分型及各型特点。
3. 了解精神分裂症的治疗方法。

导入情景

李女士，35岁，家庭主妇。多年来她听到侮辱她及对她的贞操表示怀疑的声音。她认为这些声音必定是从家里用望远镜或机器传递的。她的思想受别人支配，身体有各种不适，有人将她的子宫翻过来，有人使她背部疼痛，将冰水放在她的心脏里，掐她的颈，伤害她的脊骨及强奸她。亦偶有幻视，看到外表变形的人。夜间在房里听到响亮的讲话声，认为丈夫做的食物也有毒。

请思考：

1. 李女士存在的主要护理问题有哪些？
2. 针对李女士的病情，护士应该如何干预和护理？

精神分裂症(schizophrenia)是精神活动与周围环境不协调的精神病。在病理症状支配下，病人会出现思维过程改变、感知觉障碍、情感不协调甚至极端暴力行为，不仅使病人过早停止学业、丧失劳动能力，而且对病人自身的安全、生活质量和社会功能带来严重的影响。同时，该病亦对病人家庭及家庭成员的生活质量造成严重影响，给家庭带来巨大的经济负担。作为与之关系密切的家属，也因为长期与其共同生活而备受社会歧视和压力。它对家庭和社会的影响超过了糖尿病、冠心病、癌症等慢性疾病。

本章将重点介绍精神分裂症的临床特点、治疗方法和常见症状护理的要点。通过对本章节的学习，将能使学生对精神分裂症有一定的了解，并掌握精神分裂症病人的护理要点。

第一节 概 述

一、概念

精神分裂症是一组病因未明的精神疾病，具有感知、思维、情感、行为等多方面的障碍，以精神活动和环境不协调为特征。病人一般无意识障碍和智能障碍，部分病人可出现认知功能损害。多起病于青壮年，常缓慢起病，病程迁延，有慢性化倾向和衰退的可能，但部分病人可保持痊愈或基本痊愈状态。

文档：扫一扫，知重点

二、分类

根据《中国精神疾病分类与诊断标准》第 3 版（CCMD-3）和《美国精神障碍诊断与统计手册》第 4 版（DSM-Ⅳ），将精神分裂症分为如下类型（表 8-1）：

表 8-1　精神分裂症分类表

CCMD-3	DSM-Ⅳ	CCMD-3	DSM-Ⅳ
偏执型分裂症	偏执型精神分裂症	单纯型精神分裂症	残留型精神分裂症
青春型分裂症	紊乱型精神分裂症	未定型分裂症	未分化型精神分裂症
紧张型分裂症	紧张型精神分裂症	其他型或待分类分裂症	

三、流行病学特点

调查显示，精神分裂症是各类精神障碍中患病率最高的精神疾病。约占我国住院精神疾病病人的 50% 左右，慢性精神疾病病人的 60% 左右。本病可见于各种社会文化和各个地理区域中，该病在我国成年人口中的终生患病率约为 1%。精神分裂症的发病高峰集中在成年早期这一年龄段，男性为 15~25 岁，女性稍晚。总体来说，发病率在发达国家高于发展中国家，女性高于男性，城市高于农村，受教育程度和家庭经济水平越低，发病率越高。国外资料表明，精神分裂症者发展成物质依赖的危险性增加，尤其是尼古丁依赖达 90%。有 50% 的精神分裂症病人曾试图自杀，约 10% 的病人最终死于自杀。

文档：知识链接

四、病因与发病机制

精神分裂症的病因及发病机制迄今未明，至今尚未确定单一的、决定性的发病因素。

1. 遗传因素　家系研究表明，本病病人近亲中的患病率要比一般人群高 6.2 倍，且血缘关系越近，病情越重，其亲属中患病的人数越多，则患病的风险度越大。此外，寄养子研究发现精神分裂症母亲所生子女从小寄养出去，生活于正常家庭环境中，成年后仍有较高的患病率，提示遗传因素在本病发病中具有重要作用。

2. 神经发育障碍因素　如分娩时产伤、母孕期病毒感染、父母药物依赖，也可能与精神分裂症发病有关。

3. 神经生化病理改变　神经生化、生理、精神药理及脑影像技术等神经科学的迅速发展，引发了具有影响力的神经递质学说理论与病理学发现。多巴胺（DA）假说认为精神分裂症是由于病人中枢 DA 功能亢进所致。5- 羟色胺（5-HT）假说认为精神分裂症病人脑内 5-HT 水平明显低于一般人群。氨基酸类神经递质假说认为中枢谷氨酸功能不足可能是精神分裂症的病因之一。虽然大多数研究认为精神分裂症的病因不单靠神经递质紊乱来解释，但是可以明确的是神经递质的失调是该疾病表达的一个重要机制。CT、MRI、PET 等现代医学检测手段，发现部分精神分裂症病人有脑室扩大和沟回的增宽，额叶区体积减少，中位脑区域较小，大多数脑区信号减低，胼胝体后长度增加，海马旁回及颞叶体积变小，提示存在脑组织萎缩或其他脑结构异常的可能。

4. 社会环境因素　在精神分裂症的发病因素中，环境因素具有不可忽视的重要作用。文化背景、家庭环境及社会背景可能与发病有关联，国内外的研究资料显示，社会贫困阶层人群本病患病率较高，可能与这一人群易受到心理社会应激影响，精神压力较大有关，但贫困究竟是该疾病的诱因还是后果尚有争议。除了前述的精神分裂症与社会阶层、经济状况有关外，临床上发现，大多数精神分裂症病人的病前性格多表现为内向、孤僻、敏感多疑，很多病人病前 6 个月可追溯到相应的生活事件。目前的观点认为，社会心理因素对精神分裂症的复发有重要的诱导作用。

笔记

五、临床表现

（一）前驱症状

在出现典型的精神分裂症症状之前，病人常伴有异常的行为方式和态度变化。由于这种变化进展较缓慢，并且不具有特异性，所以不太引起重视，一般常易被误解为病人思想或性格发生了问题，而不易被人理解为病态的变化，有的则是在追溯病史的时候才会发现。精神分裂症前驱症状多种多样，与起病类型有关，最常见的前驱症状可以概括为以下几个方面。

1. 个性改变　可表现为对亲属、同事或同学的态度从热情变得冷淡，生活中从勤快逐步变得懒散，从过去的循规蹈矩逐步变得不严格遵守劳动纪律，性格变得反常、孤僻、无故发脾气、执拗、难以接近。

2. 类神经症症状　病人可表现为不明原因的焦虑、抑郁、失眠、头痛、易疲劳、注意力不集中、工作缺乏热情以及学习和工作能力下降等症状。

3. 言行古怪　有的病人可出现不可理解的言行。例如：有一名女性病人，病前职业为护士，在精神分裂症典型症状出现前 6 个月，她将科室内的体温表均编上号，试表时必须床号与编号相对应，如果不对应就要重新试。有的病人可以突然做出一些出乎周围人意料、不可理解的决定。例如：病人有一份令人羡慕的工作，但是在没有任何原因，也没有和任何人商量的情况下，他突然决定辞职，当亲属问其原因时，病人回答说是很累，想休息休息，可是当他再次找到工作后，没过多长时间又没有原因地辞职了。有的病人可表现为对自身某个部位的不合理关注。例如：一名男性病人，在主要症状出现前 10 个月，逐步感到自己的嘴有点歪，病人因此而苦恼，不愿去上班，在家反复照镜子，虽然家人及朋友均认为病人嘴长得很对称，但病人仍多次到医院要求做手术矫正，虽然医生解释说他面部正常，不需进行手术，但病人仍然为自己的嘴而苦恼。

4. 多疑、敌对及困惑感　有的病人可以出现对周围环境的恐惧、害怕，虽然从理智上自己也觉得没有什么不妥，但就是感到对于周围环境的恐惧和对某些人的不放心。病人往往相信日常生活中具有专门针对自己的、特殊的（通常为凶险的）意义的处境。因此，病人在日常生活中表现多疑、对家人及朋友有敌对情绪，并与他们疏远。

针对以上前驱期症状，根据出现频度的高低排列依次为注意减退、动力和动机下降、精力缺乏、抑郁、睡眠障碍、焦虑、社交退缩、猜疑、角色功能受损和易激惹。由于病人的前驱期症状不具有特异性，并且出现的频率较低，进展缓慢，可能持续几个月甚至数年，因不迫切要求治疗，易错过最佳治疗时期，影响预后。所以普及精神分裂症前驱期症状的识别知识，对于精神分裂症的早期诊断及治疗具有非常重要的意义。

（二）感知觉障碍

精神分裂症最突出的感知觉障碍是幻觉，以幻听最为常见。精神分裂症的幻听内容多半是言语性的，有的幻听内容为争论性的，如有声音议论病人的好坏；或评论性的，声音不断对病人的所作所为评头论足；幻听也可以是命令性的，此种幻听最应该引起工作人员注意，病人可以在幻听的支配下做出违背本性、不合常理的举动，而且通常病人是很难违抗幻听命令的，如不许病人吃饭、让病人跳楼等。评论性幻听和命令性幻听是精神分裂症具有的特征性幻听。其他类型的幻觉虽然少见，但也可在精神分裂症病人身上见到。如一位病人拒绝进食，因为闻到食物里有毒药的味道（幻嗅）；有的病人感到恐惧，经常看到有人在她面前来来往往，欲对她施暴（幻视）；一位病人一坐到床上就感到有一种被电的感觉（幻触）等。

精神分裂症的幻觉体验可以非常具体、生动，也可以是朦胧模糊，会给病人的思维、行动带来显著的影响，病人会在幻觉的支配下做出违背本性、不合常理的举动。如有的病人在幻听的影响下辱骂甚至殴打亲人，有的病人为了躲避幻听的“骚扰”而外跑。曾有一位老年妇女，因为总是听到声音讲水里有毒，为了喝上“干净”的水，提着暖瓶走了二十多公里，路上花了 4 个小时。具有幻听的病人在病房中常表现为自言自语，自笑，或者侧耳倾听，又或者对空怒骂、表情愤怒、具有冲动行为等。幻觉体验给病人的思维、情绪和行动带来不同程度的影响，使其在幻觉支配下做出违背本性、不合理的举动。对护士来说，评估和判断幻听的性质、幻听对病人及其他人的影响，掌握病人受症状支配所引起的行为表现，并及时采取保护性措施是非常重要的。

（三）思维及思维联想障碍

1. 妄想　妄想的荒谬性往往显而易见。也许在疾病的初期，病人对自己的某些明显不合常理的想法还持将信将疑的态度，但随着疾病的进展，病人逐渐与病态的信念融为一体。

最多见的妄想是被害妄想与关系妄想，可见于各个年龄层。涉及的对象从最初与病人有过矛盾的某个人渐渐扩展到同事、朋友、亲人，直至陌生人。他人的一颦一笑、一举一动都暗有所指，寒暄问候、家常聊天都别有深意。严重者甚至连报章杂志、广播电视的内容都认为与己有关。

妄想的内容与病人的生活经历、教育背景有一定程度的联系。如一位大学教授认为有人破坏他的科研成果，将他用于科研观察的动物换来换去；一位农村妇女认为食物中被邻居下毒，提着家里的食品到处上告，要求法医化验里面的毒物；一位老护士认为自己在上次住院时被人注射了艾滋病病毒。

2. 被动体验　正常人对自己的精神和躯体活动有着充分的自主性，即能够自由支配自己的思维和运动，并在整个过程中时刻体验到这种主观上的支配感。但在精神分裂症病人中，常会出现精神与躯体活动自主性方面的问题。病人丧失了支配感，相反，感到自己的躯体运动、思维活动、情感活动、冲动都是受人控制的，有一种被强加的被动体验，常描述思考和行动身不由己。

被动体验常常会与被害妄想联系起来。病人对这种完全陌生的被动体验赋予种种妄想性的解释，如“受到某种射线影响”“被骗服了某种药物”“身上被安装了芯片”等。一位病人这样表述自己的被动体验：“我觉得自己变成了一个木偶，一举一动都受人操纵。想什么事，说什么话，做什么表情，都是被安排好的。最让人难受的是，我说的话，我做的事，跟我平常没什么两样，外人根本看不出来我有什么变化。只有我自己知道我已经不是我，是完全受人摆布的。”

3. 思维联想障碍　有经验的精神科医生通过与病人的一般性交谈，仅凭直觉就可以做出倾向精神分裂症的判断。这种直觉具体说来就是同精神分裂症病人交谈“费劲”。确实，同精神分裂症病人交谈，即使为了收集一般资料，也需要较多的耐心和较高的技巧；而要想同病人做深入的交谈，往往会十分困难。读病人书写的文字材料，往往不知所云。由于原发的精神活动损害，精神分裂症病人在交谈中忽视常规的修辞、逻辑法则，在言语的流畅性和叙事的完整性方面往往出现问题。

病人在交谈时经常游移于主题之外，尤其是在回答医生的问题时，句句说不到重点内容上，但句句似乎又都沾点儿边，令听者抓不住要点(思维散漫)。病情严重者言语支离破碎，根本无法交谈(思维破裂)。

有的病人说话绕圈子，不正面回答问题，或者对事物做一些不必要的、过度具体化的描述，令人费解，明明可以用一个大家都懂的通俗的名称，却偏偏不必要地使用具体概念加以解释，如病人在被问到“做什么工作”时，答“我在单位做数数的工作”，实际上病人在单位做会计。

与上述情况相反，有的病人不恰当地使用符号、公式、自造的字（词语新作）、示意图表达十分简单的含义。如一位女性病人写“男女”表示男女平等，"%" 表示离婚。

病人言谈令人难以理解的另一个原因是逻辑关系混乱。如一位女性病人说：“我脑子里乱哄哄的，都是因为我太聪明了。我的血液里全是聪明，又浓又稠。我必须生个孩子，把我的聪明分给他一半，我才能好。要不然我就得喝汽水，把我的聪明冲淡一点。我真的想喝汽水。”这里也有概念含义上的混乱，如病人把抽象的“聪明”视为可被“汽水稀释”的具体物质。

4. 思维贫乏　根据病人言语的量和言语内容加以判断。语量贫乏，缺乏主动言语，在回答问题时异常简短，多为“是”“否”，很少加以发挥。同时病人在每次应答问题时总要延迟很长时间。即使病人在回答问题时语量足够，内容却含糊、过于概括，传达的信息量十分有限。

（四）情感障碍

主要表现为情感平淡或淡漠。情感平淡并不仅仅以表情呆板、缺乏变化为表现，病人同时还有自发动作减少、缺乏体态语言，在谈话中很少或几乎根本不使用任何辅助表达思想的手势和肢体姿势，讲话语调很单调、缺乏抑扬顿挫，同人交谈时很少与对方有眼神接触，多茫然凝视前方；病人丧失了幽默感及对幽默的反应，检查者的诙谐很难引起病人会心的微笑；病人对亲人感情冷淡，亲人的伤病痛苦对病人来说无关痛痒。一位住院的女性精神分裂症病人，每到探视日，只关心七旬母亲给自己带来什么零食。一次母亲在来院途中跌了一跤，待母亲到后，病人接过零食便大吃起来，对母亲脸上、身上的伤痕不闻不问。少数病人有情感倒错，如一位病人在接到父亲意外死亡的电话时却哈哈大笑。但抑郁与焦虑情绪在精神分裂症病人中也并不少见。

笔记

（五）意志与行为障碍

1. 意志减退　病人在坚持工作、完成学业、料理家务方面有很大困难，往往对自己的前途毫不关心、没有任何打算，或者虽有计划，却从不施行。活动减少，可以连坐几个小时而没有任何自发活动。有的病人自称“我就喜欢在床上躺着。”病人忽视自己的仪表，不知料理个人卫生。一位青年男性病人连续3年从来没有换过衣服，入院后给病人洗澡，头几盆水都是黑的。

2. 紧张综合征　以病人全身肌张力增高而得名，包括紧张性木僵和紧张性兴奋两种状态，两者可交替出现，是精神分裂症紧张型的典型表现。木僵时以缄默、随意运动减少或缺失以及精神运动无反应为特征。严重时病人保持一个固定姿势，不语不动、不进饮食、不自动排便，对任何刺激均不起反应。在木僵病人中，可出现蜡样屈曲，特征是病人的肢体可任人摆布，即使被摆成不舒服的姿势，也较长时间似蜡塑一样维持不变。如将病人的头部抬高，好像枕着枕头，病人也能保持这样的姿势一段时间，称之为“空气枕头”。木僵病人有时可以突然出现冲动行为，即紧张性兴奋。

六、临床分型

一般按临床症状群、起病、疗效及预后情况等分型。

（一）偏执型

偏执型（paranoid type）又称妄想型，是精神分裂症中最常见的一个亚型。多在青壮年和中年起病，起病缓慢或呈亚急性，早期病人不易被发现，病初敏感多疑，逐渐发展为以相对稳定的妄想为主要特征，以关系、被害妄想最多见，其次是自罪、嫉妒、影响、夸大和钟情妄想，大多数病人常同时存在几种妄想。病人常伴有幻觉，以言语性幻听最常见。如病人无故认为周围的人都想迫害他，感到自己的思想、行动和感情都受到外力的影响，甚至一举一动也被别人控制、操纵，认为被安装了窃听器，受某种电波控制等。本型若治疗彻底可得到较满意缓解。

典型案例

段某，男，45岁，农民。半个月前，村里选举时，给别人拉选票，逐渐出现睡眠减少，有时则整夜不睡，发呆、恐惧，觉得别人的眼神都是针对他的，村里人在背后议论他，说他的坏话。怀疑有人要害自己，吃饭时感到饭里被人下了毒，出门后感到有汽车跟踪他，怀疑其爱人有外遇，常躲在家中，拉上窗帘，整天唉声叹气，认为自己心里的事情还没有说出来，别人就已经知道了。感到自己经常受到别人的摆布，经常在家里大发脾气，无故在家中毁物，有时感到活着没有意思。

（二）单纯型

单纯型（simplex type）约占精神分裂症病人的2%，好发于青少年，起病隐匿缓慢、持续进展，以阴性症状为主，极少出现幻觉妄想，或仅出现一过性的幻觉妄想。早期可出现类似神经衰弱症状，如失眠、工作及学习效率下降等。临床症状主要是日益加重的孤僻退缩、生活懒散、情感淡漠、精神活动日益贫乏和社会功能下降。本病病人早期不易观察，容易认为是思想问题或性格问题而不能及时就诊，在多种因素影响下，往往经过数年病情日益加重时才被发现，治疗效果和预后差。

典型案例

张某，男，27岁，工人。病人病前孤僻少语，少与人来往，工作一般。近2年来无明显原因出现失眠，精神萎靡，有时坐卧不安，工作效率下降并经常出错，为此常受到单位领导批评，但并未改进。随之更加孤僻，不愿出门，不愿见人，开始旷工，反复劝说无用，终日待在家中，很少与家人说话。生活不愿料理，不洗脸，不换衣服，不理发，拒绝就医。强迫入院后，卧于床上，对周围的一切事情漠不关心，不参与活动。病人意识清楚，交谈困难，回答问题简单或不回答，表情呆板，未查出幻觉、妄想，无自知力。体格检查、神经检查无阳性发现。

笔记

（三）青春型

青春型（hebephrenic type）多在青春期发病，起病较急，病情进展快。表现为思维散漫、情感改变（如喜怒无常、情感幼稚）。伴有片段妄想和幻觉，行为紊乱明显，兴奋冲动，症状变化难测，部分病人行为紊乱且带有明显的性色彩。病情进展迅速，可有波动，甚至有短暂的自发缓解，容易复发。目前认为，经过系统治疗、坚持服药，有望获得较好的预后。

典型案例

赵某，女，17岁，高三学生。病人于发病前半个月准备高中毕业会考，出现失眠。随后语言增多，一会儿说自己考了全市第一名，一会儿又说自己变成了世界小姐，说话声音幼稚似幼儿，不连贯，彻夜不眠，学猫叫；无目的到处乱跑，在大街上捡脏东西吃并随地大小便；哭笑无常，并哈哈大笑地说"我妈病重了，治不好了"；无自知力，拒绝治疗。

（四）紧张型

紧张型（catatonic type）起病急，多在青壮年发病。病程多呈发作性。主要症状为交替出现的紧张性木僵和紧张性兴奋。紧张性木僵者早期出现行为缓慢、少语懒动、食欲缺乏，重者出现不食不眠、不动不语，对环境变化毫无反应，呈蜡样屈曲，但病人对周围的感知仍存在，事后均能回忆。紧张性兴奋者可有冲动行为，言语刻板，较少产生精神衰退。此型自行缓解较其他型常见，这种病理状态持续的时间可长可短，可以突然消失，也可以逐渐消失。治疗效果较其他型好。

典型案例

钱某，男，24岁，某校研究生。自幼学习成绩好，在学习上没有让父母着急过，高中毕业后顺利地考上了某名牌大学，在大学三年级时又考上了北京某高校的研究生。但是，近半年来孩子让父母犯了愁，自从寒假放假时，孩子常常面无表情地坐半天，以后则躺在床上一动也不动，有时则眼睛瞪着，问什么也不说，不吃不喝，有时把小便排在床上，过了一段时间，又可以起床、学习，生活料理一如常人。

（五）未分化型

文档：知识链接

未分化型（undifferentiated type）是指病人符合精神分裂症的诊断标准，有明显的阳性症状，但又不符合偏执型、青春型、单纯型和紧张型的诊断标准的一组病人。Ⅰ型（阳性）症状指精神功能的异常或亢进，包括幻觉、妄想、明显的思维形式障碍、反复的行为紊乱和失控。Ⅱ型（阴性）症状指精神功能的减退或缺失，包括情感平淡、言语贫乏、意志缺乏、无快感体验、注意障碍。

七、诊断标准

CCMD-3 对精神分裂症的诊断标准为：

1. 症状标准　有下述确定无疑的症状至少两项，如可疑不典型，则需三项：

（1）联想障碍：破裂思维、思维散漫、逻辑倒错性思维、象征性思维、思维贫乏。

（2）妄想：原发性妄想，内容荒谬。

（3）情感障碍：情感淡漠、倒错或自笑。

（4）幻听：评论性幻听、争论性幻听、命令性幻听、思维鸣响，连续几周反复出现的言语性幻听。

（5）行为障碍：紧张综合征，幼稚愚蠢行为。

（6）被动体验或被控制感。

（7）思维插入、思维中断、思维被撤走。

2. 严重标准　至少造成下述情况之一。丧失工作（家务）和学习的能力、生活不能自理、无法与病人进行有效的交谈、丧失自知力。

笔记

3. 病程标准　特征性症状持续 1 个月以上，且大部分时间内特征性症状肯定存在。

4. 排除标准

(1) 存在广泛情感症状时，就不应作出精神分裂症的诊断，除非分裂症的症状早于情感症状出现。

(2) 分裂症的症状和情感症状两者一起出现，程度均衡，应诊断分裂情感性障碍。

(3) 严重脑病、癫痫、药物中毒或药物戒断状态应排除。

八、治疗与预后

(一) 治疗原则

1. 药物治疗是最关键的治疗手段。用药应系统而规范，强调早期、足量、全疗程治疗。药物选择应根据疾病的临床类型及特点、病程及症状特点。药物剂量应遵循从低至高，缓慢加量的原则。急性期应以控制精神症状，提高病人的自知力为主要目标；慢性期的治疗应以药物治疗的同时，加强心理康复训练，以减少和预防病人衰退，提高病人适应社会生活的能力为主要目标。

2. 心理治疗和社会康复训练是治疗中必不可少的手段。临床症状消失，自知力恢复仅仅是临床痊愈的标准，要使病人达到全面的社会康复，心理治疗和社会康复训练是必不可少的治疗手段。

3. 维持治疗对减少和预防病人复发、衰退具有肯定的作用。维持治疗应个体化，剂量为治疗期剂量的 1/2~2/3，一般情况下不能突然停药。

4. 无论是急性用药还是维持治疗，以单一用药为原则，出现不良反应时应酌情减量，严重时应停药或换其他抗精神病药物治疗。

(二) 治疗方法

1. 抗精神病药物治疗　是目前最有效的治疗方法。药物治疗应系统而规范，强调早期、足量、足疗程、个体化用药的原则。常见药物有两种：

(1) 经典药物：又称神经阻滞药，主要通过阻断 DA 受体起到抗幻觉妄想的作用，按临床特点分为高效价和低效价两类。前者以氯丙嗪为代表，镇静作用强，抗胆碱能作用明显，对心血管和肝功能影响较大，锥体外系副作用较小，治疗剂量比较大；后者以氟哌啶醇为代表，抗幻觉妄想作用突出，镇静作用很弱，心血管及肝脏毒性小，但锥体外系副作用较大。

(2) 非经典药物抗精神病治疗：近年来问世的非经典抗精神病药物通过平衡阻滞 5-HT 与 D_2 受体，起到治疗作用，不但对幻觉妄想等阳性症状有效，对情感平淡、意志减退等阴性症状也有一定疗效。代表药物有利培酮、奥氮平、氯氮平等。

2. 环境、心理治疗和社会心理康复　对改善精神症状、提高自知力、增强治疗的依从性、稳定病情、减少复发、促进病人回归社会有极其重要的作用。急性期病人应系统、充分的药物治疗。病情明显好转时，应及时给予支持性心理治疗，提高病人的自知力，解除其思想顾虑，增强治愈疾病的信心，正确认识和对待家庭及工作环境中各种心理应激，加强病人与医护人员、社会和家庭的联系。开展社区康复治疗，在社区设立康复机构，如工疗站、工疗车间、日间康复机构、会所经营模式、中途宿舍等，对慢性病病人进行康复、日常生活能力训练、职业劳动能力训练和人际交往能力训练，以降低复发率，提高病人回归社会后的社会适应能力。

3. 电休克治疗　是一种有效的治疗方法，运用广泛。电抽搐治疗可用于治疗精神分裂症中的极度兴奋躁动、冲动伤人者，拒食、违拗和紧张性木僵者。精神分裂症青春型、紧张型或伴明显抑郁症状的病人，如经多种抗精神病药物治疗效果不明显，宜在药物治疗的基础上合并电休克治疗，但需严格掌握禁忌证，以确保病人的安全。需要强调的是，禁止用电休克疗法作为威胁恐吓病人或打击报复病人的手段。

(三) 预后

精神分裂症的预后一般分为：临床痊愈、轻度缺损、明显缺损、精神衰退。其中，大约有 1/3 的病人可获临床痊愈。由于近代治疗的进展，社会环境的改善，改变了精神分裂症的自然病程，因而预后已有很大改善。近年研究发现，影响精神分裂症病情转归的预测因素分为不可控因素和可控因素。不可控因素是人为无法改变的，如家族史、性别为男性、发病时较年轻、病前适应能力较差、疾病持续时间较长、疾病较严重。可控因素是可以通过人为干预，从而改善其预后的，包括未治疗精神病的持续

笔记

时间、依从性、复发次数。由此可见,遵循早期、足量、全疗程治疗原则,具有重要的临床意义。

第二节 精神分裂症病人的护理

0804

文档:扫一扫,知重点

随着整体护理的深入开展以及"以病人为中心"服务理念的不断渗透,病人对护理工作提出了更高的要求。护士要对病人实行针对性的、个性化的护理,就要对病人进行全面的评估。精神分裂症的护理评估重点包括:健康史、生理功能、心理功能、社会功能方面。护士可以通过与病人的语言、表情、行为中获得直接的资料,或者可以从病人的书信、日记、绘画作品中了解,也可以通过病人的家属、同事或朋友来获得信息。但是,不管通过哪一种途径获得信息,在评估病人时要注意以下几点:①注意评估病人的感受及需求,如:通过与病人交谈发现病人存在幻听,那么护士不能仅仅停留在幻听症状表面,要评估症状背后幻听对病人的影响如何,病人是如何看待幻听的,对幻听有什么样的感受,病人有了上述感受后会有什么反应等。②由于精神分裂症病人对自身所患疾病缺乏自知力,很难正确反映病史,所以要想全面地评估病人,就要全方位地收集病人资料,可以通过病人家属、朋友或同事收集资料,也可以借助一些心理、社会功能评估量表来测定。

【护理评估】

(一)健康史

1. 现病史　此次发病的时间、表现、有无诱因、对学习工作的影响程度、就医经过、饮食、睡眠情况、是否服用安眠药等。服药后有无药物不良反应等。

2. 既往史　既往有无躯体器质性病变,如癫痫、脑栓塞等疾病。有无重大负性生活事件或其他诱因,发病时间及表现、治疗情况。是否坚持服药、病后的社会交往能力等。

3. 个人成长史　病人是否为足月顺产者;母孕期及围生期有无异常;成长及智力情况;生活能否自理;病人病前性格是内向型还是外向型;学习、工作能力如何。

4. 家族史　病人近系三代以内是否存在精神病性家族史。

(二)躯体功能状态的评估

1. 病人的生命体征　体温、呼吸、脉搏、血压是否正常。

2. 饮食、睡眠、二便情况　病人能否独立进食,是否有营养失调、电解质及代谢功能紊乱;有无入睡困难、早醒、多梦等;大小便能否自理,有无便秘、尿潴留等。

3. 肌张力情况　病人肌张力是否增强,有无皮肤受伤、肢体畸形、功能障碍等。

4. 其他情况　病人日常生活能否自理,衣着是否整洁。

(三)心理精神状况的评估

1. 思维状态评估　病人有无思维联想障碍,有无幻觉、妄想,幻觉妄想的表现形式和内容。

2. 情绪情感状态评估　有无抑郁、焦虑、兴奋、易激惹,有无情感平淡、情感迟钝、情感反应与周围环境是否相符等。

3. 意志行为状态　病人的意志是否减退,行为是否被动、退缩等。

4. 自知力　病人是否存在自知力,对疾病有无求治的愿望。

(四)社会功能状况的评估

1. 人际交往能力　病人的人际交往能力如何,与周围人是否容易建立亲密关系,是否有社会退缩、回避等表现。

2. 支持系统　同事、同学、亲属对病人的态度是否改变,其主要亲人如父母能否提供时间、知识和钱物等资源,其他家庭成员能否提供支持、理解、帮助和不排斥。

【常见护理诊断/问题】

1. 思维过程改变　与思维内容障碍(妄想)、思维逻辑障碍、思维联想障碍等有关。

2. 感知觉紊乱　与病人注意力不集中、感知觉改变有关。

3. 有对自己或对他人施行暴力的危险　与幻听、妄想、精神运动性兴奋、缺乏自知力等有关。

4. 不合作　与自知力缺乏,对药物不良反应产生恐惧、违拗有关。

笔记

5. 营养失调:低于机体需要量　与受幻觉、妄想影响而拒食,消耗过大及摄入不足有关。
6. 睡眠型态紊乱　与妄想、幻觉、兴奋、环境陌生、不适应、睡眠规律紊乱等有关。
7. 卫生 / 穿着 / 进食 / 如厕自理缺陷　与怪异行为、精神衰退导致生活懒散有关。
8. 社会交往障碍　与妄想、情感障碍、思维过程改变有关。

【护理目标】

1. 病人最大限度减轻幻觉、妄想症状。
2. 病人的日常生活尽可能不被精神症状所困扰。
3. 病人能合理控制情绪,住院期间无自杀及伤人毁物事件发生。
4. 病人愿意配合治疗和护理,主动服药,能描述不配合治疗的不良后果。
5. 病人能主动进食,改变不良行为和生活方式使体重维持在正常水平。
6. 病人睡眠得到改善,睡眠时间能到保证,并能学会一些应对失眠的方法。
7. 病人保持衣物整洁,身体清洁无异味,在一定程度上可生活自理或协助下完成。
8. 病人对疾病的知识有所了解,主动与他人建立关系,愿意参加集体活动。

【护理措施】

(一) 安全护理

精神分裂症病人由于认知、情感、行为、意志等精神活动具有明显障碍,易出现冲动、伤人毁物、自杀自伤、出走等异常行为。这些异常行为对病人自身及他人和环境具有威胁性和不可预测性,甚至带来严重后果。因此,安全护理是精神科护理工作中最重要的部分。

1. 严密观察,掌握病情　护理人员应高度重视安全护理,严格执行工作常规。提供一个安全、安静的环境。重症病人(兴奋躁动、伤人毁物、自杀自伤、木僵、拒食、出走以及伴有严重躯体疾病人)应安置在重症监护室内、实行 24 小时专人护理。将冲动或易激惹的病人分开活动与居住。做好精神药物治疗中护理工作,包括保证病人按医嘱服药,注意药物疗效观察及不良反应的处理等。夜间、凌晨、午间等时间以及医护人员交接班时段等较容易发生意外,护士应提高警惕,密切观察。

2. 病房的安全管理　注意病房的安全管理,病房设施安全工作,勤查勤修,各门户随时上锁。禁止将玻璃制品、刀具、绳索、打火机等危险物品带入病房。病人应在医护人员的看管下使用指甲剪、针线并应及时收回。在病人入院、会客、假出院或外出返院时应加强检查防止将危险品带进病房,每天整理床单位时注意检查有无积存药品、皮带、锐器等,每周做一次安全检查并做好记录。

(二) 生活护理

1. 饮食护理

(1) 了解病人不进食的原因,有针对性地采取相应的护理措施。对于有被害妄想而拒食的病人,可以采用集体进食,让病人任选饮食或者采取示范法,让别人先吃一口再让病人吃,以解除病人疑虑。对于兴奋、行为紊乱不知进食者,宜单独进食,以免干扰其他病人进食。对于木僵病人可进食半流质或容易消化的食物,但不宜强行喂食;对于害怕食物中毒而拒食者,可让病人自己到配餐间参与备餐或集体进餐;对于年老吞咽功能差或因服用抗精神病药物出现锥体外系反应的病人,应注意防噎食;对于暴饮暴食者要严格控制入量;对于完全拒食达一日以上者,应静脉输液或予鼻饲以维持营养和提供液体。

(2) 注意评估进餐后情况,有无腹胀、腹泻等,记录进食量,每周称体重一次。

2. 睡眠护理

(1) 为病人提供良好的睡眠条件,保持环境安静,温度适宜,避免强光刺激。

(2) 评估病人睡眠情况,了解病人睡眠紊乱的原因。合理安排作息制度,鼓励病人白天尽量多参加集体活动,以保证夜间睡眠质量。晚上睡觉前可用热水泡脚,服用温牛奶,听轻音乐,避免服用咖啡、茶、兴奋类饮料,避免睡前看刺激的书籍或电视。对严重睡眠障碍病人,可遵医嘱使用镇静催眠药物辅助睡眠。

(3) 护士夜间巡房时做到"四轻",即说话轻、走路轻、关门窗轻、操作轻。注意观察病人的睡眠情况,防止病人蒙头睡觉或假睡。

3. 生活护理

(1) 对于能自理者,制订合理的作息计划,指导并帮助病人搞好个人卫生,如刷牙、洗脸、洗澡、理发等，逐渐训练病人穿衣、进食、排便的能力和习惯，教会病人日常生活的技巧，训练其生活自理能力。

（2）对木僵等生活不能完全自理的病人，应做好卫生护理、生活料理。如口腔护理，皮肤护理，女性病人经期的护理，大小便护理等。

（三）心理护理

1. 与病人建立良好的护患关系　护士要注意观察病人情绪情感反应的程度和言行，及时预测病人心理生理需要，主动满足病人需求，使病人感到自己是被重视和接纳的，以建立良好的护患关系，取得病人信任，深入了解病情，顺利完成观察和护理工作。

2. 正确地运用沟通技巧　应耐心倾听，鼓励其说出对疾病和有关症状的认识和感受。交谈时，态度应亲切温和，语言具体、简单、明确，给病人足够的时间回答问题，不要轻易评论妄想的内容，也不可与其争辩。运用心理咨询技巧，解决病人所面临的心理压力。

（四）对症护理

1. 幻觉状态的护理　对有幻觉的病人，要了解病情，从病人的表情、言语、情绪和行为的表现中了解根据幻觉出现的内容、次数和时间，根据病人对幻觉所持的态度合理安置病室，专人护理，及时阻止病人在幻觉支配下产生的伤人毁物等行为。对沉浸在病态体验中影响日常生活的病人，应给予帮助，保证其基本需要，给予同情和理解，让病人感受到关心和信任。

2. 妄想状态的护理　对有妄想的病人，应接纳病人，仔细观察了解病人妄想的内容、特点。从关心病人的日常生活入手，主动询问，建立信任的关系。在症状活跃期，应安置在重症监护室，随时观察情绪变化。交谈时不可贸然否定病人的妄想内容，病人叙述妄想内容时要耐心倾听，掌握病人妄想的内容，接受病人对妄想的情感体验，否定其对妄想与幻觉内容的认知。在病情好转时及时进行治疗性沟通，帮助病人逐渐恢复自知力。

0805

微课：冲动病人护理

3. 兴奋状态的护理　精神分裂症病人在病程的每一个阶段都可能出现兴奋状态，甚至出现冲动暴力行为，尤以急性期多见。其护理原则是预防兴奋的发生，减少或避免兴奋引起的伤害，加速治疗。护士要掌握病人兴奋状态的行为特点、规律和发生攻击行为的可能性。当病人处于兴奋状态发生冲动时，护士要了解冲动发生的原因、诱发因素、持续时间等，控制好自己的情绪，耐心劝导，联合其他医护人员，从侧面或后面予以有效地控制，及时制止冲动行为的发生和造成的不良后果。

4. 木僵状态的护理　木僵状态是较深的精神运动抑制，要认真执行保护性医疗制度。病人终日卧床不起，不语、不动、不食，要做好生活护理，注意保暖，做好口腔护理、皮肤护理，注意病人排泄情况，避免压疮、吸入性肺炎和口腔溃疡等并发症的发生。同时保证病人的营养和液体的摄入，适时采用喂食或鼻饲食物等，以维持水、电解质、能量代谢平衡。要密切观察病情变化，警惕有些病人由木僵状态突然转入紧张性兴奋及冲动、伤人、毁物等行为，必须加强防范、防止病人自伤和伤人。

5. 情感淡漠病人的护理　护理人员要训练自己去“同感”病人的孤独、寂寞，坚持以真诚、友善的态度接纳病人、关心病人，让病人感受到他外界的一切总是安全的，值得信赖的。教会病人日常生活技能训练，开展针对性的行为治疗，通过正性的激励，培养良好的生活习惯。鼓励病人参与工娱治疗和体育锻炼，扩大社交范围，改善病人的社会适应能力，提高生活质量。

6. 不合作病人的护理　护士应主动关心、体贴、照顾病人，使病人感受到自己是被接纳、被重视的。选择恰当的时机，与病人建立良好的护患关系，宣教有关知识，说明治疗的重要性。严格执行操作规程，做到发药到手、看服到口，确保药物服下；对拒不服药的病人，除耐心劝导外，可鼻饲、肌注长效针剂或静脉给药。密切观察病人服药后的治疗效果和不良反应，鼓励病人表达对治疗的感受和想法，一旦出现药物副作用应及时与医生联系并果断处理。

（五）药物治疗护理

药物治疗是治疗精神分裂症的主要方法，但药物在治疗精神症状的同时，又会出现各种不良反应，从而导致病人服药依从性差。病人药物依从性差是疾病复发的重要原因。因此，对于服用抗精神病药物的病人应加强护理，从而提高病人的服药依从性，减少复发。

1. 确保药物服下　在急性期，精神分裂症病人大部分无自知力，不承认自己有病，常会出现藏药、拒服药的行为，护理人员在发药过程中，应一人发药，一人检查口腔，确保药物服下。对于拒不服药，且劝说无效者，应与医生协商，改用其他给药方式，如肌注长效针剂等。

2. 注意观察病人服药后的反应及服药效果　抗精神病药物在治疗精神症状的同时，也会存在各种不良反应。药物的不良反应严重影响了病人的服药依从性、生活质量及身体健康。精神分裂症病人往往缺乏主诉，所以密切观察病人用药后的效果，及时发现药物的不良反应，并予以恰当的处理是非常必要的。

3. 提高病人服药依从性

(1) 分析原因：精神分裂症病人服药依从性差，其原因主要为：①病人无自知力，认为自己没有病，不需要吃药，而拒服药；②病人难以耐受药物不良反应；③病人受症状的支配而拒服药，如有的病人认为药物是别人用来毒害他的，或者听到声音告诉他不要吃药等；④病人未充分认识到坚持服药的重要性，有的病人认为自己的病已经好了，不需要再服药了，而擅自停药；⑤病人因为经济或结婚生子等原因而停药。

(2) 健康宣教：针对以上原因，护理人员应帮助病人认识疾病发生的原因及服药对康复的作用，向病人及家属讲解有关精神分裂症的药物治疗知识，使其了解疾病的预后与药物治疗的关系，引导病人把病情好转与服用抗精神病药联系起来，使其领悟到药物治疗的临床作用，从而真正认识到抗精神病药物的重要性。详细讲解药物知识、药物维持治疗与疾病预后的关系，同病人一起讨论评价维持治疗的重要作用，消除其对药物的错误认识和对不良反应的曲解，提高病人服药依从性。

（六）健康教育

1. 对病人　使病人认识到坚持服药对防止病情复发的重要性。按时门诊复查，坚持治疗，坚持服药；指导病人掌握症状复发的先兆、发现药物不良反应的方法；帮助病人建立自理模式；鼓励病人参加综合康复活动，加强工娱治疗，保持规律的生活制度，积极应对社会环境压力。

2. 对家属　指导家属学习精神分裂症的相关知识和预防复发的常识。了解病情波动，复发的先兆症状，以便及时就医；督促病人服药，并观察药物的不良反应；教会积极应对各种危机（冲动、伤人毁物、自伤自杀）的方法，争取获得家属、亲友的支持和社会支持，以减少或消除复发因素。

【护理评价】

1. 病人的精神症状缓解的情况，自知力恢复的情况。
2. 病人的幻觉症状是否减轻，日常生活有被精神症状所困扰。
3. 病人在住院期间能否控制自己的情绪，有无意外事件和并发症的发生。
4. 病人能否主动配合治疗和护理，并参加工娱活动。
5. 病人能否自行进食，营养及代谢是否发生紊乱。
6. 病人的睡眠是否改善，是否掌握失眠的应对方法。
7. 病人的日常生活是否能自理，或能否在协助下保持身体、衣物的整洁。
8. 病人的生活技能和社会交往技巧的恢复情况。

思考题

病人，男，22岁，未婚，汉族，中专毕业，粮食局职员。2004年7月，父亲病故又加上失恋，开始失眠、呆滞、闷闷不乐。说：“我活不了多少天了，我有罪，领导认为是我让单位的其他人犯了错误。”，拒绝就医。听到火车鸣响就害怕，说：“了不得，天下大乱了。”不出门，独处一隅，喃喃自语自笑。于8月送入某市精神病院，19天后家属要求出院，返家途中突然凝视前方，旋即返身惊恐而逃，说：“前面有一道白光太厉害了。”而其两位兄长均未见到。听见鸟鸣狗叫也恐慌，在家休息数月。至2005年5月份，见到公安人员就恐惧，口称“我有罪”，回家后即问家人：“公安局的人和你们谈过话吗？为什么我想的事别人都知道？”不时侧耳倾听“地球的隆隆响声”。一次，听到汽车声就惶恐地说：“社会大乱了”。看见小汽车则恐惧地问家人：“那是不是来逮捕我的？”某晚仰卧于床，忽然说：“怎么我在屋里能看见天？”病人既往体健，无重大躯体疾病可告。病人意识清晰，定向力良好，接触合作言谈切题，记忆智能无障碍，唯孤僻离群，独卧于床，不与病友交往，生活被动懒散，时而恐惧紧张，时而激愤，时而自语自笑，有时凝神倾听，若有所闻。

请分析：

1. 此病人的主要护理诊断是什么？
2. 应为该病人实施什么护理措施？

思考题思路解析　　扫一扫，测一测

（肖爱祥）

笔记

第九章 器质性精神障碍病人的护理

09章 PPT

学习目标

1. 掌握谵妄、痴呆的临床表现及护理措施。
2. 熟悉导致谵妄、痴呆、遗忘综合征的常见病因以及躯体疾病所致的精神障碍病人的临床表现和护理措施。
3. 了解器质性精神障碍的概念、病因及发病机制。

导入情景

病人陈某，女，72岁。近2年来逐渐出现记忆力减退，起初表现为新近发生的事容易遗忘，如经常失落物品，经常找不到刚用过的东西，看书读报后不能回忆其中的内容等。症状持续加重，近半年来表现为出门不知归家，忘记自己亲属的名字，把自己的儿媳妇当作自己的女儿。言语功能障碍明显，讲话无序，不能叫出家中某些常用物品的名字。个人生活不能料理，有情绪不稳和吵闹行为。体格检查未发现神经系统定位征。既往无脑卒中史。头颅CT示：轻度脑萎缩。

请思考：

1. 陈某有可能患哪种疾病？
2. 根据病情提出对陈某的护理措施。

在临床实践中，经常会见到病人因患某种器质性疾病而引起精神心理症状，如由感染性疾病引起的谵妄，病人不但具有脏器本身的疾病，而且会由此产生意识障碍、认知改变及行为异常等精神症状；又如因脑萎缩引起的阿尔茨海默病，临床上被称为威胁老年人健康的“第四大杀手”，由脑萎缩引出了一系列认知、情感、行为等异常的精神症状。人们传统上认为，许多精神疾病只是功能性改变，即使是像精神分裂症、抑郁症这些重症精神疾病，仍以神经、生化等紊乱为主，尚缺乏器质性的改变。但早在100年前，德国的神经病学家克雷佩林就坚信，重症精神疾病的根源是大脑的生物病理学的改变。后来受他的观点影响最成功的例子是Alzheimer在老年痴呆病人的脑中发现了老年斑和神经纤维缠结。

本章将重点介绍脑器质性精神障碍所致的综合征、阿尔茨海默病病人的护理以及躯体疾病所致精神障碍的临床共同特点和护理要点。

笔记

第一节　概　　述

人类所有的精神活动均由大脑调控，当人的脑结构完整性受到破坏或躯体疾病影响到脑功能时，必将影响正常的精神功能，即出现精神障碍。精神障碍分为器质性与功能性，器质性精神障碍中的“器质性”是相对的概念，它仅表示被目前的医疗技术证实的、能归因于某种被独立诊断的大脑或全身性疾病所致的精神障碍。

一、概念

（一）基本概念

器质性精神障碍（organic mental disorders）是指由于脑部疾病或躯体器质性损伤引起的精神障碍。前者称为脑器质性精神障碍，脑器质性精神障碍是指直接由脑部病理或病理生理改变引起的精神障碍，如脑变性、颅内感染、颅脑创伤、颅内肿瘤、脑血管病、癫痫等所致精神障碍；后者称为躯体疾病所致精神障碍，是指脑以外的躯体疾病引起机体水电解质代谢异常、血液内毒性物质增加、内分泌紊乱，内脏器官疾病等导致大脑功能紊乱而引起的一类精神障碍。

（二）常见的临床综合征

1. 谵妄（delirium）　是一组表现为急性广泛性的认知障碍，尤以意识障碍为主要特征，病情发展迅速，故又称为急性脑综合征（acute brain syndrome）。药物中毒、代谢及内分泌紊乱、颅内感染、颅脑损伤、脑血管疾病、脑肿瘤、营养缺乏等常导致谵妄的发生。谵妄的主要表现有以下几点：

（1）定向障碍：病人对时间和地点的定向障碍明显。

（2）注意缺陷：难以保持注意力，容易转移或难以集中。

（3）记忆损害：短期和长期记忆均受损，谵妄恢复后，病人往往对整个过程失去记忆，但为一过性。

（4）错觉或幻觉：可以是视觉和听觉，以视觉多见；常为恐怖性、形象生动。

（5）语言和思维障碍：言语散漫、片段妄想。

（6）情感障碍：常表现为焦虑、惊恐、愤怒、情感淡漠和欣快。

（7）精神运动障碍：精神运动性兴奋、激越或精神运动性抑制、嗜睡、抑郁。

（8）睡眠 / 觉醒障碍：24 小时睡眠觉醒周期解体，往往昼睡夜醒或昼夜片段昏睡。

（9）躯体检查无特异性，脑电图表现为广泛的脑电基础频率减慢。

2. 痴呆（dementia）　是一组表现为慢性广泛性的认知障碍，为慢性获得性、渐进性、不可逆性的总体认知功能缺陷综合征，故又称为慢性脑综合征（chronic brain syndrome）。痴呆的临床表现有以下几个方面：

（1）认知障碍：是痴呆的典型临床表现，包括记忆减退（hypomnesia）、失语（aphasia）、失认（agnosia）、失用（apraxia），简称为 4A 症状。记忆障碍为突出症状，首先出现近记忆障碍，逐渐进展为远记忆障碍，视空间障碍、抽象思维障碍、语言障碍、失认和失用。

（2）人格改变：对周围环境兴趣减少、自私、本能活动亢进，行为不顾社会规范、缺乏羞耻及伦理观念。

（3）精神和行为症状：幻觉、妄想、错认、类躁狂、言语性攻击、随地大小便、睡眠障碍。

（4）社会功能衰退：日常生活能力下降，需要他人照料，重者表现为个人生活完全不能自理。

目前，国内外多使用 Folstein 等编制的简易智力状态检查（mini mental state examination，MMSE）测验痴呆程度。该测验总分为 30 分，小于 20 分为痴呆，21~23 分为可疑痴呆，大于 24 分没有痴呆。

3. 遗忘综合征（amnestic syndrome）　是一组表现为选择性或局灶性认知障碍，以近事记忆障碍为主要特征、无意识障碍和智能障碍，又称科萨科夫综合征（Korsakoff syndrome）。最常见的病因是长期大量饮酒导致，酒精中毒引起 B 族维生素缺乏，造成间脑和边缘颞叶损伤的脑器质性病理改变。临床主要表现为近事记忆障碍，病人为弥补记忆的障碍，常产生错构和虚构。但病人注意力和即刻记忆正常，其他认知功能和技能保持相对良好。

二、分类

根据《中国精神疾病分类与诊断标准》第3版(CCMD-3),将本章介绍的常见器质性精神障碍分类如下,见表9-1。

表9-1　常见器质性精神障碍分类表

脑器质性精神障碍	躯体疾病所致精神障碍
阿尔茨海默病	躯体感染所致精神障碍
血管性痴呆	内分泌障碍所致精神障碍
颅内感染及肿瘤所致精神障碍	风湿性疾病所致精神障碍
颅脑外伤所致精神障碍	内脏器官疾病所致精神障碍
癫痫性精神障碍	其他躯体疾病所致精神障碍

三、器质性精神障碍的临床特征

1. 不同的病因可引起相同的精神症状,相同的病因在不相同的病人身上可表现出不同的精神症状。故器质性精神障碍的临床特征与原发疾病之间无特异性的关系。

2. 器质性精神障碍的病情进展与器质性原发病变的进展成正相关。

3. 根据起病的急缓和病程长短,可出现谵妄、痴呆、遗忘综合征。器质性精神障碍的症状常以综合征形式出现。

4. 器质性精神障碍的治疗原则为病因治疗和对症治疗相结合。

5. 器质性精神障碍病人都具有明显的躯体体征,实验室检查结果阳性。

第二节　常见的脑器质性精神障碍

一、阿尔茨海默病

(一) 概述

阿尔茨海默病(Alzheimer disease,AD)是一种中枢神经系统原发性退行性变性疾病,主要临床特征为痴呆综合征。本病起病隐缓,病程呈进行性、持续性加重并呈不可逆性,最终发展为严重痴呆。它是导致老年前期和老年期痴呆的首要原因。随着老年人口预期寿命的延长和老年人口迅速增长,人数亦不断增加,痴呆病人对社会家庭都会带来负担,已成为许多发达国家和发展中国家的主要保健和社会问题之一。

(二) 流行病学特点

阿尔茨海默病是最常见的痴呆类型,占痴呆总数的60%~70%,其发病率与年龄成正相关,女性约为男性的2~3倍,65岁以上的老年人中,痴呆的患病率约为5%,80岁以上老人患病率可高达20%。

(三) 病因与发病机制

AD病因和发病机制十分复杂,目前尚未阐明,虽然在分子生物学研究方面有了很大进展,为AD病理生理和病因学研究奠定了基础,但目前仍处于探索阶段,目前AD的病因假说和发病机制主要有:

1. 遗传学假说　从家系调查、孪生子以及遗传病学的调查资料显示,AD具有一定的家族聚集性,遗传因素起了重要作用;其中,第14、19和21号染色体与AD有关。早发型AD基因座分别位于21号染色体、14号染色体,迟发型AD基因座位于19号染色体,可能致病基因为载脂蛋白E(ApoE)基因。

2. 免疫学假说　在免疫学假说研究中,有学者发现AD病人的免疫功能比正常人低,因为白细胞介素-1产生减少。而且,AD病人脑脊液和脑组织中还有高浓度的抗原性异常蛋白ALZ68,该蛋白是神经纤维结的一种主要成分。

笔记

3. 病毒学假说　无论在临床表现，还是大脑病理改变方面都与已知的慢性病毒所致的 Creutzfeldt Jakob 病有许多相似之处。

4. 中毒学说　早期研究发现 AD 病人铝及硅含量较正常老人高；在中毒因素中研究最多的是铝中毒，当兔子暴露于铝的中毒剂量时，其中枢神经系统会出现神经元纤维缠结。

5. 神经生化　AD 病人还存在广泛胆碱能神经元变性和脱失、脑中乙酰胆碱及其合成酶水平低下，尚有蓝斑、缝际核神经元脱失，皮质和海马的去甲肾上腺素（NE）和 5- 羟色胺（5-HT）含量也减少。

6. 病理及其他　病理检查发现 AD 病人的大脑皮质萎缩、脑回变平、脑沟变宽、脑室扩大、重量变小。并且在 AD 病人的大脑皮质、海马、杏仁核、前脑基底神经核以及丘脑有大量特征性的老年斑，即神经嗜银性斑。大脑皮质和海马可见大量的神经元纤维缠结，含神经元纤维缠结的细胞多已退行性变化。另外，年龄的增长、性别、受教育水平低、性格孤僻、兴趣狭窄、活动过少、营养不良、噪声、重大不良生活事件等因素与 AD 的发病风险有关。

（四）临床表现

本病呈慢性进行性病程，通常可将病程分为早、中、晚三期，但各期间可存在重叠与交叉，并无截然界限。

1. 第一期（早期）　以近记忆障碍、定向障碍、人格行为改变、学习新知识能力下降、缺乏主动性为主要表现。

（1）记忆障碍：早期记忆障碍主要累及短程记忆、记忆保存（如 3 分钟内不能记住 3 个无关词）和学习新知识困难。表现为好忘事，丢三落四，如：家中物品放错或不能在熟悉的地方找到，或是遗留在他处；重复地说同样的话问同一问题、重复做相同的事情；话未讲完之前就忘了开头，很难看懂电视或电影剧情；不能记住新地址、新场所；对熟悉的面孔、地点和场所感到陌生，记不住日期、时间。

（2）定向障碍：①视空间定向障碍：也是 AD 早期症状之一，常在熟悉环境或家中迷失方向，找不到厕所在哪儿，走错自己的卧室，散步或外出迷途。韦氏成人智力量表检查显示视空间技能（如积木设计）分值最低。②时间定向障碍：不知道今天是何年何月何日、现在是上午还是下午。无论定向力损害如何严重，但意识水平未受损。情绪变化大，有焦虑、激惹及抑郁症状。

（3）人格和行为改变：固执、偏激、乖戾、自我中心、自私、依赖性、漠不关心、敏感多疑、不负责任、言语粗俗、行为不顾社会规范、不修边幅、不讲卫生、不知羞耻、藏匿物品、拾破烂、无目的漫游等。

（4）灾难反应（catastrophic reaction）：部分病人可出现，表现为主观意识自己智力缺损，却极力否认，在应激状态下产生的继发性激越。

（5）自理程度：可完全自理。

2. 第二期（中期）　远期记忆和近期记忆均受损，随着病情进展，远记忆也逐渐受损，记不住自己的生辰、家庭住址和生活经历等，可出现错构和虚构症。智力与人格改变日益明显，智力障碍表现为思维能力迟钝、缓慢，不能进行抽象逻辑思维，不能区分事物的异同，不能进行分析归纳，判断力减退。可出现皮质受损症状，如失语、失用和失认等，还可出现幻觉和妄想。神经系统可有肌张力增高等锥体外系症状。

（1）失语：有感觉性失语，即不能交谈，或为含糊、刻板啰唆、病理性赘述、不得要领的表达方式，找词困难或张冠李戴，可有重复、模仿语言。也表现为最终音素遭破坏而胡乱发声，不知所云，或变得缄默不语。

（2）失用：有观念性失用，即不能正确完成系列动作；也有运动性失用，表现为不能按指令执行可以自发完成的动作，如穿衣将前后、左右顺序穿错。进食不会使用筷子、勺或用手抓食与用嘴舔食。

（3）失认：如不能识别物体、地点和面容，不能认出镜中的自我。

（4）日落综合征（sundowner syndrome）：可出现日落综合征，表现为白天烦躁、夜间失眠、定向障碍、激动、猜疑、嗜睡、精神错乱、共济失调或意外摔倒、神经系统症状（如肌张力增高、震颤、动作迟缓、伸跖、强握、吸吮等病理反射）。

（5）自理程度：生活可部分自理。

3. 第三期（晚期）　智力严重衰退，呈明显痴呆状态。预后不良，生活完全不能自理。部分病人病情进展较快，最终常因营养不良、压疮、肺炎等并发症或因衰竭死亡。

笔记

（五）诊断标准

1. 症状标准

(1) 记忆减退，最明显的是学习新事物的能力受损。

(2) 以思维和信息处理过程减退为特征的智力损害，如抽象概括能力减退，难以解释成语、谚语。掌握词汇量减少，不能理解抽象意义的词汇，难以概括同类事物的共同特征，或判断力减退。

(3) 情感障碍，如抑郁、淡漠，或敌意增加等。

(4) 意志减退，如懒散、主动性降低。

(5) 其他高级皮质功能受损，如失语、失认、失用或人格改变等。

(6) 无意识障碍。

(7) 实验室检查：如 CT、MRI 检查对诊断有帮助，神经病理方面有助于确诊。

2. 严重标准　日常生活或社会功能受损。

3. 病程标准　符合症状标准和严重标准至少已 6 个月。

4. 标准　假性痴呆（如抑郁性痴呆）、精神发育迟滞、归因于社会环境极度贫乏和教育受限的认知功能低下，或药源性智力损害痴呆的流行病学研究。

（六）治疗与预防

AD 治疗包括药物治疗和非药物治疗，原则是改善认知、控制精神症状、防治并发症和支持疗法，一般采取以下治疗：

1. 改善认知或促智药物

(1) 多奈哌齐（donepezil）：为乙酰胆碱酯酶（AChE）抑制药，可改善认知功能，主要不良反应有腹泻、肌肉痉挛、乏力、失眠等。

(2) 艾斯能（exelon）：此药的通用名为重酒石酸卡巴拉汀胶囊，是选择性地作用于脑皮质和海马的乙酰胆碱酯酶抑制药，可以延缓本病的进展速度，不良反应以消化道症状为主，肌肉痉挛等副反应较少。

(3) 石杉碱甲（Huperzine A）：是我国研制的胆碱酯酶抑制药，作用同上两类药。

2. 促进脑代谢药

(1) 二氢麦角碱（dihydroergotoxine）：有扩张血管的作用，可促进脑对葡萄糖和氧的作用，提高脑细胞的代谢。

(2) 其他药物：吡拉西坦（脑复康）、茴拉西坦（三乐喜）、依舒佳林（舒脑宁）、吡硫醇（脑复新）等均有辅助治疗作用。

3. 对症治疗

(1) 抗焦虑药物：短效苯二氮䓬类可针对有焦虑、激越、失眠症状者。

(2) 抗抑郁药物：SSRIs 可针对出现抑郁症状者，同时予以心理社会支持。

(3) 抗精神病药物：有助于控制病人的行为紊乱、攻击性和幻觉妄想等，一般小剂量应用。

(4) 做好生活技能的康复训练。

4. 预防　加强健康宣教，早期发现，早期治疗。

二、血管性痴呆

（一）概述

血管性痴呆（vascular dementia，VD）是指由于脑血管病变导致的痴呆综合征。包括多发性梗死性痴呆，也称脑动脉硬化性痴呆。脑血管性痴呆起病急，病程有波动，其主要临床相为短暂意识障碍，一过性轻瘫或视力障碍等，痴呆可继发于单次或多次脑卒中，痴呆是脑血管病导致的脑梗死的结果。

（二）流行病学特点

血管性痴呆患病率仅次于 AD，VD 在 65 岁以上人群中的患病率为 1.2%~1.4%，在 70 岁以上人群中的患病率为 0.6%~1.2%，男性多于女性。

（三）病因与发病机制

VD 的直接病因是脑组织血液供应障碍，高血压、糖尿病、心脏病、脑卒中等是高危因素。痴呆的

笔记

发生与血管病变的性质、面积、部位和发生的次数有关，多发性小梗死灶对痴呆的发生有重要作用，小梗死灶越多，出现痴呆的机会越多。

（四）临床表现

VD 的临床特征是起病较急，病程以跳跃式加剧和不完全性缓解相交替的阶梯式进行为特点，病人的认知功能损伤常具有波动性，有时在较长时期内处于稳定阶段，有的病人可因脑血流改善而出现记忆改善或好转。记忆力衰退是早期精神症状的核心，以近事记忆障碍为主，晚期出现远事记忆障碍，但自知力保持良好。病人在行为及人格方面也逐渐发生相应的改变，如变得自私、吝惜、收集废物；生活逐渐地不能自理，不知饥饱，不知冷暖，外出找不到家门，不认识亲人，达到全面痴呆。在相对一段时期内病情似乎好转，思维清晰，记忆力增强。这种阶段式波动加重病人的焦虑心理，同时出现情感的波动。局限性神经系统症状及体征为脑血管病继发或后遗的脑损害神经症状和体征。由于脑血管受损的部位不同，可出现不同的各种相关的神经精神症状，如位于左大脑半球皮质（优势半球）的病变，可能有失语、失用、失读、失书、失算等症状。VD 与 AD 的表现鉴别见表 9-2。

表 9-2　AD 和 VD 的表现鉴别表

项目	VD	AD
起病	较急，常有高血压	隐匿发病
病程	呈波动或阶梯恶化，可有多次脑卒中发作，脑血循环改善后症状可减轻	病情缓慢、进行性发展、不可逆
早期症状	神经衰弱综合征	近事记忆受损
临床特征	以记忆障碍为主的局限性痴呆	全面性痴呆
	自知力完好、个性改变不明显	自知力丧失、人格改变
	情感脆弱	情感淡漠或欣快
神经系统体征	存在，如偏瘫、癫痫、口齿不清等	早期无
CT 或 MRI	局部脑血管病变	脑皮质全面萎缩

（五）治疗

治疗原则为改善脑血流、预防脑梗死、促进脑代谢。

尼莫地平治疗多发性梗死性痴呆效果较好，但应避免与钙离子拮抗剂或 β 受体阻滞药合用。选择性钙离子拮抗剂氟桂利嗪具有对抗血管收缩和保护脑缺氧的作用。中药治疗采用的是活血化瘀，如复方丹参片剂、愈风宁心片、川芎嗪注射液等。同时注意伴发精神病性症状和躯体疾病的治疗。

三、麻痹性痴呆

（一）概述

麻痹性痴呆是指由梅毒螺旋体侵犯大脑而引起的一类慢性脑膜炎。又称为全身性麻痹或进行性麻痹。本病的主要病理变化在大脑实质及神经系统其他部分，并引起躯体功能衰退而导致日益加重的智力减退和个性改变。麻痹性痴呆属于颅内感染所致精神障碍，颅内感染所致精神障碍是指由病毒、细菌或其他微生物等各种病原体直接侵犯脑组织引起的精神障碍。如病毒性脑炎、流行性脑炎、结核性或化脓性脑膜炎、神经梅毒和人类免疫缺陷病毒（human immunodeficiency virus，HIV）所致精神障碍等。

（二）流行病学特点

颅内感染所致精神障碍中麻痹性痴呆的男性患病率明显高于女性，以 40~50 岁人群多见；其他如单纯性疱疹病毒性脑炎，国外患病率为 0.01%，国内尚无准确数据。

（三）病因与发病机制

麻痹性痴呆病人所有的精神和躯体症状都是慢性脑膜炎的表现。本病的原发损害系一种间质性脑炎，而大脑实质的损害为继发性的。本病与梅毒感染有相关性，梅毒感染引起的炎性反应，软脑膜变得混浊、增厚，即所谓慢性软脑膜炎，在额叶最为严重，显微镜下一般病理变化以炎性及变性改变为

笔记

主要特征。整个大脑皮质显著萎缩，以额叶最明显。本病的产生还常常决定于机体的反应性和功能状态。此外，头颅外伤、过度疲劳、酗酒、其他传染病、精神创伤等不良因素，也可削弱机体的防御能力，成为发病的诱因。

（四）临床表现

本病常隐性起病，发展缓慢，精神障碍最先引起人们的注意。发展期典型表现为个性及智力方面的改变，病人的生活方式、行为举止及兴趣习惯与过去截然不同，也与病人的身份不相称，情绪暴躁、缺乏责任感，不顾羞耻，无信用，极端自私，不修边幅，衣冠不整，甚至可做出一些偷窃或违反社会道德和伦理的行动，有明显的愚蠢性。有智力障碍，记忆力显著减退，从近记忆力逐渐到远记忆力。此外，在计算、抽象、概括、理解、推理及判断方面明显受损。可出现各种妄想，以夸大妄想最为多见。情绪多不稳定，极易激惹，情感脆弱和强制性哭笑；言语及书写障碍，常伴有口吃。震颤表现为一种细微的纤维性颤动，往往见于眼睑、唇周、舌部和手指，可有步态不稳及共济失调等现象。

（五）治疗

青霉素为目前治疗梅毒的首选药。对症治疗是为了控制兴奋或幻觉妄想，可采用地西泮或适当抗精神病药物控制症状。此外，根据病人躯体情况，注意营养及防止感染等，可给予脑代谢活化剂如双氢麦角碱、尼麦角林、脑活素、胞磷胆碱等。

四、癫痫性精神障碍

（一）概述

癫痫（epilepsy）是一种慢性反复发作性短暂脑功能失调综合征，以脑神经元异常过度放电引起突然痫性发作为特征。癫痫与精神科关系密切，癫痫病人容易出现多种类型的精神问题、情感障碍、社会心理障碍和行为以及人格的改变等。目前，无论是 WHO 的 ICD 疾病分类、美国的 DSM 分类，还是我国的 CCMD 分类系统，癫痫性精神障碍（mental disorder in epilepsy）都被确定为器质性精神障碍中的一个类别，是指与癫痫有着特殊精神病理学关系的精神障碍。癫痫发作对大脑的功能产生不良影响，同时长期的癫痫发作也会对病人的躯体、认知、精神心理和社会功能等多方面产生不良影响。

癫痫可分为原发性和继发性癫痫，前者是指目前原因不明的一类，后者是指脑部病变或全身性疾病的临床表现之一。癫痫发作依据临床发作和脑电图的特征分为部分性或局灶性发作和全面性发作，前者指发作起源于局部，并且脑电图也是局灶性的起源；后者指临床表现是全面性的，并且脑电图的异常放电也是全面性的。

（二）流行病学特点

根据各国的流行病学调查，癫痫患病率在 4‰ ~10‰，发展中国家的患病率高于发达国家，分布于各个年龄组及各种职业，尤以儿童及青少年为多见。

（三）病因与发病机制

癫痫的病因较复杂，染色体异常合并神经系统受损、脑皮质发育不良、遗传代谢病可以伴有痫性发作；围生期损伤、孕期病毒感染、颅脑外伤、脑血管疾病、中枢系统感染、脑肿瘤、缺血缺氧性脑损害、中毒性因素等都可引起临床癫痫发作。

（四）临床表现

癫痫发作时精神障碍有以下几类：

1. 自动症（epileptic automatisms）　是指癫痫发作时或发作刚结束时出现的意识混浊状态，此时病人仍可维持一定的姿势和肌张力，无意识地完成简单或复杂的动作与行为。

2. 神游症（fugue）　表现为无目的地外出漫游，对周围环境有一定的感知能力，能做出相应的反应，历时可达数小时或数天，发作后遗忘或回忆困难。

3. 朦胧状态（twilight state）　表现为意识障碍伴情感和感知觉障碍，如恐惧、愤怒，也可表现为思维及动作迟缓，发作突然，可持续数小时。发作间隙期可有癫痫型人格障碍。

（五）治疗

一般原则是抗癫痫药物治疗。癫痫治疗尽可能单一用药，并遵医嘱服药，定期监测血药浓度。在治疗癫痫的基础上根据精神症状选用药物，注意选用致癫痫作用较弱的药物。

笔记

第三节　脑器质性精神障碍病人的护理

【护理评估】

1. 健康史　评估病人的现病史，如有无脑血管病、颅内感染、脑外伤、脑肿瘤、癫痫、脑寄生虫病等病史；熟悉原发疾病的进展情况及精神障碍的伴发情况；评估病人的生长发育史；评估家族中有无其他精神障碍病人；熟知病人药物治疗的具体情况，如效果如何、有无不良反应等。

2. 生理状况　评估病人的一般状况，包括生命体征、营养、进食、排泄、睡眠、大小便、皮肤是否正常，自理活动是否受限等。

3. 心理状况　①评估病人有无定向力障碍或自知力缺损；②有无记忆力的减退，如对时间、地点、人名能否记忆，对新近发生的事情是否容易遗忘，有无错构、虚构；③评估计算能力是否受损，智能障碍程度；④有无思维障碍，如幻觉、妄想等；⑤病人人格是否有明显改变；⑥情感活动和行为是否异常，如情绪的波动、激惹、欣快、焦虑、抑郁、睡眠障碍等。

4. 社会功能　①评估病人的个性特征、兴趣爱好、生活方式、学习、工作、社交能力，对自身患病的态度，病前有无发生严重的生活事件，病人的反应如何；②评估病人家庭经济状况及支持系统；家属的护理能力和照顾病人的意愿，家属情绪状况等；③评估病人社会功能，如职业、工作环境等，社区防治机构的具体情况。

5. 辅助检查　评估实验室及其他辅助检查，如血尿粪常规、生化检查、脑电图检查、头部 MRI、脑脊液检查等检查指标是否正常。心理学检查如简易智力状况检查、长谷川痴呆量表（Hasegawa dementia scale，HDS）、日常生活能力量表（activity of daily living scale，ADL）对痴呆的评估具有特异性。

【常见护理诊断／问题】

1. 有对自己或对他人施行暴力行为的危险　与幻觉、错觉、妄想、意识障碍、环境危险性识别能力下降有关。

2. 言语沟通障碍　与认知功能受损、理解能力减弱、失读、失语有关。

3. 沐浴／卫生／穿着／修饰／进食／如厕自理缺陷　与认知能力的丧失、痴呆、意识障碍有关。

4. 思维过程改变　与认知能力的改变有关。

5. 家庭应对无效　与认知能力改变、智能减退有关。

【护理目标】

1. “有对自己或对他人施行暴力行为的危险”的护理目标　病人及照护者能识别危险；病人及照护者能说出危险因素；在照护者的帮助下，病人能保持规律的生活起居，漫游可在 3 小时内返回；病人能减少或不发生暴力行为的危险。

2. “言语沟通障碍”的护理目标　当病人听到一个词时，能正确地使用手势；病人对所提的问题回答“是”或“不是”；病人出现失语症时能借助图片或标签等方式表达自己的想法。

3. “沐浴／卫生／穿着／修饰／进食／如厕自理缺陷”的护理目标　病人能在护理人员的指导下一步步按提示自行穿好衣服；能保持长期受压部位皮肤完好无损；病人能参与力所能及的自我料理。

4. “思维过程改变”的护理目标　病人能正确表达自己的需求；最大限度地推迟思维衰退的速度。

5. “家庭应对无效”的护理目标　照护者能认清病人疾病的转归；照护者懂得病人的病情哪些是照护者能控制的，哪些是不能控制的；照护者能表达内心感觉；照护者对病人所患疾病有正确的认知，能恰当处理病人出现的各种状况。

【护理措施】

1. 安全护理　病房环境应简单舒适，地面防滑，禁止病人穿拖鞋或塑料底鞋，台阶、走廊、厕所应设有扶手，防跌倒；长期卧床病人加床栏或用低矮床铺。建立病人的安全感，定时检查病房设施，病房内无危险物品，防止病人出现自伤或伤人，对有妄想、幻觉、易激惹的病人进行各项护理操作时尽量一次性完成，避免反复多次刺激病人。将病人的日常用品放在固定处，便于使用。

笔记

对痴呆病人特别要防走失，适当让病人外出，但必须有人陪同，防止意外。给病人随身携带身份识别卡或救护卡（姓名、家庭地址、血型、联系人及电话等），一旦走失方便寻找。

2. 生活护理

（1）协助、指导病人料理生活：对痴呆病人要尽量保持规律的生活方式，作息时间相对固定，以便记忆。指导或协助病人晨晚间及日常沐浴、更衣、如厕等；保持清洁，防止感染。鼓励病人保持现存的自理能力，力所能及地做好自我护理。保证病人有充足的时间去完成生活自理项目，并尽可能地与其家庭日常生活保持一致。

（2）饮食护理：在饮食护理方面，为病人提供易消化、营养丰富的软食或半流食，对不知饥饱抢食的病人要控制进食量及速度。进食时，做好卫生处置，病人颌下垫治疗巾，避免因食物外流污染衣服及床单。防止病人口腔肌肉运动不协调而致误吸，必要时给予鼻饲流质，进餐时有专人观察，对进食困难者予以协助，谨防噎食。

（3）排泄护理：观察病人排泄情况，嘱病人定时排便，保持大便通畅，及时处理便秘、尿潴留，对不能自行管理排泄的病人，要定时带其到指定地点如厕。

（4）睡眠护理：为病人创造良好睡眠环境，对表现为睡眠规律颠倒的病人，增加日间活动时间，保证夜间睡眠，做好睡眠记录，对有谵妄状态、有恐怖性错觉或幻觉的病人，护士应陪伴病人。

3. 对症护理

（1）定向力障碍的护理：对病人进行定向能力的训练，增加病人现实定向感，及时纠正或提醒其准确的人、时间、地点的概念。病房设置大指针的时钟和以日期分页的日历有助于病人对时间的认识；必要时用大而明显的标志标明常用的生活物品。鼓励病人读报或收听广播电视节目，可保持或促进病人对新事物的兴趣。

（2）意识障碍的护理：应专人护理，防止意外发生，必要时可用约束带暂时保护，做好口腔护理，定时翻身拍背，防止发生坠积性肺炎和皮肤受损。对精神自动症病人应限制其活动范围，并给予药物控制，加强保护，以免发生意外。密切观察生命体征，注意瞳孔变化。

（3）语言沟通障碍的护理：加强与病人的沟通，及时了解病人的需求以及病情的动态变化。经常与病人进行交流，与病人沟通交谈时声音要稍大，速度要慢些，措辞简短清晰，重复重点，语速要慢、清楚、简单易懂，可从过去的事情谈起，激起病人的远记忆，每次只说一件事并给病人足够的时间回答，多谈使病人感到有兴趣的话题，如家庭、爱好等。对病人因记忆减退而说后忘记，护士要不厌其烦，提供正确信息，必要时给病人使用辅助器材，如助听器、书面小卡片等。

（4）积极行为模式干预：密切关注病情变化，全面掌握病人的思想动态和行为，病人时有冲动、毁物等行为，护士要正确识别暴力行为的前驱表现，判断造成冲动行为的相关因素，及时采取有效的防范措施，奖赏合适的或积极的行为，促进病人保持积极适当的行为模式。

（5）痴呆的护理：总的原则是根据病人的自理能力分别提供完全照护、协助 / 部分照护，维持病人现有的生活能力，帮助病人养成基本的生活习惯，进行难度适当的智力与功能训练，鼓励病人避免责备与争执。如简化新的任务、使用记忆辅助工具记事本、提示条等，将病人置于熟悉的环境，照顾者固定、治疗地点固定。对 VD 病人，因偏瘫、失语，可出现自卑、消极，或因生活不能自理导致性情急躁，护士应做好病人心理护理，并请家属配合，给予病人精神和物质方面的支持，鼓励或组织病友之间交流康复及养生经验，指导病人参加简单工娱治疗和康复训练，对各种失语和认知障碍，应尽早进行语言、认知功能的康复训练。

（6）对癫痫发作病人的护理：应密切观察发作情况并作记录，如生命体征、意识状态、瞳孔反应、神经系统反射等。对精神运动性发作，意识朦胧状态持续时间长或癫痫频繁发作者应及时报告医师并即时加以保护，按医嘱用药并严防意外发生。对有幻觉、妄想、兴奋冲动、谵妄状态等易发生伤人和自伤行为的病人，应注意采取相应措施加以保护。

4. 用药护理　监测药物的不良反应，如应用抗胆碱药物致排尿困难时，及时解除尿潴留，避免因膀胱肌无力导致尿潴留而使病人烦躁不安，加重病情。

5. 健康教育　指导家属掌握观察病情的方法和训练生活功能，调动病人家庭和社会的支持系统，社区、家庭支持对病人疾病的康复是非常重要的。照顾痴呆病人的场所，最理想的是在病人的家里。由熟悉的人来照顾，对病人而言是相当有益的，但会给家庭带来长期的经济及精神压力。若痴呆严重

0901

文档：轻度认知障碍可能是阿尔茨海默病的早期表现

笔记

到生活不能自理，则需要住进特殊养护机构，由专业医疗人员照顾。

【护理评价】

1. 病人能否识别危险，有无伤人或自伤行为。
2. 病人能否通过图片等方式表达自己的想法。
3. 病人能否参与力所能及的自我料理，能否维持基本生理功能并保持规律的生活起居。
4. 病人能否主动运用技巧提高自己的定向能力。
5. 照护者是否对疾病知识及如何应对疾病有所了解，是否已掌握部分照顾病人的方法。

第四节　常见的躯体疾病所致精神障碍

一、概述

躯体疾病所致精神障碍是在躯体原发疾病的基础上产生的，是由于躯体的各种疾病造成躯体血流动力学改变、水电解质平衡紊乱等，进而导致了脑功能失调，精神障碍是躯体疾病全部症状中的一个组成部分，通常找不到脑部直接受侵犯的证据；且症状与躯体疾病的轻重常表现为正相关关系；一般躯体疾病在先，精神症状在后；症状常有昼轻夜重的特点；躯体疾病的预后和病程决定了精神症状的预后及病程。常见的躯体疾病所致精神障碍有以下几类：

1. 躯体感染所致精神障碍是由病毒、细菌或其他微生物引起的全身性感染，如流行性感冒、肺炎、流行性出血热、伤寒、恶性疟疾、HIV 感染等引起的精神障碍。因其精神症状是原发疾病症状的一部分，所以曾将躯体感染、中毒所致精神障碍与躯体疾病所致精神障碍统称为症状性精神病（symptomatic psychosis）。

2. 内分泌障碍所致精神障碍分为三类：第一类是内分泌系统本身功能亢进或减退时对相应的脑功能产生影响而引起的精神障碍。第二类是急性严重的内分泌改变引起的脑代谢障碍所致，如甲状腺危象、糖尿病性昏迷等。第三类是严重的内分泌疾病造成的弥漫性脑损害，而出现慢性脑器质性精神障碍。常见的有以下几类：

(1) 甲状腺功能亢进（甲亢）所致的精神障碍：是指甲状腺激素分泌过多，导致中枢神经系统功能紊乱所致的精神障碍。主要表现为在高代谢症状群的基础上出现精神症状，如焦虑不安、易激惹、失眠、话多、多疑、烦躁、攻击性增强等，严重者可出现幻觉和妄想等。

(2) 甲状腺功能减退所致的精神障碍：甲状腺功能减退简称甲减，是由多种原因引起的甲状腺激素合成、分泌不足或生物效应缺陷引起的脑代谢改变所导致的神经精神障碍。常表现为抑郁、注意力不集中、情感淡漠等。

(3) 肾上腺皮质醇增多症和肾上腺皮质功能减退所致的精神障碍：皮质醇增多症是由于肾上腺皮质分泌过量的糖皮质激素（主要是皮质醇）所致的一组疾病，该病引起的精神症状以情绪低落为常见；肾上腺皮质功能减退是指肾上腺皮质功能减退，该病引起的精神症状为记忆障碍、情绪不稳定等。

(4) 性腺功能异常所致的精神障碍：是指由于生理和病理的原因引起性腺激素平衡失调以致性腺功能异常引发的精神障碍。一般是指女性在不同时期，如月经期、妊娠期、分娩期、产后和更年期，由于内分泌变动所产生的各种精神障碍。

(5) 糖尿病所致的精神障碍：糖尿病是一组以血糖升高为主要表现的内分泌代谢疾病，其主要发病机制是由于胰岛素分泌绝对或相对不足及（或）靶细胞对胰岛素敏感性降低而引起的糖、蛋白质、脂肪及水、电解质代谢紊乱。该病精神症状主要表现为抑郁、焦虑等，重者精神错乱、昏迷。

3. 风湿性疾病所致精神障碍在风湿性疾病中，与神经精神障碍关系密切的疾病有系统性红斑狼疮、皮肌炎和多发性肌炎、结节性动脉周围炎、硬皮症和白塞病等。风湿性疾病中有的甚至以神经精神症状为首发症状或主要表现。

笔记

4. 内脏器官疾病所致精神障碍是指因重要内脏器官疾病（如心、肺、肝、肾等）所导致的精神障碍。

精神障碍的严重程度随原发疾病的变化而波动。常见如下类型：

(1) 心血管疾病所致的精神障碍：各类心血管疾病都可能因循环障碍而造成脑部缺血、缺氧及水肿等病理过程，致使大脑功能紊乱而出现各种精神障碍。临床较常出现精神障碍的疾病如下：①冠状动脉粥样硬化性心脏病（冠心病）；②心律失常；③风湿性心脏病等。

(2) 呼吸系统疾病所致的精神障碍：是指各种呼吸系统疾病在呼吸功能不全的基础上，呼吸生理学、血液学和脑代谢等多方面改变而引起的精神障碍。较常见的为肺性脑病所致的精神障碍。肺性脑病是指由慢性肺部疾病引起重度肺功能不全或呼吸衰竭时的一种神经精神障碍。

(3) 消化系统疾病所致的精神障碍：①肝脏疾病所致的精神障碍：肝性脑病又称肝脑综合征，是由严重肝病引起的，以代谢紊乱为基础的中枢神经系统的综合征。本病是多种肝脏疾病晚期的严重并发症和导致死亡的重要原因。临床上将肝性脑病分为前驱期、昏迷前期、昏睡期、昏迷期。②胰腺疾病所致的精神障碍：包括急性、慢性胰腺炎，胰腺癌所致的精神障碍，即在急性胰腺炎时往往由于胰腺出血或坏死，肿瘤引起肾、肝、肺等功能不全，导致多种脏器功能衰竭，从而影响到脑功能，加上脑循环障碍、酸中毒、电解质紊乱、肝性脑病、尿毒症等因素对脑的影响更易促使精神症状的发生。

(4) 肾脏疾病所致的精神障碍：是指各种肾脏疾病引起的急性、慢性肾功能不全，包括肾透析、肾移植所致的精神障碍。临床表现主要以意识障碍、抑郁状态和神经衰弱综合征为主，并伴有神经症状。

5. 其他躯体疾病所致精神障碍，仅介绍如下类型：

(1) 癌症：是指机体内某种体细胞失去正常的调节控制，不断繁殖，同时有不同程度的分化障碍，并常侵犯邻近组织或转移到远离部位的一组疾病。而癌症病人在发病前后所致的神经精神障碍也较多见。

(2) 手术前后（围术期）所致的精神障碍：手术对病人是一种严重的心理应激，手术前后病人普遍存在心理紧张、焦虑、抑郁、恐惧等应激反应。术后精神障碍并非为独立疾病单元，其中有心因性反应和内因性精神病的诱发，但大多为症状性精神障碍。

二、流行病学特点

躯体疾病所致的精神障碍在综合医院常见，在综合医院精神科会诊中约占57.6%，其中心血管、消化科各占13%。精神障碍的类型以急、慢性器质性精神障碍最为多见，占41%；神经症性障碍占21.4%，以焦虑、抑郁多见；躯体疾病引起的心理反应为13%。国内外报道，手术前后引起的焦虑其发生率为15%~60%。

三、病因与发病机制

躯体疾病所致精神障碍的最主要因素是躯体疾病导致了大脑功能紊乱，其次，年龄、性别、遗传因素、应激状态、营养状况、心理与躯体素质、人格特征、环境因素、社会支持系统等均可影响精神障碍的发生。主要发病机制为代谢障碍、脑缺氧、毒素作用、酸碱平衡紊乱等导致病人中枢神经功能紊乱，从而出现精神症状。

四、临床表现

本病临床表现多种多样。常见的表现有意识障碍、遗忘综合征、智能障碍综合征、人格改变、精神神经症状群等，同时，还存在其原发病的各种表现。

1. 意识障碍　以谵妄状态最常见，症状随躯体疾病的好转而消退。

2. 痴呆和遗忘综合征　常在躯体疾病的晚期或迁延不愈时出现。

3. 脑衰弱综合征　见于躯体疾病的初期、恢复期和慢性病的过程中，表现为疲乏、头昏、注意力不集中，思维迟钝、情感不稳或脆弱、感觉过敏等。

4. 情感障碍　一般出现在躯体疾病之后，常见抑郁和躁狂障碍。

5. 精神病性症状　可出现幻觉、妄想、紧张综合征等，往往是片段的，系统性较差。

6. 神经症状　严重者可出现锥体束征、瘫痪、痉挛发作、扑翼样震颤等。

以上各种表现既可以单独出现，也可以同时出现，它们均在原发疾病表现的基础上产生，通常在疾病高峰期达到高峰，晚上重白天轻，经病因和对症治疗后痊愈，而且一般不会复发。少数病例昏迷时间较长可遗留人格改变或智力减退，痴呆综合征一旦出现，多数会成为后遗症，不易治愈。

五、治疗

治疗原则是针对原发疾病进行治疗及停用可能引起精神障碍的药物。

1. 最重要的是病因治疗，积极治疗原发躯体疾病。

2. 支持治疗纠正水电解质紊乱和酸碱平衡失调，补充营养、能量和维生素等，加强脑保护。

3. 控制精神症状对躯体疾病所致精神障碍者，应用精神药物要特别慎重，剂量应更小，逐渐增加，症状稳定后要逐渐减量。

第五节　躯体疾病所致精神障碍病人的护理

【护理评估】

1. 健康史　评估病人的躯体疾病的症状、体征等，其与精神症状的关系、发展的规律和演变的情况，治疗情况如何。

2. 生理状况评估　病人的一般状况、生命体征、营养、进食、排泄、睡眠、大小便、皮肤是否正常，生活是否自理。

3. 精神症状　意识状态、认知功能、情绪状态等是否正常，对所出现的各种幻觉、妄想、谵妄、意识障碍、抽搐、兴奋、易激惹、遗忘等表现及程度进行认真评估。

4. 心理社会状况　评估病人的心理应激状态、环境因素、文化程度、个性特点、遗传病史等。发病与社会心理因素的相关性等。

5. 实验室及其他辅助检查　血尿粪常规，生化检查，脑电图检查，头部 MRI，脑脊液检查等。

【常见护理诊断 / 问题】

1. 营养失调：低于机体需要量　与生活自理能力差导致营养摄入不足有关。

2. 有受伤的危险　与意识障碍、神经系统症状及精神症状有关。

3. 卫生 / 穿着 / 进食 / 如厕自理缺陷　与意识障碍、智能障碍、与躯体疾病导致病人活动受限有关。

4. 睡眠型态紊乱　与紧张、恐惧、焦虑、躯体不适有关。

5. 自我认同紊乱　与躯体疾病导致的外表或功能改变有关。

6. 健康维护能力下降　与躯体疾病导致的感知觉受损、沟通障碍、缺乏相应知识有关。

【护理目标】

1. 病人能摄入足够的营养、保证水电解质的平衡。

2. 病人不发生外伤，并能掌握预防受伤的知识和方法。

3. 病人生活自理能力改善或恢复。

4. 病人睡眠改善，恢复正常睡眠型态。

5. 病人能接受躯体疾病导致的外表或功能改变，并能积极配合治疗与护理。

6. 病人维护健康的能力和信心得到提高，能利用有利资源维持或增进健康。

【护理措施】

1. 安全护理　加强安全管理工作，清除所有危险物品，创造舒适的、安全的病房环境。密切观察病情，对行为紊乱、明显兴奋躁动的病人，必要时设专人护理。严禁病人单独活动或独处，防止病人在精神症状影响下产生出走、冲动、自伤行为。教会病人学会控制情绪的方法，恰当表达自己的需要及欲望。能叙述造成自己愤怒及激动的原因，如出现愤怒时学会正确发泄愤怒的方法：跑步、绞衣角、撕纸片、做操等。

2. 生活护理　帮助病人制订日常生活时间表，鼓励自理生活，制订针对性护理方案。针对病人制订详细适宜的护理计划，根据病人的原发疾病的要求，满足病人营养需求，允许病人选择个人喜好的

笔记

食物。为病人提供舒适的进食环境，给予充足的进餐时间，必要时给予鼻饲或静脉补充营养以保证营养的摄入。保持大小便通畅，观察睡眠质量、记录睡眠时间，做好个人卫生。

3. 对症护理　注意观察原发躯体疾病症状，如有无心、肝、肾重要器官受损的表现，对高热病人及时降温，保护脑细胞防止水肿。监测意识改变情况，减少并发症，使病人维持最佳的功能状态。对于有皮疹的病人，指导他们避免接触紫外线，如在太阳下应使用保护性太阳伞，戴上宽檐帽，戴上保护性眼罩，禁忌日光浴。如发生智能障碍后遗症，应注意尽早开始各种技能训练和康复治疗护理。

4. 药物护理　对不能自行服药的病人应在监护下完成药物治疗，并监测药物的不良反应。

5. 心理护理　建立良好的护患关系，尊重理解病人。运用语言或非语言技巧表达对病人的关心与支持。鼓励病人表达内心的想法，调动积极情绪，阻断负性情绪。

【护理评价】

1. 病人能否摄入足够的营养、保证水电解质的平衡。
2. 病人是否发生外伤，是否掌握预防受伤的知识和方法。
3. 病人生活自理能力有无改善或恢复。
4. 病人睡眠有无改善，是否恢复正常睡眠型态。
5. 病人能否接受躯体疾病导致的外表或功能改变，是否积极配合治疗与护理。
6. 病人有无维护健康的能力，能否利用有利资源维持或增进健康。

0902

微课：阿尔茨海默病护士执业考试考点解析

思考题

杨某，男，74岁。确诊为阿尔茨海默病5年，病人生活能力下降，自己扣纽扣、系鞋带慢慢出现困难，常怀疑探视亲友偷他的东西，喜欢把碗藏在床头柜里。

请分析：

护士将为杨某提供哪些可能的护理干预措施？

09章 思路解析

思考题思路解析

09章 扫一扫,测一测

扫一扫，测一测

（赵　靓　权　苑）

第十章 人格障碍病人的护理

学习目标

1. 掌握偏执型人格障碍、边缘型人格障碍及反社会型人格障碍病人的临床特点和护理要点。
2. 熟悉依赖型人格障碍、强迫型人格障碍、分裂样人格障碍以及表演型人格障碍病人的临床特征。
3. 了解人格和人格障碍的概念。
4. 能正确运用精神科护理的知识对不同人格障碍的病人采取针对性的措施。
5. 具有良好的沟通能力以及全心全意为病人服务的精神。

导入情景

杨女士，22岁，曾多次因割伤自己的前臂而入院。这次接收杨某入院的护士对杨某的经历很同情，精心地照顾病人，杨某也非常喜欢这位护士，愿意将自己的经历与护士诉说。然而1周后，杨某忽然对这位护士说："你过去对我很好，我喜欢你，但现在我恨你"。

请问：

1. 杨女士属于何种人格障碍？
2. 杨女士的表现属于何种行为异常？
3. 对于杨女士的行为，医护人员应该采取何种措施给予干预？

人格障碍是指在没有认知过程障碍和智力缺陷的情况下人格明显偏离正常，它是介于正常人和精神病之间的行为特征。具有人格障碍的人每天都生活在我们的周围，他们的异常行为往往不被人们所认知。正因为他们所患疾病的隐匿性，所以经常会造成扰乱社会秩序的事件，轻则扰乱一个家庭，重则出现凶杀案，甚至可能会破坏或颠覆一个政权。人格障碍者往往终身具备某种异常人格，难以治愈，在临床中是令精神科护士最棘手的问题，有人用香蕉由外向内变黄的例子形容人格障碍的顽固性。

本章将重点介绍对自身以及社会影响较大的三种人格障碍（即偏执型人格障碍、边缘型人格障碍和反社会型人格障碍）病人的临床特征及护理要点。

笔记

第一节　概　　述

一、概念

人格（personality）是由人格倾向性和人格心理特征两个方面构成的，具体体现在对人或对事的态度、信仰、欲望、价值观和行为方式等方面。人格的形成是由先天生理因素和后天环境因素的影响所决定的，即个体在遗传和环境的交互作用下，逐渐形成独特的身心结构，一般到青春期时固定下来。一种特定的人格一旦形成，往往是持久的、相对稳定的，它是通过心理活动和行为表现出来的。

知识链接

个 性 理 论

艾森克和荣格将人的个性分为外向和内向两种，认为外向性格的人表现为热情、健谈、爱活动、喜社交、不甘寂寞，有进取、冒险精神。而内向性格的人则尽量避开外界刺激，喜孤独，活动少，少交谈，不爱热闹。

人格障碍（personality disorder）是指个体的行为和对生活的体验长期、持续、并且明显的与他所生活的社会文化形式不一致。当一个人具有某种人格障碍时，他的人格特征是多变的、不适应的，严重地损害社会或占有欲过强，常和社会生活发生严重的冲突，明显影响其人际关系和职业功能。人格障碍多在少年或儿童期开始形成，到青春期定形，经常持续生命的整个过程。对人格障碍的诊断首先基于个体在情绪、认知、人际关系和对冲动的控制等方面显著偏离主流社会文化，并且对个体的社会功能、人际关系等带来明显的损害或导致主观痛苦。

二、分类

根据《中国精神疾病分类与诊断标准》第3版（CCMD-3）和《美国精神障碍诊断与统计手册》第4版（DSM-Ⅳ）和国际疾病分类（ICD-10）将人格障碍分为如下类型（表10-1）：

表10-1　人格障碍分类表

CCMD-3	DSM-Ⅳ		ICD-10
偏执型人格障碍	A组人格障碍（古怪型）	偏执型人格障碍	偏执型人格障碍
分裂样人格障碍		分裂样人格障碍	分裂样人格障碍
反社会型人格障碍		分裂型人格障碍	反社会型人格障碍
冲动型人格障碍	B组人格障碍（戏剧型）	反社会型人格障碍	冲动型人格障碍
表演型（癔症型）		边缘型人格障碍	表演（癔症）型人格障碍
强迫型人格障碍		表演型人格障碍	强迫型人格障碍
焦虑型人格障碍		自恋型人格障碍	焦虑（回避）型人格障碍
依赖型人格障碍	C组人格障碍（焦虑型）	回避型人格障碍	依赖型人格障碍
		依赖型人格障碍	自恋型人格障碍
		强迫型人格障碍	不成熟型人格障碍

注：边缘型人格障碍是典型人格障碍之一，病人对自身及社会和家庭均造成严重的影响和伤害，中国精神病分类中没有明确将其单独列出，但这并不表明中国没有边缘型人格障碍病人

三、流行病学特点

有关人格障碍的流行病学调查，在我国尚缺乏权威性的报道。美国学者研究表明，各种人格障碍

笔记

的总和在人群中的发病率是13%。美国精神科护理协会于2000年对人格障碍的流行病学调查表明：偏执型人格障碍为0.5%~2.5%；分裂样人格障碍为0.4%~4.1%；反社会型人格障碍男性为3%，女性为1%；边缘型人格障碍为2%；表演型人格障碍为2%~3%；自恋型人格障碍为1%；回避型人格障碍为0.5%~1%；依赖型人格障碍为0.1%~10%；强迫型人格障碍为1%。

四、病因与发病机制

造成人格障碍的原因不明，它是由生物、心理、社会等多种原因引起。

(一) 缺乏应有的爱

儿童早期因失去父母并缺乏能替代父母的人，或因被遗弃并受继父、继母的歧视、虐待，或因父母亲的脾气不好，经常打骂孩子，或因幼儿及青少年时期遭受侮辱等，久而久之，在情感上变得冷漠并与他人保持较远的距离，不能将自己的情感融于他人的心境，逐渐导致性格偏差，形成人格障碍。

(二) 教育方式不当

因父母亲过分溺爱孩子，使孩子产生以自我为中心的思想，对别人的意见听不进去，长大了变得无视父母、师长，甚至蔑视学校及社会的制度法规；相反，若父母亲或学校老师的教育方法期望过高，经常训斥孩子，使孩子在心理承受巨大的压力，易产生逆反心理，形成人格扭曲。

(三) 人格成长受挫

当孩子在18~36个月龄间，开始蹒跚学步时，一方面想要离开妈妈，又不时回到妈妈那儿寻求感情依赖，唯恐妈妈离开。如果此时的妈妈不去帮助孩子自立，反而感情用事地溺爱孩子，剥夺了孩子应有的自立权力。而当孩子大哭大闹缠住妈妈不放并且依赖他人时，妈妈却奖赏孩子。妈妈对待孩子的矛盾行为常使孩子形成脆弱依赖的性格。孩子长大后，不能将积极和消极的品质集中在一个人身上，而是把人分为绝对的“好人”或绝对的“坏人”，一个人好起来可以是非常的完美，甚至达到崇拜的程度；而一个人坏起来将是格外的差，甚至产生对其有厌恶感或成为敌人。

(四) 家庭和社会因素

家庭的不和谐、恶劣的社会环境以及不合理的社会制度等都为人格障碍的形成提供了温床。由于孩子在家庭和社会上受到不良环境的影响，得不到正常的教养，久而久之，他们便形成了与正常社会不相融的人格。

(五) 遗传因素

经研究表明，在人格障碍和其他精神疾病病人的亲属中，患人格障碍和其他精神疾病的比率明显高于正常人，说明人格障碍的发生率与血缘有关，血缘关系越近发生率越高。

五、常见人格障碍病人的临床特点

对社会和家庭影响较大的人格障碍有偏执型人格障碍(paranoid personality disorder)、反社会型人格障碍(antisocial personality disorder)和边缘型人格障碍(borderline personality disorder)。

(一) 偏执型人格障碍

1. 敏感多疑　病人认为他们周围的人或现象都对自己别有用心，无端的猜疑，总是被“忠诚”和“信任”缠绕着，特别是对亲人和朋友，认为别人在伤害、欺骗、剥削自己。经常怀疑、嫉妒、考验、侦查配偶的行踪，甚至将配偶或其他家庭成员告上法庭。

2. 人际关系紧张　病人对周围的人和事极度的敏感，经常将别人说的话看成是对自己的进攻，从而具有高度的警惕性和极强的自我防卫心理。他们外表显得严肃认真、孤单阴沉、死板，缺乏幽默感；内心常满怀委屈和怨恨，有着强烈的敌意和报复心，心胸狭隘，固执喜辩，过于自尊及自信。在行动上鬼鬼祟祟，遮遮掩掩，拐弯抹角，一生处于紧张不安的状态。人们通常不愿意与偏执型人格障碍者接触，认为他们浑身是刺，横竖挑剔，很难与他们保持关系。

(二) 反社会型人格障碍

1. 易冲动　办事常没有目标，对别人的阻挠和干预经常回报以疯狂的挑衅和报复。经常会造成扰乱社会秩序的事件，轻则扰乱一个家庭，重则出现枪击案或凶杀案，甚至有可能会企图破坏或颠覆一个政权。

笔记

2. 缺乏内疚感　以自我为中心，缺乏道德准则，做了坏事或不道德的事情从没有内疚感。尽管有时做了错事会说声对不起，但根本就不是出于真心的道歉，转眼之间便继续做坏事。

3. 冷酷无情　表面上看起来很有魅力，似乎智商很高，但缺乏爱心，冷酷无情，爱说谎话，不诚实，办事当面一套，背后一套。性生活不掺有感情，令配偶反感，只是想得到眼前的满足，而从不考虑他人的感受。不能从亲身经历中获得有益的体验。

4. 生活层次低下　社会活动层次低下，经常是从小染上吸毒恶习。其履历中可发现病人经常有打架斗殴、酗酒偷盗以及强奸等犯罪行为。因为他们个性的不成熟，也就体验不到成熟的快乐。

微课：
反社会型人格障碍

（三）边缘型人格障碍

1. 不定性情感　情感活动不稳定，经常突然出现情感低落、忧虑或烦躁、沮丧等。不能承受压力，在别人看来都是生活中的常见问题，但在边缘型人格障碍病人眼里，这些问题犹如祸从天降，难以逾越，经常怒气冲冲，表现出不适宜的、过于强烈的愤怒，并缺乏对愤怒情绪的控制，受连累和抨击的往往是亲人和朋友。

2. 自残行为　总是认为自己不如别人，因此，依赖他人，发狂似的企图避免事实上的或想象中的被人抛弃。总想成为人们帮助的中心人物，很少有满意的时候，心情总是处于焦虑状态。为了发泄心中的不平衡，病人经常采用自我伤害的行为或威胁要自我伤害，好冲动，经常威胁或做出自杀或自残的事情，如割腕、用烟头烫身体、酗酒等。

3. 人际关系不稳定　长期在自我形象、性定位、长期目标、职业的选择、交友、期待别人如何评价自己等方面不确定，总是在极度的理想状态和极度的贬低状态间变化，一生总在寻找完美的人，从一种（人际）关系跳到另一种（人际）关系，甚至在工作和生活中常采用操纵行为。

4. 生活层次低下　长期空虚无聊，经常出没在酒吧等场所，酗酒或吸毒，企图用酒精和毒品来麻醉自己，以减轻焦虑的情绪。或性生活轻率，常有多个性伙伴，但都不是固定的。生活中挥霍钱财，花钱缺乏计划性，随意性较强。甚至工作中有偷窃、投机取巧、行贿受贿等问题。

（四）其他常见人格障碍

1. 依赖型人格障碍　以缺乏自信、过度依赖他人为特征。病人自尊低下，内心无助，低估自己的能力，害怕独处。做事被动、顺从，自我怀疑，想方设法地摆脱责任，无论是在人际关系中，还是在工作或治疗过程中，他们每时每刻都在寻找能够为他们提供帮助的人。

2. 分裂样人格障碍　以行为和观念奇特、情感冷漠、孤独偏爱、脱离社会及人际关系差为特点。病人对任何事情都漠不关心，缺乏感觉。性格孤僻、内向刻板，缺乏幽默感，喜欢独来独往，很难适应社会，从而疏远、脱离社会，他们的工作和生活尽可能地远离人群或过着隐居生活。

3. 表演型人格障碍　一生的处事方式具有戏剧性，以自我为中心，用过分夸大的言行来表现自己，想方设法地吸引别人的注意力，得到别人的注意他们就感到满足，没人理睬就变得空虚无聊。人际关系肤浅，总想操纵支配别人，与配偶缺乏深厚的爱情。由于他们强烈的情感反应和行为变化，常常伴有吸毒、草率做决定以及易受伤等问题。

4. 自恋型人格障碍　过高地评价自己，头脑中充满无限的成功、权力、智慧和幻想，而忽视他人的感受，因此，造成与他人的社会关系紧张。由于总是善于抬高自己的地位，而忽视他人的态度，其结果常常是侵犯他人的利益，特别是一些弱者。在他们骄傲自大的背后，有着强烈的惭愧感和被抛弃感，他们夸张地表现自己，是因为她们的内心缺乏对自身价值的自信。

5. 强迫型人格障碍　以过分谨小慎微、严格要求或追求完美但内心有不安全感为特征。在生活和工作中总是处于紧张焦虑状态，他们通过自己独特的行为来抵消焦虑和恐惧，而这些焦虑和恐惧的行为是由于他们失去对某些情境、事物以及人的控制。具体的强迫型人格障碍表现有清洁癖、过分节俭甚至吝啬，严重者会出现强迫行为或强迫思维。

6. 冲动型人格障碍　以情感爆发、难以自制的冲动为特点，男性多于女性。病人对事态缺乏预见能力及计划性，自控能力非常差，极易激惹，常常因微小的刺激便引起争吵、冲动，甚至暴力伤人，或有自杀或杀人行为。此病人常出现在反社会型人格障碍中。

7. 焦虑型人格障碍　以经常性紧张焦虑为特点。办事缺乏自信，常有不安全感，总是提心吊胆，生怕出错。对别人的批评或评论非常敏感，生怕别人不能接受自己。习惯于夸大现实生活事件和情境，

笔记

图片：
不同类型人格障碍的区别

总想回避某些日常活动。生活中求稳，害怕改变和创新。焦虑型人格障碍可出现在多种人格障碍中。

六、人格障碍的诊断

《中国精神疾病分类与诊断标准》第3版（CCMD-3）对人格障碍的诊断标准如下：

1. 症状标准　个体的内心体验与行为特征在整体上与其文化所期望和所接受的范围明显偏离，而且这种偏离是广泛的、稳定的和长期的，并至少有下列一项：①认识的异常偏离；②情感的异常偏离；③控制冲动及对满足个人需求的异常偏离；④人际关系的异常偏离。

2. 严重标准　特殊行为模式的异常偏离使病人和其他人感到痛苦或社会适应不良。

3. 病程标准　开始于童年、青少年期，至少已持续2年。

4. 排除标准　人格特征的异常偏离并非躯体疾病或精神障碍的表现或后果。

七、治疗

人格障碍的治疗和护理主要采用精神心理疗法，纠正病人的异常行为，必要时可配合药物治疗。当病人出现精神病性症状时，可服用氯丙嗪、氟哌啶醇等抗精神病药物；出现情感不稳定时，可服用碳酸锂、卡马西平来稳定情绪；病人易冲动常伴有抑郁，选用抗抑郁药物常有较好的效果，如服用氟西汀；焦虑明显时可用苯二氮䓬类药物处理。但仅用药物疗法将不能治愈人格障碍。由于人格障碍病人的社会功能严重受损，又由于护理人员在处理病人的复杂问题时经常受挫，因此，在临床上精神科护理人员将花费相当的时间和精力来处理人格障碍病人的问题。

知识链接

青春期如何避免人格障碍

有自恋型人格倾向的人应解除自我中心观，接受别人的批评；有戏剧型人格障碍倾向者，要学会调整情绪，纠正错误认知；有依赖型人格障碍倾向者，应主动参加学校的集体活动，锻炼自己的独立性和自理能力；有偏执型人格障碍倾向者，应分析和纠正自己的非理性观点，避免走极端；有冲动型人格障碍倾向者，应加强自身修养，学会“制怒”；有边缘型人格障碍倾向者，应勇敢地承认和面对自己性格的脆弱，学会用其他放松的方式缓解焦虑，而非采用自残行为。

第二节　常见人格障碍病人的护理

【护理评估】

1. 起病特点　人格障碍的特点是早年开始，于童年或少年起病，到青春期开始定形。

(1) 偏执型人格障碍病人是否在童年时出现孤独、敏感、言语刻薄，到成年早期（青春期）是否表现出猜疑和偏执。

(2) 反社会型人格障碍者是否在15岁之前（幼年时）有明显行为失常表现，出现学习成绩不良、不遵守学校纪律、经常逃学、被开除、离家出走、过早性行为、说谎、虐待动物、破坏公物、偷窃等。

(3) 强迫型人格障碍者是否在幼年时表现为过分要求严格与完美无缺。

(4) 依赖型人格障碍者是否在幼年时表现出对他人的依赖和过分的需要他人的保护。

2. 生理状况　人格障碍以心理和行为问题为主，很少有生理症状。但人格障碍与其他疾病同时出现时，亦可出现生理症状。

3. 心理行为状况　人格障碍是人格特质的过分发展和病理性增强。不同类型的人格障碍有其特有的心理或行为的异常表现。

(1) 偏执型人格障碍者有无极度的敏感和多疑。

(2) 反社会型人格障碍者有无对抗社会或有犯罪史。

(3) 边缘型人格障碍者有无性情不稳定和承受压力无能的特点。

(4) 依赖型人格障碍者有无缺乏自信和过度依赖的特点。

(5) 分裂样人格障碍者有无行为、观念奇特和情感冷漠的特点。

(6) 表演型人格障碍者有无以自我为中心和过分夸大言行来表现自己的特点。

(7) 自恋型人格障碍者有无过分夸大自我的重要性的特点。

(8) 强迫型人格障碍者有无过分谨小慎微、严格要求或追求完美的特点。

(9) 冲动型人格障碍者有无情感爆发、难以自制的冲动的特点。

(10) 焦虑型人格障碍者有无经常性紧张焦虑的特点。

4. 人际关系状况　人格障碍者由于其思维和行为方式与现实的文化不一致，所以常出现人际关系紧张。如偏执型人格障碍者是否有因敏感多疑而造成人际关系不融洽。反社会型人格障碍者是否将所有的感情都倾注在自己身上，不懂得也不可能真正地关心和爱别人。边缘型人格障碍者是否有人际关系紧张而不稳定，经常把敌意投向所依赖的人，把亲戚、朋友搞得精疲力竭。依赖型人格障碍者是否对批评相当敏感，当感到人际关系紧张或有冲突时便非常焦虑不安。

5. 辅助检查　约有 65% 反社会型人格障碍病人的脑电图异常，呈慢波和尖峰信号。部分冲动型人格障碍者的脑电图显示慢波增加，脑脊液检查发现 5-HT 代谢异常。由于人格障碍本身通常不伴有躯体器质性的问题，因此，实验室检查常无阳性指征。但临床上常为病人做三大常规检查、心电图、胸片、腹部 B 超及全套肝肾功能生化检查等，有利于鉴别诊断和了解全身重要脏器功能，做脑电图、头颅 CT 或 MRI 检查以排除脑部重大病变。

【常见护理诊断 / 问题】

1. 焦虑　与内心空虚、自尊低下和过度紧张有关。
2. 有对他人施行暴力行为的危险　与不能控制冲动、充满敌意和情感不成熟有关。
3. 有对自己施行暴力行为的危险　与性情不稳定、易冲动及自我认识扭曲有关。
4. 自我认可紊乱　与缺乏自信有关。
5. 偏执多疑　与缺乏信任感有关。
6. 社交障碍　与不能正确地自我评价和缺乏人际沟通技巧有关。
7. 个人应对无效　与急切满足眼前的欲望或心愿、自私及操纵行为有关。
8. 卫生 / 穿着 / 进食 / 如厕自理缺陷　与过分依赖他人、对生活缺乏自信有关。

在上述护理诊断中，偏执型人格障碍多出现偏执多疑；反社会型人格障碍多出现有暴力行为的危险：对他人；边缘型人格障碍常出现自我概念紊乱以及有暴力行为的危险：对自己。上述三种人格障碍均可出现社交功能障碍。反社会型人格障碍和边缘型人格障碍均有个人应对无效。

【护理目标】

1. 病人能描述使他轻松和使他焦虑的感觉，并能识别何时焦虑加重。能用一种以上适宜的方式来发泄、减轻焦虑。觉得轻松的时候多于焦虑的时候。

2. 病人能用语言表达愤怒和受挫感，采用社会能接受的方式发泄不满，而不采取进攻行为。控制冲动的意识有所增强。

3. 病人能用谈话、写信、体力活动等方式表达心中的感受，消除任何自我伤害的想法。如果出现自杀想法时，能亲自或委托他人去与护理人员联系，避免自残行为的发生。

4. 病人能确认引起低自尊的行为。能肯定地表达自己的意见和优点，能正确评价自己，确认自己的价值，增强自信及自尊。

5. 病人逐渐能接受护理人员及其他人对自己的接近和有利于心身健康的帮助。最终能实际评价生活情形，增强与他人（特别是家人或朋友）的互相信任。

6. 病人能现实性地评价自我，说出影响社交活动的感觉。能与其他合适的人一起从事一些日常活动，增加与他人相互作用，提高沟通技巧，并能与他人相处共事。

7. 病人能承认自己的操纵行为。能用语言表达对操纵行为的认识。并能找出至少一种以上适当的方法来满足自己的需要，而不是采取操纵行为。

8. 病人的自信心逐渐增强，开始需在外界的协助下做些简单的生活自理，逐渐能独立生活和

笔记

工作。

【护理措施】

明显影响社会秩序及日常生活的人格障碍主要有偏执型人格障碍、反社会型人格障碍和边缘型人格障碍等。

1. 建立治疗性信任关系 护士应与病人建立良好的治疗关系，充分理解病人，并帮助病人找出影响人际关系的因素。认真听取偏执型人格障碍病人带有多疑情感的陈述，在病人用语言进行攻击或企图找借口来掩盖自己多疑的感受时，切忌直接反驳，以表示护士尊重病人。护士一定要时刻检查自己的情绪，即使当病人使你恼怒时，也要以和蔼友善的态度对待他们，当病人感到能跟你愉快相处时，他们的多疑也就减少了。但对偏执型人格障碍者不要过分的热情，以避免因过分热情引起病人的多疑。

2. 指导病人以一种自己和他人都满意的方式参与日常活动 偏执型人格障碍者由于多疑经常习惯于独处，常把自己与他人隔开，以减少彼此间的烦恼。护士应首先帮助病人找出并表达影响社交的因素和感受，然后再纠正受损的社交技术。在与病人进行交流时，要清楚、简单地说明问题，以减少他们的误解。在病人能信任他人之前，先与病人所信任的人进行交往。鼓励病人参与集体活动，但要避免竞争，因为偏执型人格障碍者对小的细节、符号及不起眼的怠慢都很敏感，会引起发怒。反社会型人格障碍和边缘型人格障碍病人均可因操纵行为而影响其社会关系，护士应指导病人用社会上能接受的方式与人交往，并向其说明操纵行为是一种不健康的行为以及操纵行为所带来的后果。

3. 针对冲动行为的护理 反社会型人格障碍和边缘型人格障碍病人忍受挫折的能力非常低，做事无计划，只针对眼前的利益，草率行事，缺乏考虑，常出其不意，动辄冲动起来，经常由冲动导致进攻及恐怖行为。护士要帮助病人探究诱发冲动的因素，讨论这些行为给自己及他人带来的危害及痛苦，或用其他的方式代替冲动。在与病人谈论如何在社交活动中避免因冲动而扰乱别人时，应向其解释他们的行为会给别人带来什么样的反应和影响，使他们意识到自己的行为是不正常的。

4. 针对进攻行为的护理 进攻是指任何语言的或非语言的、现实的或潜在的针对他人或事物的凌辱，经常发生在反社会型人格障碍者的个人需要未能如愿时，如个人的名声、地位、基本需要、愿望、欲望等。护士首先应与病人一起找出诱发进攻的因素，即察觉坏的兆头，鼓励他们用语言表达感受，发泄受挫感，而非采用进攻行为。帮助病人提高解决问题的技巧以应付挫折和紧张的心理。当病人无法调节自己的愤怒心情即将要对别人发动进攻或有暴力行为时，护士应清楚、明确、严肃地向其讲明破坏行为将造成的后果，及时制止病人的行为，并让他们知道应对自己的行为负责。必要时可以考虑对病人给予隔离或约束，也可根据医嘱用镇静药物控制进攻行为。

5. 针对自残行为的护理 首先，在边缘型人格障碍者的自残行为的间歇期间，护士要评估病人以前的自我伤害史，包括自我伤害的行为方式。探索病人在自残行动前的异常想法，并帮助他们回忆自残想法出现时的情境，找出过去引起敌意的人际关系情况。与病人共同探讨如何将愤怒的感觉（或情绪）得以合理的疏导，如果病人不能控制自己的情绪，一定去寻找护士帮助。与病人一起探索采用建设性（而不是消极的破坏性）的方式表达不满情绪，鼓励其用语言表达愤怒而非采用自残行为。在发生暴力行为前，护士应告诉病人，我们不允许你伤害自己和他人。一旦病人有自残行为发生，护士应调节自己的情绪，既要关心病人，积极地抢救病人的生命，又不要过分地关注自残后的伤口情况，而此时应注意病人导致自残的想法和感觉。

6. 健康教育 人格障碍的发生、形成以及预防和干预都与家庭有着密切的关系，因此，对人格障碍所采用的健康教育的目的，是使家庭成员能正确地了解该疾病的特点，从而配合医生和护士的治疗和护理，有助于病人人格的恢复。在病人住院后，护士应立即开始家庭治疗，因为家庭成员或配偶在有意或无意地促成和支持病人的行为。治疗应针对家庭中的每一个成员，让他们了解自己在应对病人的行为方面应起的作用。

首先，根据家庭成员对本病的了解情况，护士应向家属讲清楚，人格障碍的形成是与病人早期所受的社会和家庭的环境的影响有关。因此，家庭的每个成员在病人重建健康人格方面都将担负着一定的责任。其次，家庭成员应了解常见人格障碍的临床特征及护理，由始至终地以积极的态度去帮助病人。再次，家庭成员要有充分的心理准备，病人给社会和家庭所造成的影响是巨大的、持久的。护

笔记

士应使家属知道，病人的行为是令人不能接受的，但作为家庭成员，家庭必须接受他们。创造舒适的家庭环境，与病人保持正常的人际关系是家庭护理的核心。

【护理评价】

1. 对偏执型人格障碍病人的护理评价应注重：①病人是否对自己的无端多疑有所认识；②与家庭其他成员以及其他社会关系是否得到改善。改变是缓慢的，不能急于求成，要注重病人微小的改进，逐渐增加病人对他人的信任感，从而改善人际关系。

2. 反社会型人格障碍者的行为转变是非常缓慢的，如果某一目标不能在特定的时期内完成（如在住院期间），应从家庭、社区、社会和法律系统等多方面安排长远目标。反社会型人格障碍病人的出院指征包括：①病人能控制冲动；②病人能与其他人开始建立互相信任的关系；③病人能及时发现自己的焦虑，并且得到减轻或控制；④病人或家庭能主动参与或支持治疗。

3. 护士应用护理程序对边缘型人格障碍病人进行护理，若治疗和护理成功，病人将表现出：①能用非防御的方式表达感情，很少表现出可怜相；②很少产生冲动及对其他人表现出敌意，能心平气和地处理矛盾以及用适当的方式发泄内心的不平衡。

思考题

余某，18 岁，2010 年 10 月偷拿大伯家的碟片被发现，大伯要求其归还。余某便把一部分碟片扔进大伯门口的水塘里，大伯责骂并殴打了余某，余某不时还嘴。半小时后，余某路过大伯门口，余怒未消的大伯再次拿起木条打在余某的小腿上。“你打了我五下，等下我要对你不客气的，你给我记住。”余某恼羞成怒，回家拿了把尖刀，反身回到大伯家。身在自家阳台二楼的大伯见状，立即拨打了报警电话。可惜为时已晚，怒气冲冲的余某冲向二楼。朝大伯左胸猛刺了一刀，之后逃离现场。随后大伯被人送往医院，抢救无效死亡。

庭审时被害人家属啜泣声不断，但余某的表现相当平静。面对法官的提问，余某的话极少，说的最多的是“没有”和“不知道”，他对犯罪事实供认不讳，也没有为自己辩护，在最后陈述中只说了一句话：“请法官对我从轻处罚。”

余某在法庭上的回答也经常词不达意、前后矛盾，而对杀害大伯之事也没有表示忏悔或内疚。余某还在法庭上表示，自己与村民关系很不好，“他们经常骂我。”

请分析：

1. 余某属于何种人格障碍？
2. 针对余某的现状，护士应如何护理？

10章 思路解析

思考题思路解析

10章 扫一扫 测一测

扫一扫，测一测

（苏　红）

第十一章 心理因素相关生理障碍病人的护理

11章 PPT

学习目标

1. 掌握进食障碍、睡眠障碍病人的临床特点和护理要点。
2. 熟悉进食障碍、睡眠障碍病人的治疗要点。
3. 了解进食障碍、睡眠障碍的病因。
4. 学会运用护理程序对心理因素相关生理障碍病人实施整体护理。
5. 能够理解和关心病人并能够与之建立良好的护患关系。

导入情景

小赵，女，17 岁，高二学生，因进食少、消瘦闭经 1 年而入院。孙护士是小赵的责任护士，每天想尽办法让身高 160cm 而体重却只有 38kg 的小赵多吃点饭，可小赵一直对她很冷淡，不太配合。到了吃饭时间，小赵又在病房里大喊大叫，孙护士过来劝阻她时，她把饭菜扔到了孙护士身上，愤愤地说：“要吃你吃！没看见我多胖了还让我吃！”

请思考：

1. 小赵属于哪一类精神障碍？
2. 小赵此时的心理状况如何？
3. 对于小赵的不合作，孙护士可以采取什么方法帮助小赵？

饮食、睡眠是人类的基本功能，与心身健康密切相关。现代社会越来越多的人开始重视自己的身材，尤其是不少青年女性甚至认为“越瘦越好”。然而，盲目沉迷于“骨感美”而不留意身材是否符合健康标准会使人们不知不觉陷入精神疾病的深渊，甚至付出生命的代价。2010 年，法国曾拍摄裸照对抗神经性厌食症的“皮包骨”模特伊莎贝尔·卡罗（Isabelle Caro）去世，年仅 28 岁，身高 1.65 米的她去世时体重仅 32kg。随着社会的高速发展、生活节奏的加快、人们的压力越来越大，致使失眠成了不少人难以摆脱的问题，久而久之，生活和工作水平都会下降，严重影响心身健康，“好好地睡上一觉”成了不少人的奢望。

心理因素相关生理障碍（physiological disorders related to psychological factors）是指一组以心理、社会因素为主要病因，以生理障碍（进食、睡眠和性行为异常）为主要临床表现的精神障碍。本章重点介绍神经性厌食症和失眠症病人的临床特征及护理要点。

笔记

第一节　进食障碍病人的护理

一、概述

（一）概念

进食是人们赖以生存的基本需求之一。虽然人们因社会文化、风俗习惯等具有不同的饮食要求，但最基本的健康的进食行为是一样的，即满足人的生理需求、维持身体的健康。

进食障碍（eating disorder）是由心理社会因素导致的进食行为异常，可伴有显著体重改变和心理紊乱。主要包括神经性厌食症、神经性贪食症和神经性呕吐，不包括童年期拒食、偏食和异食。

进食障碍多发生在青少年和成年早期，尤其是女性群体，男性青少年患此病较少。神经性厌食在西方发达国家常见，终身患病率为 0.6%，我国尚缺乏流行病学资料。神经性贪食症大部分由神经性厌食症发展而来，发病年龄稍晚些，神经性贪食女性患病率为 1%~3%，男性患病率约为女性的 1/10，平均起病年龄约为 18~20 岁。

（二）病因与发病机制

进食障碍的病因与发病机制尚不明确，可能与以下几方面因素有关：

1. 心理因素　进食障碍的病人发病前多有负性生活事件发生，如因身材问题不被人喜欢等。病人往往追求完美，自我控制感较低，缺乏自信，处理心理冲突的能力较差。“怕胖”的恐惧心理使病人具有“以瘦为美”的超价观念，并在此基础上形成体像障碍。

2. 社会文化因素　不同时代有不同的审美标准。唐朝之前的帝王喜瘦，“楚王好细腰，宫中多饿死”；而唐朝“以胖为美”，李唐后妃和百姓多丰满。现代社会崇尚“以瘦为美”，把女性的体型苗条作为举止文雅、自我约束、有吸引力的象征，一旦这种审美意识转化为某些人刻意追求的目标时极易出现进食障碍。

3. 家庭因素　对父母过于依赖、家庭破裂、家庭中有节食减肥或酗酒抑郁者，或家庭中存在过多谈论减肥和体型美的环境容易发生神经性厌食。精神动力学认为个人童年早期的不幸经历，尤其是性心理发育上的创伤性经历在发病中也产生一定的影响。

4. 生物学因素　与异常的进食行为相关的神经内分泌中枢功能失调可能是进食障碍发生的生物学基础，如下丘脑 - 垂体 - 性腺轴系统异常使病人出现月经紊乱和体温调节障碍。此外，病人在急性期大脑神经递质尤其是去甲肾上腺素、5- 羟色胺和某些神经肽类物质出现代谢紊乱。

知识链接

体像障碍与大脑功能异常

是什么让那些已经骨瘦如柴的少女还要拼命减肥，完全不顾自己可能因此活不下去的事实？大脑功能失常引起的体像障碍（body image distortion）被排在了黑名单的第一位。美国学者目前锁定了两个功能区域：大脑背侧顶叶系统和额前皮质 - 岛叶 - 杏仁核系统。前者负责感知自己和他人的身体形态，尤其是其中的外纹体身体区在神经性厌食症病人治疗前后明显更活跃，说明这一区域可能是引起体像障碍的关键区域；而额前皮质 - 岛叶 - 杏仁核系统与喜悦、恐惧等感情密切相关，它就像皇后的“魔镜”一样反复告诉病人这世界上还有比她更瘦的人，让病人对自己的身体越看越不满意。

（三）进食障碍病人的临床特点

1. 神经性厌食症　神经性厌食症（anorexia nervosa）是以病人对自身体像的感知有歪曲，担心发胖而故意节食，导致体重显著下降为主要特征的一种进食障碍。

(1) 恐惧肥胖，关注体型：本病的核心症状是对肥胖的强烈恐惧和对体型体重的过度关注。多数病人为自己制订了明显低于正常的体重标准，即使已经骨瘦如柴，仍认为自己太胖，或认为身体的某一部位过于肥胖，如腰太粗、臀部太大等，即使别人反复解释劝说也无效，这种现象称为体像障碍。有些病人虽不承认怕胖，但即使体重已经很轻，仍不肯进食。

(2) 过度限制热量摄入：为避免体重增加或达到自己理想中的体重，病人常常严格限制饮食。最初只是少吃主食、蛋、肉等，逐渐发展为完全避免食用高糖分或高蛋白的食物，仅以清水煮菜叶充饥。多数病人对各种食物的热量了如指掌，对食谱有严格的要求，有的病人在某段时间只吃某一种自认为不使人发胖的食物。病人进食时速度非常慢，会把食物分成很小的块，再送入口中细嚼慢咽，或是只在口中咀嚼，然后吐出，确保食物不被吸收。绝大多数病人初期并不是真正厌食，只是为了减肥不敢吃，甚至有部分病人有发作性暴食的表现，然而，长期节食损害了大脑，到后来病人就什么东西也吃不下去了。

(3) 采取各种方法控制体重：部分病人为了避免体重增加，会采用进食后立即用手指刺激咽后壁进行引吐或服用大量泻药、利尿药和减肥药等方式避免体重增加。这些行为常常是病人秘密进行，需要注意观察才能发现。有些病人采用过度运动的方法避免体重增加，如每日不停地走动、跑步、游泳、做健身操或做家务等，甚至拒绝休息或坐卧。病人的活动强度多与体力极不相称，即使极度消瘦、虚弱时仍坚持锻炼，使人感到病人是在自我折磨、自我惩罚。

(4) 导致生理功能紊乱：由于长期热量摄入不足，导致各种生理功能改变，病人会出现一系列的躯体并发症。轻者表现为消瘦、皮肤干燥、脱发、代谢减慢、便秘、畏寒、头痛、多尿和睡眠障碍等，严重者表现为器官功能低下、水电解质紊乱。当严重营养不良、水电解质紊乱不能纠正时，可导致死亡。当病人体重低于正常体重的 60% 时，死亡率较高。在各种并发症中，性功能异常是最常见的症状。女性病人常表现为闭经、月经稀少或初潮不来，约 20% 的女性病人闭经出现在体重下降之前，所以常因闭经就医，而非治疗进食障碍。性欲减退、第二性征发育停滞等症状也较常见。体格检查可发现阴毛稀疏、脉搏迟缓、幼稚子宫和心律失常。虽说神经性厌食症是“少女杀手”，但它的影响却不仅仅局限于少女时期。长期闭经和体重过低会引起骨质疏松、卵巢早衰、不孕不育等问题，给未来的生活增添麻烦。

(5) 伴发心理障碍：与厌食症如影随形的还有心理障碍。大约 2/3 的厌食症病人合并一种或多种精神障碍，其中最常见的是抑郁症状，表现为情绪低落、情绪不稳、易冲动，严重者有自杀的危险。其次是焦虑症状或惊恐发作，恐惧也较常见。部分病人存在强迫观念和行为，表现为一定要说服别人，做事追求完美，有的会强迫他人进食，或每餐必须剩下部分食物，或进食时按特定顺序和要求进行。厌食症与人格障碍的共病率也高于普通人。

2. 神经性贪食症　神经性贪食症(bulimia nervosa)是以反复出现的强烈进食欲望和难以控制的、冲动性的暴食以及有怕胖的观念为主要特征的一种进食障碍。

(1) 不可控制的暴食：不可控制的发作性暴食是本病的主要特征。每当对某种特定食物的渴望排山倒海般袭来时，贪食症病人都无力抗拒，他们吃得又多又快，甚至来不及咀嚼就咽下。进食量也远高于一般人的平均水平，进食时伴失控感，每次都要吃到腹部胀痛或恶心时才停止。病人较喜欢高热量的松软甜食和含油多的食物，如蛋糕、巧克力、油条等；个别病人会看到能吃的东西就往嘴里放，甚至是自己的呕吐物，吐完再吃。病人进食时常常避开他人，在公共场所尽量克制进食。有时暴食是从合理地尝试减肥开始的，病人全神贯注于减肥及继续把身体看作是“肥胖的”，对体像的认识歪曲，继之突发暴食。

(2) 避免体重增加：病人对自己的体型非常关注，很在意他人对自己身材的评价。因此，为抵消暴食引起的体重增加，病人常采用自我诱吐、导泻、过度运动的方法来清除摄入的热量。由于暴食和代偿行为的相互抵消，病人的体重虽有波动，但大多仍处于正常范围内。

(3) 生理功能受损：频繁的呕吐和泻药、利尿药的滥用，可引起一系列躯体并发症。如水电解质失衡，胃酸和呕吐物所致的牙釉质腐蚀，少数病人可发生胃、食管黏膜损伤、急性胃扩张甚至胃破裂。月经紊乱、闭经也较为常见，其他症状还包括头痛、唾液腺肿大、软弱无力等。

(4) 伴发心理障碍：贪食症病人的心理障碍较厌食症病人更为突出。暴食前，病人通常会有抑郁情绪或因进食冲动所致的内心紧张、焦虑，暴食可以缓解这种紧张感，但暴食过后病人会感到更加抑

笔记

郁，甚至悔恨、内疚。

贪食症和厌食症可同时发生于同一个体上，大约 50% 的厌食症病人合并贪食症状。

神经性厌食症为慢性迁延病程，缓解和复发呈周期性发作。约一半病人可达临床痊愈水平；约 25% 的病人预后不良，其中一部分转化为神经性贪食；其中 5%~20% 的病人最后导致死亡。本病的死因主要是营养不良及其合并症，包括肺炎、心律失常、心衰和肾功能衰竭或自杀，也可由于水、电解质失衡而发生猝死。

神经性贪食症较厌食症的预后好，呈慢性病程，症状可迁延数年。未经治疗的病人，1~2 年后 25%~35% 的症状自行缓解，经正规治疗的病人 50%~90% 缓解。病期越长，预后越差。Meta 分析显示：神经性贪食的校正死亡率 0.4%。在无电解质紊乱或代谢低下的并发症时，对病人的生命没有严重伤害。

与进食障碍预后良好相关的因素有：体重降低不太明显、发病年龄小、病程短、病前的心理社会适应情况较好、不隐瞒症状、对疾病的自我认识水平较高。而预后不良的因素包括家庭矛盾突出、病前的心理社会适应情况差、体重降低过多、社会经济水平低、对疾病认识不足、强迫、抑郁等。

3. 神经性呕吐　神经性呕吐（psychogenic vomiting）又称心因性呕吐，是指一组自发或故意诱发反复呕吐的精神心理障碍。神经性呕吐不影响下次进食的食欲，常与心情不愉快、心理紧张、内心冲突有关，该病一般没有其他症状，无器质性病变基础，可有害怕发胖和减轻体重的想法，但由于总的进食量不减少，所以体重无明显减轻。本病女性多见，通常发生于成年早期和中期，部分病人具有癔症性人格，表现为自我中心、喜表演、易受暗示等。

多由于不愉快的环境或心理紧张而发生，呈反复不自主的呕吐发作，一般发生在进食完毕后，出现突然喷射状呕吐，无明显恶心及其他不适，不影响食欲，呕吐后可进食，多体重不减轻，无内分泌紊乱现象，常具有癔病性性格。

1101

微课：进食障碍病人的临床特点

（四）治疗

进食障碍的治疗以综合治疗为主，包括药物治疗、行为治疗、认知治疗和家庭治疗。多数病人可以在门诊进行治疗，但是，当病人出现严重营养不良、电解质紊乱或有严重的自伤、自杀行为时，应及早住院治疗，以免造成更严重的后果。

1. 支持治疗　急性期以支持治疗为主，包括纠正水电解质平衡，给予足够的能量，尽快解除生命威胁，恢复病人至正常的营养状态。尽量减少或制止呕吐行为，禁止使用导泻药。

2. 心理治疗　急性期过后，治疗方法以心理治疗为主，包括认知治疗、行为治疗和家庭治疗，同时配以药物治疗。治疗的目标是病人恢复理想体重和重建正常的进食行为模式。

(1) 认知治疗：主要针对病人的体像障碍，进行认知行为纠正。具体方法是：探讨、了解病人对体像和疾病的错误认知，深入了解病人的心理问题，帮助病人消除心理冲突，纠正不良认知，增强治疗信心，合理安排病人的饮食，培养其建立良好的生活规律。

(2) 行为治疗：通过充分利用正强化和负强化的方法，调动病人自己的积极性，可有效地减少呕吐行为，逐渐建立规律、适量的饮食习惯，对短期内增加体重有一定的治疗效果。当病人能逐渐改善进食行为并主动进食时，应及时给予表扬（正强化），并给予病人一些特权或较多的行动自由作为奖励。当病人拒绝治疗、不按计划进食或自我引吐时，则给予惩罚（负强化），如取消某些特权或限制行动自由。

(3) 家庭治疗：对家庭矛盾冲突尤其是发病年龄早的病人有一定效果。家庭治疗主要是帮助病人的家属及亲友正确认识该病的发病原因，避免对病人进食问题的过分关注和不安，纠正对病人的进食异常采取的不恰当的处理方式，以解决家庭矛盾和促进家庭功能，从而协助病人建立良好的生活习惯，促进早日康复。

3. 药物治疗　目前尚无确切有效的药物治疗进食障碍。抗抑郁药、安定类药和锂盐不能直接改善病人怕胖的观念，但对病人的恐惧、抑郁、易激惹、沮丧等情绪有一定疗效，可间接促进病人进食行为的改善，并可用于治疗伴发其他精神障碍的病人。米氮平在缓解厌食症病人焦虑、抑郁情绪的同时还有增加食欲的作用；舒必利对单纯厌食者效果较好；丙米嗪、阿米替林对伴贪食诱吐者效果较好；氟西汀对严重消瘦的神经性厌食者体重有所增加，改善抑郁、焦虑情绪；还可以用其他心境稳定剂。

笔记

二、进食障碍的护理

【护理评估】

1. 健康史

(1) 个人史：病人生活、饮食习惯是否规律，病前体重有无异常；病人生活和工作压力是否过重，有无职业因素促使病人控制体重。

(2) 家族遗传史：病人及家庭成员是否曾有过进食行为反常病史。

(3) 患病史：病人是否患过精神疾病，是否服用过相关药物等。

2. 生理功能

(1) 病人的营养状况：包括生命体征、各项营养指标、体重变化情况。

(2) 病人的饮食习惯和结构：包括种类、量、喜好以及对食物的认识。

(3) 皮肤、心血管系统、消化系统、第二性征发育和性功能情况、女性病人的月经情况等。

3. 心理功能

(1) 病人对自身体型的认知情况，对发胖的恐惧程度，所认为的理想体重和对自身体型的看法。

(2) 有无节食行为，若有，评估节食开始时间和程度。

(3) 有无暴饮暴食现象。

(4) 病人近期有无遭遇重大生活事件。

(5) 病人对自身身材和自我概念的看法。

(6) 病人情绪状况和有无自杀、自伤倾向。

4. 社会功能

(1) 病人有无因进食障碍而影响学习、工作和生活。

(2) 病人有无因进食障碍而影响家属及周围人的关系。

(3) 病人对疾病有无自知力。

(4) 要评估病人与家属的关系以及家属对疾病的认识和态度。

5. 辅助检查　实验室及其他辅助检查：血、尿、大便常规、T_3、T_4、心电图、脑电图等。

【常见护理诊断/问题】

1. 营养失调：低于机体需要量　与限制、拒绝进食、代偿行为有关。

2. 营养失调：高于机体需要量　与不可控制的暴食有关。

3. 体液不足　与摄入不足、引吐、导泻行为有关。

4. 无能为力感　与自我发展延迟、害怕丧失对生活的控制感、长期处于失眠或异常睡眠状态有关。

5. 体像障碍　与家庭功能不良、对自身体像不满有关。

6. 焦虑　与对生活感到无助感、缺乏控制感有关。

在上述护理诊断中，神经性厌食的营养失调低于机体需要量；神经性贪食的营养失调可高于机体需要量，这两种进食障碍均可出现体液不足、体像障碍、无力感和焦虑。

【护理目标】

1. 病人逐渐能认识到自己体重低、营养差的现状，并能认识到引起营养差的原因。最终能够通过进食、补充营养的方式使体重逐渐恢复正常。

2. 病人能够认识到自己营养失调的原因是控制不了的暴食发作，能用语言表达暴食发作前的焦虑、抑郁情绪，能采用其他正常的方式替代暴食发作。

3. 病人能够认识到目前体液不足的现状，能认识到引起体液不足的原因。如果出现想要引吐、导泻的行为时，能主动反映给护士，避免清除行为的发生。

4. 病人能用谈话、书写的方式表达心中的无助感受，能主动与护士联系，寻求应对困境的方法。

5. 病人能够认识到自身理想体重的偏激，能够通过与他人的沟通与交流为自身制订正常体重区间，最终能现实性地评价自身的体型。

6. 病人能描述自己轻松和焦虑的感受；并能识别何时焦虑加重，能用一种以上适宜的方式来减

笔记

轻焦虑；并且轻松的感受多于焦虑状态。

【护理措施】

1. 安全护理　主要在于预防病人因抑郁情绪采取自杀或自伤行为，因此，护士要严密观察病人的情绪变化，保证病房内没有危险物品。同时还要避免病人私藏减肥药、导泻及利尿药，防止意外事件的发生。进食障碍病人常采用过度运动、诱吐等方式防止体重增加，易造成跌伤、肌肉拉伤、误吸甚至窒息，护士一旦发现应立即阻止，并准备随时做出应急处理。

2. 生活护理　帮助病人重建正常的进食模式。当病人出现营养不良、水电解质紊乱时，首要的护理措施是保证病人的摄入量，维持水电解质平衡。因此，饮食护理是进食障碍病人的护理重点，目的是保证营养，恢复并维持正常体重。然而，进食障碍病人对改善进食的抵触往往较大，尤其是厌食症病人，因此，在实施过程中需要医护人员密切配合，运用恰当地沟通方式让病人接受建议，逐渐改变进食行为。

(1) 评估：评估病人的体重情况，及达到标准体重和正常营养状态所需的热量。病人为了限制体重采取了何种措施，如自我诱吐、滥用泻药、利尿药的情况。评估时要就事论事，不要妄下结论。

(2) 制订饮食方案：与营养师、病人一起制订饮食计划和体重增长计划，确定目标体重和每日应摄入的最低限度热量以及进食时间。摄入热量一般从每天 800~1500kcal 开始，每 2~3 天增加 200~300kcal，逐渐增加至正常。对厌食严重者，进食进水需从最小量开始，逐步缓慢增量，食物性质也应从流质、半流质、软食、普食的顺序过渡，使病人的胃肠道能逐渐适应，减轻饱胀感。通常目标体重宜为标准体重的 85%~90%，以防病人过度关心体型而抗拒治疗。食物种类宜选择高热量、清淡、高纤维素的食物。

(3) 重建正常的进食行为模式：护士要帮助病人正确认识营养方面的问题，让病人知道减肥、节食是发生进食障碍的重要因素，长期节食会损害大脑从而对认知功能产生影响，可结合病人的自身经历进行宣教，说明低体重对病人的危害表现，帮助病人正确理解食物与身材的关系，需要注意的是护士在与病人沟通时要循循善诱，而不要对病人的错误认识妄加指责。

对于厌食症的病人，要提供安静、舒适的进食环境，鼓励病人自己选择想吃的食物。病人进餐时，护士要一直陪伴在身旁，餐后也要至少陪伴 1 小时，确保病人的进食按量，不诱吐。一般要求病人每餐进食时间不超过 30 分钟，保证进食速度。病人餐后若进行过度活动或长时间沐浴时，要进行限制。当病人主动进食或体重增加时，护士要及时地奖励病人，如满足病人的某项要求；如果病人拒绝进食、过度运动、诱吐、体重减少时，则取消奖励作为惩罚。通过正、负强化的方法帮助病人逐渐恢复正常的饮食行为模式。

对于贪食症病人，要制订限制饮食的计划：①自控技术：指导病人定点就餐，有人在场时就餐，记录每次进食量，以监控自己的进食次数和进食量；欲暴食时，用散步、看电视或读书等方式分散注意力，以减少进食次数。②进食监控：病人在进食过程中，由护士或家属进行监督，密切观察其有无藏匿食物、有无假进食，包括只咀嚼不吞咽趁人不注意时吐掉等行为。餐后检查餐桌、桌布、口袋等部位有无藏匿食物。在符合病人以往饮食习惯的前提下，逐步限制高糖、高脂食物和进食量，以便病人容易接受。

3. 心理护理　是围绕进食的行为与心理进行的，通常需要行为治疗与认知疗法密切结合。在改善进食相关的行为过程中调整病人的认知，尤其是体像障碍，及时处理病人的焦虑、恐惧和抑郁情绪。护士首先要向病人表达关心和支持，与病人建立相互信任的关系，使病人有被接纳感。评估病人对肥胖的感受和态度，鼓励病人表达对自身体型的看法，了解病人对自己的身材哪些地方喜欢，哪些地方不喜欢，当身材有变化的时候病人是怎么想的；了解亲属或朋友对病人的看法和态度对病人产生了哪些影响。然后，将病人实际的身体尺寸与其主观感受作对比，帮助病人认识到自我认知的偏差，主观判断是错误的。鼓励病人适当地修饰和打扮自己，鼓励病人多发现自己身材方面的长处。通过身边的具体人物帮助病人认识“完美的身材”是不现实的，鼓励病人参与各种决策，增加病人对环境的控制感。通过多表扬、多鼓励，帮助病人学会接受现实的自己。

4. 健康教育　进食障碍在康复期极易复发，这也是病人彻底治愈的最大障碍，需教会病人处理的策略，以预防复发。

笔记

(1) 首先与病人一起探讨对进食的正确认识，养成良好的进食习惯。

(2) 按应激程度由低到高指导病人想象诱发焦虑的事件或情景。

(3) 指导病人及家属找出对病人造成不良影响的因素。

(4) 指导病人回忆过去面对这些类似不良因素时，有没有成功的应对方法。如有，与病人一起总结、记录，以便未来应激再次发生时可以采用；如果没有，则通过角色扮演等方法与病人一起探讨、寻求应对方法，并做好记录。

【护理评价】

对进食障碍病人的护理评价应注重：

1. 病人是否对自己的异常进食、过低体重、清除行为、体像障碍有所认识。

2. 病人是否能够在医护人员的指导下执行进食行为。病人改变进食行为的过程是相当缓慢的，甚至可能会有抵触，不能急于求成，要善于发现病人的微小进步，及时给予鼓励，逐渐增强病人对治疗的信心。

第二节　睡眠障碍病人的护理

一、概述

（一）概念

睡眠是大脑的一种高级功能，人类的睡眠和觉醒是与自然界昼夜变化大致同步的一种生物节律。这种昼夜节律的变化是人体生物体系的重要功能之一，它为个体提供了恰当的生理及心理环境，使人们在夜间有良好的休息，在白天能进行适当的活动。正常人对睡眠的需求因年龄、个体差异而不同。新生婴儿每天平均睡眠 16 小时，儿童一般为 10 小时，成年人为 6~8 小时，老年人则睡眠明显减少。睡眠质量对健康的影响比睡眠时间更重要。

睡眠障碍(sleeping disorder)是各种心理社会因素引起的非器质性睡眠与觉醒障碍。

如果正常睡眠的启动和调节过程发生障碍，就会产生各种睡眠障碍。常见的睡眠障碍包括失眠症、嗜睡症、睡行症、睡眠 - 觉醒节律障碍等。

（二）病因与发病机制

造成睡眠障碍的原因很多，一般包括生理、心理、社会和环境等多种因素。

1. 心理社会因素　如各类生活事件(亲人去世、遭遇抢劫或强暴、人际关系紧张、就业困难、家庭矛盾等)造成病人焦虑、紧张、恐惧不安等。

2. 躯体因素　如饥饿、疲劳、疼痛、频繁咳嗽、夜尿等。

3. 环境因素　昼夜颠倒、过于频繁改变工作时间等睡眠节律改变；居住环境嘈杂、拥挤、居室温度过冷或过热、光线刺激等环境改变。

（三）睡眠障碍病人的临床特点

1. 失眠症　失眠症(insomnia)是最常见的睡眠障碍，表现为持续相当长时间对睡眠的质和量不满意，并在心理上产生恶性循环，从而使失眠持续存在。失眠症可以是单独的一种疾病，也可以是其他疾病的临床表现之一，如果没有明显的发病原因，即称为原发性失眠症。

失眠症的临床表现主要为入睡困难、睡眠不深、易惊醒、自觉多梦、早醒、醒后不易再睡、醒后感到疲乏或缺乏清醒感，以上症状可混合存在。其中，病人最常见的主诉是难以入睡，其次是早醒和维持睡眠困难，如经常由睡转醒、醒后不易再睡等。病人往往表现出对睡眠的过分关注与过高的期望，人们常过多地考虑如何得到充分的睡眠以及因失眠对自己造成的不良后果和健康损害等，以至于在就寝时紧张、焦虑而无法入睡。对睡眠质量期望过高，达不到自己理想中的状态即认为是失眠。病人甚至将睡觉当成生活中最重要的事。多数失眠病人并非真正睡眠减少，感觉入睡困难是因为睡前的焦虑、抑郁等不良情绪造成病人对时间认知上的偏差，感到入睡前的时间非常漫长，而入睡后的时间很短。病人醒后常感到身心疲惫，白天感到困倦、焦虑、抑郁、易激惹，对自身的过分关注导致学习和工

笔记

作效率下降，甚至影响社会功能。有些病人出现睡眠感缺失，病人主诉严重失眠，但没有客观睡眠异常的证据，脑电监测与旁人观察均显示处于睡眠状态。这种“失眠—焦虑—失眠”的恶性循环导致失眠症状持续存在，久治不愈。据报道，15%~30% 成年人和 10%~23% 的青年人都有不同程度失眠。失眠症在一般人群中的患病率为 10%~20%，男女无明显性别差别。

知识链接

睡眠时相

正常睡眠是由两个交替出现的不同时相组成：一个时相称为慢波睡眠，又称非快速眼动睡眠；另一个时相称为异相睡眠，又称快速眼动睡眠。

慢波睡眠：人们入睡后所发生的睡眠大多数属于此种。根据人脑电波的特征，一般将此时相区分为 1、2、3、4 期，相应于睡眠由浅入深的过程。

异相睡眠：此时相为在睡眠过程中周期性出现的一种激动状态。脑电图与觉醒时的相似，呈现低振幅去同步化快波。虽然各种感觉功能进一步减退、运动功能进一步降低、肌肉几乎完全松弛、运动系统受到很强的抑制，但植物性神经系统活动增强，如血压升高、心率及呼吸加速、脑血流量及耗氧量增加等。

2. 嗜睡症　嗜睡症（hypersomnia）是指在不存在睡眠量不足的情况下出现睡眠过多，或醒来时达到完全觉醒状态的过渡时间延长的情况。这种情况并不是由于睡眠不足、药物、酒精或躯体疾病所致，也不是某种精神障碍（如神经衰弱、抑郁症）症状的一部分。

睡眠过多是本病的核心症状，表现为白天睡眠时间延长，醒转时想要达到完全的觉醒状态非常困难，醒转后常有短暂意识模糊，呼吸及心率增快，常伴有抑郁情绪。有的病人可有白天睡眠发作，发作前常常有难以控制的困倦感，往往影响学习、工作和生活，病人为此感到苦恼。脑电波检查是正常的睡眠脑波。

3. 睡行症　睡行症（sleep walking disorder）过去习惯称为梦游症，指一种在睡眠过程尚未清醒时起床在室内或户外行走，或做一些简单活动的睡眠和清醒的混合状态。发作时难以唤醒，刚醒时意识模糊，有定向力障碍、警觉性下降、反应迟钝。睡行症以儿童多见，患病率为 10%~20%，成人仅为 1%~4%，最常见于 5~10 岁儿童。发病率随年龄增长而降低，无明显性别差异。

病人在入睡后不久，突然从床上起来四处走动，常双目向前凝视，一般不说话，询问也不回答。病人可有一些复杂行为，如能避开前方的障碍物，能倒水、洗衣、开抽屉等。但难以被唤醒，常持续数分钟到数十分钟，然后自行上床或被人领回床上，再度入睡。待次日醒来，对睡行经过完全遗忘。睡行多发生于入睡后不久，发作时脑电图可出现高波幅慢波。但在白天及夜间不发作时脑电图正常。多能自动回到床上继续睡觉。通常出现在睡眠的前 1/3 段的深睡期。次日醒来对发生经过不能回忆。

4. 睡眠 - 觉醒节律障碍　正常人通常以一昼夜的 1/3 时间用来睡眠，即夜间入睡白天醒来，形成了睡眠 - 觉醒节律。但个别人其睡眠 - 觉醒节律的生物钟异常。

睡眠 - 觉醒节律障碍(sleep wake rhythm disorder)指睡眠 - 觉醒节律与常规不符而引起的睡眠紊乱。多见于夜间工作和生活无规律的成年人，儿童期或青少年发病者少见。

睡眠 - 觉醒节律紊乱、反常。有的表现为睡眠时相延迟，比如病人常在凌晨入睡，次日下午醒来；在常人应入睡的时候不能入睡，在应觉醒的时候需要睡眠。有的入睡时间变化不定，总睡眠时间也随入睡时间的变化而长短不一；有时可连续 2~3 天不能入睡，有时整个睡眠时间提前，过于早睡和过于早醒。病人多伴有忧虑或恐惧心理，并引起精神活动效率下降，妨碍社会功能。

（四）治疗

1. 失眠症　失眠症的治疗通常需要采取综合措施：

（1）消除病因：消除或减少造成失眠的各种因素，培养良好的睡眠习惯。

（2）心理治疗：是治疗失眠症的主要方法，目的是使病人能够忽视失眠症状、将注意力集中到外部世界，从而为睡觉创造良好的心理环境。可以用认知疗法来调节病人对睡眠的错误看法；使用行为疗

笔记

法让病人身心放松；使用森田疗法，采纳“忽视症状，忍受痛苦，顺其自然，为所当为”的理念。

(3) 药物治疗：镇静催眠药可作为治疗失眠症的辅助手段，短期使用，避免长期用药，一般以1~2周为宜，尤其是慢性失眠病人，长期用药往往无效，并可导致药物依赖。被批准治疗的药物是苯二氮䓬类和褪黑素受体激动药。苯二氮䓬类药物可缩短入睡潜伏期，减少夜间醒转次数，分为超短效、短效、中效、长效几类。使用时，应根据睡眠障碍的情况来选择类型，入睡困难者应选用超短效类药物作为催眠用；夜间易醒者可用短效或中效药物，以加深睡眠；早醒者则使用中至长效类药物，可起到延长睡眠的作用。对于顽固性失眠病人，药物治疗可以使病人找到睡眠的感觉，使身心放松，增加病人的信心。

2. 嗜睡症　主要为对症治疗。首先消除发病的诱导因素，可适当给予中枢神经兴奋剂如哌甲酯、苯丙胺、匹莫林等，药物应从小剂量开始，症状改善后及时停药。其次可辅以支持疗法和疏导疗法，以达到治疗和预防疾病的目的。白天主动安排短时小睡，可减少甚至终止嗜睡发作。

3. 睡眠-觉醒节律障碍　主要是调整病人入睡和觉醒的时间以恢复到正常人的节律。可逐步调整或一次性调整立刻达到正常作息时间，并需不断巩固、坚持下去。为防止反复，常需结合药物巩固效果。

4. 睡行症　对睡行症的治疗包括减少发作次数和防止发作时意外事故的发生。首先向家属及病人解释该病的特点，减轻心理压力。由于发作时病人意识模糊，不能防范危险，有发生意外的可能性，所以要确保其睡眠环境的安全性，如睡前关好门窗，收拾好各种危险物品，清除障碍物等，以防病人睡行发作时外出走失或引起伤害自己及他人的事件。偶尔少数几次发作者无需治疗。发作频繁者，可用苯二氮䓬类药物加深睡眠，对某些病人有效。

二、睡眠障碍的护理

【护理评估】

1. 健康史　评估病人的个人史、患病史、家族史、治疗及用药情况。比如性格是否敏感、多疑，是否对事物要求完美等特点；有无不良的生活习惯与不良的睡眠卫生习惯，如经常吸烟、饮酒、饮浓茶、饮咖啡的习惯；是否有其他精神障碍，如精神分裂症、神经症等。

2. 生理功能

(1) 睡眠异常表现：有无早醒、入睡困难、睡眠维持困难、睡眠时数、入睡方式、深度，使用药物的情况。必要时可用匹兹堡睡眠质量指数量表(PSQI)评定病人最近1个月的睡眠质量，通过此表可以了解病人的睡眠质量、睡眠潜伏期、睡眠持续时间、睡眠效率、睡眠紊乱、服用药物情况和白天功能状态。此表已在我国进行了信度和效度检验。

(2) 主观睡眠质量评估：评估病人失眠的原因、诱发或加重失眠后果的不良原因、对睡眠的不现实期望等。

(3) 有无自主神经症状：心慌、胸闷、胃肠胀气、消化不良等。④多导睡眠监测仪：监测仪可以在病人睡眠状态下连续并同时记下多个参数，形成多导睡眠图(PSG)，可以客观评价病人的睡眠质量、进入睡眠时间、睡眠效率及睡眠各期的情况。

3. 心理功能

(1) 病人近期有无诱导失眠的社会事件，如工作的调动，负性生活事件等。

(2) 对睡眠的认知，对睡眠时间与质量有过高的期望值，对睡眠质量过高关注等。

(3) 是否有焦虑、恐惧、抑郁等精神症状。原发性失眠病人由于受失眠的影响，焦虑情绪比较明显，部分病人还会有抑郁情绪。必要时可用焦虑自评量表(SAS)和抑郁自评量表(SDS)评估。

(4) 有无因睡眠或工作生活环境改变而产生不适应感。

4. 社会功能

(1) 病人有无因睡眠障碍而影响学习、工作和生活。

(2) 有无影响与家属及周围人的关系。

(3) 病人对疾病有无自知力。

(4) 要评估病人与家属的关系以及家属对疾病的认识和态度。

笔记

5. 辅助检查　实验室及其他辅助检查：血、尿、大便常规，心电图、脑电图等结果。

【常见护理诊断/问题】

1. 睡眠型态紊乱　与社会心理因素刺激、焦虑、睡眠环境改变、药物影响等有关。

2. 疲乏　与失眠、异常睡眠引起的不适状态有关。

3. 有受伤的危险　与梦游时意识模糊、不识危险有关。

4. 绝望　与长期处于失眠或异常睡眠状态有关。

5. 焦虑　与对生活缺乏控制感、无助感、睡眠型态紊乱有关。

在上述护理诊断中，失眠症、嗜睡症、睡眠-觉醒节律障碍均可出现睡眠型态紊乱、疲乏、焦虑、绝望和无能为力感；睡行症有受伤害的危险。

【护理目标】

1. 病人能够认清自己失眠的原因，逐渐学会消除这些因素，在护士的指导下能够重建规律、有质量的睡眠模式。

2. 病人能认识到心理的焦虑是引起疲乏的主要原因，能够在疲乏时继续从事日常生活活动，保证夜间睡眠质量，最终使白天能够保持精力正常。

3. 病人及家属能保证病人居住环境的安全，不摆放过多杂物，尽量减少一切危险物品。

4. 病人能通过与护士交谈、给亲人打电话等方式表达心中的感受，消除任何消极、放弃或自我伤害的想法。如果出现自杀想法时，能与护士联系，避免自杀或自伤行为的发生。

5. 病人能通过谈话、书写、绘画等方式来表达心中的焦虑情绪，并能识别何时焦虑加重，学会几种缓解焦虑的行为疗法。

【护理措施】

1. 安全护理　对病人和家属进行睡眠知识宣教，帮助他们认识睡眠障碍，增强安全意识，防范意外发生。对于睡行症病人，要保证夜间睡眠环境的安全，如给门窗加锁，防止病人睡行时外出、走失；清除环境中的障碍物，防止病人被绊倒、摔伤；收好各种危险物品，防止病人伤害自己和他人。嗜睡症病人要避免从事可能因突然进入睡眠而导致意外发生的活动和工作，如开车、高空作业等。

2. 生活护理

(1) 为病人创造良好的睡眠条件，如病房的空气新鲜、温湿度适宜、安静，医护人员夜班期间要做到“四轻”，即说话轻、走路轻、关门窗轻、操作轻。

(2) 帮助病人养成按时入睡，早睡早起的睡眠习惯。

(3) 保证病人睡眠质量，减少白天睡眠时间，鼓励病人多活动。

3. 心理护理　应做好睡前的心理护理，注意疏导和消除病人由于睡眠障碍产生的各种不良情绪。

(1) 消除诱因、建立信任的护患关系：对于由于心理因素、不愉快情绪导致的失眠，心理护理的重点在于建立良好的护患关系，加强护患间的理解与沟通，了解病人失眠的生理、心理以及社会层面的因素，帮助或指导病人消除引起失眠的原因。为病人提供有利于睡眠的病房环境，护理人员尽量避免夜间操作，操作时要做到“四轻”。

(2) 支持性心理护理：通过倾听、理解、陪伴等支持性心理护理技术，帮助病人认识心理刺激、不良情绪对睡眠的影响，使病人学会自行调节不良的情绪，正确面对，消除失眠诱因。

(3) 认知疗法：失眠病人由于过分担心失眠，常常焦虑、紧张，结果越焦虑越睡不着，形成了失眠—焦虑—加重失眠的恶性循环。对这些病人，使用认知疗法可以帮助其了解睡眠的基本知识，使病人重塑睡眠质量观，使其领悟到睡眠质量的高低不在于睡眠时间的长短、失眠的原因和根源，并帮助病人达到以下几点：①对睡眠保持符合实际的期望；②不把白天发生的不愉快都归咎于失眠；③不试图入睡；④不给睡眠施加压力；⑤一夜睡不好后不会悲观；⑥学会承受睡眠缺失的后果。引导病人正确认识睡眠，以正确的态度对待失眠，解除心理负担，纠正恶性循环状态。

(4) 森田疗法：其理念是“顺其自然，为所当为”。顺其自然就是接受失眠症状的出现，把心思放在应该去做的事情上。例如，失眠症病人的焦虑与恐惧是非常正常的心理反应，如果不去关注自己的情绪或者不把它转化为努力睡觉的动力，它很快就会消失。而倘若病人认为自己不应该出现失眠，对睡眠越加关注，那么失眠就会越来越严重。只要不去关注它，由于失眠引起的情绪就会在规律化生活的

笔记

过程中不知不觉地消失了，睡眠也就逐渐恢复正常。

(5) 多数病人和家属对睡行症、夜惊、梦魇等带有恐惧心理，甚至会带有迷信的看法，因此，影响病人生活的往往不是疾病本身，而是因对疾病不了解产生的惧怕、恐慌心理。因此，护士要及时地对病人和家属进行睡眠知识宣教，帮助他们认识睡眠障碍的实质、特点和发生原因，纠正他们对睡眠障碍的错误认识，消除恐惧心理。同时还要客观地面对疾病，做好终生带病生活的思想准备。

4. 特殊护理　失眠病人常常自行用药，造成药物耐受和药物依赖。指导病人在专业人员的指导下用药，切忌自行选药和随意停药。用药不可同时饮酒，否则会增加药物成瘾的危险性。

5. 健康教育

(1) 睡眠知识宣教：教会病人自我处理失眠的各种措施，包括：①生活规律：三餐、工作、睡眠的时间尽量固定。②营造最佳的睡眠环境：选择合适的寝具；保持空气流通；避免噪声干扰；维持适当的温度和湿度；避免光线过亮。③白天多在户外活动，接受太阳照射。④睡前两小时避免易兴奋的活动，如看刺激、紧张的电视节目，进食，长久谈话等，避免进食浓茶、咖啡、可乐、巧克力等兴奋剂；用熟悉的物品或习惯帮助入睡，如用固定的被褥、听音乐等；使用睡前诱导放松的方法如腹式呼吸、肌肉松弛法等，帮助病人有意识地控制自身的心理生理活动，降低唤醒水平。⑤正确使用镇静催眠药物。

(2) 重建规律、有质量的睡眠模式

1) 刺激控制训练：属于行为疗法的一种，目的是帮助失眠病人减少与睡眠无关的行为和建立规律性睡眠-觉醒模式的手段。要求病人做到以下几点：把床当作睡眠的专用场所；感到想睡觉才上床；不在床上做与睡眠无关的事情，如看书、聊天等；躺在床上如果没有了睡意就立刻起床到另一房间，直到有困意才上床；无论夜间睡眠质量如何，都必须按时起床；避免白天睡觉，目的是形成对床的条件反射。这些方法看似容易，但病人往往由于各种因素不能完全做到，因此，需要护士有规律地随访、指导和督促。

2) 睡眠定量疗法：失眠的病人往往认为自己睡眠时间不足，常常在床上待很长时间，希望能弥补一些失去的睡眠，但结果往往是适得其反。因此，睡眠定量疗法的主要目的是使失眠者减少在床上的非睡眠时间，增加有效的睡眠时间。具体做法是：如果病人每晚在床上的时间是 9 小时，但实际睡眠时间为 5 小时，则通过推迟上床和提前起床来减少病人在床上的时间至 5 小时；然后将病人上床睡眠的时间每周增加 15 分钟，每天早晨固定时间起床，保证在床上的时间至少有 90% 是用于睡眠的。该方法可使轻度病人不断改善。

3) 其他疗法：①矛盾意向训练：说服病人强迫自己处于清醒状态。如果失眠者试着不睡，减少了为入睡做出的过分努力，其紧张焦虑情绪会因此逐渐减轻，失眠症状也就随之改善；②暗示疗法：适合于暗示性较强的失眠症病人，可选用某些营养药物作为安慰剂，配合暗示性语言，诱导病人进入睡眠；③放松疗法：指导病人进行渐进性肌肉放松、生物反馈、想象放松等。

(3) 减少发作次数：帮助病人和家属认识和探索疾病的诱发因素，尽量减少可能的诱发因素如饮酒、睡眠不足等。建立规律的生活，避免过度疲劳和高度紧张，白天定时小睡，减少心理压力，可使病人减少发作次数。发作频繁的病人可在医生的指导下服用药物，也可减少发作。

【护理评价】

改善失眠病人的睡眠很不容易，要评估病人引起失眠的原因是否消除，评估病人对睡眠和睡眠障碍的知识是否了解，是否掌握几种行为疗法来缓解焦虑和对失眠后果的恐惧。当失眠再次发生时病人是否能够正确对待，并采取相应的措施改善睡眠，病人对自己的睡眠时间和睡眠质量是否满意，是否陈述睡眠充足、醒后无疲倦感。

思考题

病人，女，28 岁，睡眠差、多梦 10 年余。十年前，病人参加高考的前半年，每日做练习题至凌晨 2、3 点，但摸底考试的成绩父母不满意，遂担心自己考不上父母为她选的大学，心理压力很大。逐渐出现入睡困难，晚上躺在床上很长时间不能入睡，夜间易醒，凌晨 4、5 点即醒来便难以再次入睡，早晨起来感觉夜晚几乎没有睡觉，白天上课无精打采，干什么事情都没有精力。早晨脑子里的

笔记

第一件事是昨晚未睡好觉，下午 5、6 点钟就开始想晚上睡觉如果睡不着怎么办。睡觉之前还觉得很疲乏，但头一挨枕头就精神起来了，大脑里浮想联翩，一直睡不着，越睡不着越着急，后来一看到床就有些紧张，总是担心又是睡不着觉。自认为失眠对自己的影响很大，导致自己的学习一落千丈，很少参与班级活动，整日为失眠发愁。高考后病人上了一所大专，一直到现在工作已 5 年，入睡困难和早醒依然每日困扰病人，造成工作时常出现差错，内心苦不堪言。医生的诊断为：失眠症。

请分析：

1. 通过对病人的护理评估，作出护理诊断。
2. 根据护理诊断问题制订出对病人的护理措施。

思考题思路解析　　扫一扫，测一测

（马文华）

第十二章 精神活性物质所致精神障碍病人的护理

12章 PPT

学习目标

1. 掌握酒精所致精神障碍、阿片类物质所致精神障碍、苯丙胺类兴奋剂和致幻剂所致精神障碍的护理要点。

2. 熟悉精神活性物质、依赖、滥用、戒断及戒断状态的概念；常见精神活性物质所致精神障碍的临床特征及治疗要点。

3. 了解精神活性物质的种类及其对人体的影响。

4. 具有对精神活性物质所致精神障碍病人制订护理计划的能力。

5. 具有对精神活性物质所致精神障碍病人进行健康指导的能力。

导入情景

许先生，30岁，3年来经常吸食冰毒、摇头丸等毒品，吸食次数和吸食量逐渐增大，吸食后精神抖擞、脑筋灵活，反之则全身无力、反应迟钝。情绪不稳定，经常和他人发生冲突。近2个月来听到有人和他说话，怀疑有人跟踪陷害，家里到处有监控器，妻子有外遇，和很多男人有染，在家3天不睡觉而入院。管床护士发现许先生严重消瘦，神情紧张，告诉他医院很安全，有什么想法可以随时与护士沟通，护士将全力为其解除困难。

请思考：

1. 许先生属于何种精神活性物质所致精神障碍？
2. 许先生有何种精神症状？
3. 护士应该采取何种首要的护理措施进行干预？

精神活性物质滥用是全球性的公共卫生和社会问题。随着我国经济的发展，阿片类物质滥用问题愈发严重。阿片类是我国最常见的毒品滥用种类，长期使用可产生各种心理、生理症状，导致行为或反应方式的改变，大剂量使用可致木僵、昏迷和呼吸抑制。人工合成的新型毒品易获得、易成瘾，是严重危害社会的精神活性物质，可造成情绪波动和性格改变，慢性中毒时导致精神病性表现，病人受症状支配可出现暴力伤人、消极自杀等行为，对社会危害极大。近年来，酒精中毒人数也呈逐渐增多的趋势，酒生产量及人均消耗量均有明显增加，由饮酒造成的各种危害、酒精依赖住院率、与之相关的疾病也随之增加，应引起充分的重视。饮酒者丧失对家庭和社会的责任和义务，为了获取酒而撒谎、欺骗甚至犯罪。

笔记

本章将重点介绍对自身以及社会影响较大的三种精神活性物质所致精神障碍，即阿片类物质所致精神障碍、酒精所致精神障碍和新型毒品所致精神障碍病人的临床特征及护理要点。

第一节 概 述

一、概念

（一）精神活性物质

精神活性物质（psychoactive substance）又称物质或成瘾物质、药物，指来自体外，可改变人类情绪、行为、意识状态，并可使人产生依赖的一类化学物质。使用这些物质后可使人产生生理、心理上的满足感。

（二）依赖

依赖（dependence）是一组认知、行为和生理症状群，指依赖者为了取得特定的心理效应，同时为了避免身体上的戒断症状，从而追求或不间断使用某种药物的行为。包括精神依赖和躯体依赖。精神依赖指用药后产生愉快、满足或欣快感，从而使用药者产生不断使用药物的心理渴求。躯体依赖是由于反复使用药物所造成的一种病理性适应状态，停止用药后则表现为躯体不适，即戒断综合征。

（三）滥用

滥用（abuse）在ICD-10分类系统中称为有害使用（harmful use），是指偏离医疗所需的反复使用药物导致了明显的不良后果，如不能完成工作、学业以及躯体健康的损害等。滥用强调的是不良后果，滥用者没有明显的耐受性增加或戒断症状，反之就是依赖状态。

（四）耐受性

耐受性（tolerance）指由于长期使用药物，导致使用者必须增加使用剂量才能获得所需的效果的现象，如果使用原来的剂量则效果明显降低或达不到所需要的效果。

（五）戒断状态

戒断状态（withdrawal state）指停止使用药物或减少使用剂量或使用拮抗剂后所出现的一组综合征，主要表现为躯体症状、精神症状以及社会功能受损。不同药物所致的戒断症状不同，一般表现为与所使用药物的药理作用相反的症状。

知识链接

国际禁毒日

1987年6月12日至26日，联合国在维也纳召开了由138个国家和地区的3000名代表参加的“麻醉品滥用和非法贩运问题”部长级会议。会议提出了“爱生命，不吸毒”的口号。同时，为了进一步引起各国、各地区对毒品问题的重视，号召全世界人民共同抵御毒品的侵袭，与毒品犯罪活动作坚决的斗争，也为了纪念这次意义重大的国际禁毒会议，大会结束时，与会代表一致建议，将每年的6月26日定为“国际禁毒日”。

二、分类

（一）精神活性物质所致精神障碍的分类

根据《中国精神疾病分类与诊断标准》第3版CCMD-3，精神活性物质所致精神障碍可分为：酒精所致精神障碍（F10）、阿片类物质所致精神障碍（F11）、大麻类物质所致精神障碍（F12）、镇静催眠药或抗焦虑药所致精神障碍（F13）、兴奋剂所致精神障碍（F14、F15）、致幻剂所致精神障碍（F16）、烟草所致精神障碍焦虑型人格障碍（F17）、挥发性溶剂所致精神障碍（F18）、其他或待分类的物质所致精神障碍（F19）。如应用多种精神活性物质，鼓励做出一种以上精神活性物质所致精神障碍的诊断，并分别编码。

（二）精神活性物质的分类

精神活性物质的种类很多，范围很广，分类方法也有多种。从其来源看，可分为天然药物、半合成

笔记

药物和合成药物三大类。从其自然属性看，可分为麻醉药品和精神药品。从其流行的时间顺序看，可分为传统药物和新型药物。传统药物一般指鸦片、海洛因等阿片类较早流行的毒品。新型药物主要指冰毒、摇头丸等人工化学合成的致幻剂、兴奋剂类毒品。

依据药物对人中枢神经的作用，可将精神活性物质分为七种，详见表 12-1。

表 12-1　常见精神活性物质分类

分类	药理作用	代表药物
中枢神经系统抑制剂	抑制中枢神经系统和镇静、催眠作用	巴比妥类、苯二氮䓬类、酒精
中枢神经系统兴奋剂	兴奋中枢神经系统和致欣快作用	咖啡因、苯丙胺、甲基苯丙胺（冰毒）、可卡因、麻黄碱、3,4-亚甲二氧基甲基苯丙胺（MDMA，摇头丸）
大麻	致欣快和致幻作用	大麻酚、大麻二酚、四氢大麻酚
致幻剂	震颤、共济失调和致幻作用	麦角酸二乙酰胺（LSD）、仙人掌毒素、氯胺酮（K 粉）
阿片类	镇静、安眠、镇痛、呼吸抑制、镇咳	海洛因、吗啡、阿片、哌替啶、美沙酮、丁丙诺啡
挥发性溶剂	致欣快和镇静作用	丙酮、乙醚、甲苯
烟草	先兴奋后抑制中枢神经系统	尼古丁

三、病因与发病机制

（一）社会因素

社会因素包括社会环境及社会生活方式，在药物滥用中起到非常重要的作用。引起药物滥用的社会环境因素包括：

1. 毒品的易获得性，如西方国家，毒品贩子充斥大街小巷。
2. 家庭因素，如家庭矛盾、单亲家庭、家庭成员犯罪吸毒等。
3. 同伴影响、同伴间的压力等。
4. 文化背景、社会环境等因素，如有些国家在举行宗教仪式时，利用大麻来增加气氛，使滥用大麻成为合法的行为。

（二）心理因素

1. 性格特征　研究发现，有以下性格特征者易对精神活性物质产生依赖：反社会性格、品行障碍（逃学、违纪等）、情绪控制较差、易冲动、缺乏有效的防御机制、追求即刻满足等，但目前还无研究证明是这些个性问题导致了吸毒，还是由于吸毒改变了个性，抑或是两者互为因果。

2. 强化作用　行为理论学派认为，精神活性物质具有明显的正性强化和负性强化作用。很多精神活性物质都有增加正性情绪的作用，如可产生欣快感，同时摆脱不愉快感。而戒断症状的出现则是一种强烈的负性强化。戒断症状的出现，使药物使用者非常痛苦，为了减轻痛苦，必须反复使用精神活性物质才能缓解戒断症状。

（三）生物学因素

动物实验研究发现，在没有社会、心理因素的作用下，它们也有主动获得精神活性物质的倾向。人类和动物一旦形成依赖，其中枢神经系统的递质、受体就会发生一系列的变化，故有学者将依赖行为定义为慢性脑部疾病，从这个意义上来讲，依赖和其他躯体疾病的本质是一样的。

1. 脑内的“犒赏系统”与药物依赖　近年来的研究认为中脑边缘多巴胺系统可能是犒赏系统的中枢所在，其中，被盖腹侧区（VTA）和伏隔核（NAs）是研究者较为感兴趣的部位。研究发现，人类所滥用的物质，尽管它们药理作用不同，但最终都是作用于中脑边缘多巴胺系统，使脑内的多巴胺增加，过多的多巴胺连续刺激下一个神经元受体，就会产生一连串强烈而短暂的刺激“高峰”，于是大脑犒赏中枢发出愉悦的信号，吸食者就会产生欣快感和陶醉感。反复长期用药，使这些神经元发生适应性变化，改变了强化机制和动机状态，出现了耐受性、戒断症状、渴求等病理生理改变。药物对犒赏系统的作用是产生精神依赖及觅药行为的根本动因。

笔记

2. 代谢速度 机体物质代谢的速度与依赖的形成有关。代谢速度不同，对精神活性物质的耐受性就不同，依赖的易感性也不同。如缺乏乙醛脱氢酶的个体，饮酒后乙醇代谢成乙醛，但乙醛不能转变为乙酸，致使乙醛在体内堆积，少量饮酒即出现严重不良反应，个体因此不敢继续饮酒，也就不可能成为酒精依赖者。

3. 遗传学因素 家系、双生子及寄养子研究发现，基因决定了药物的易感性。目前发现有两个途径将这一易感性从上一代传至下一代，一是直接遗传，二是通过间接的方式，将反社会人格传给下一代。家系研究表明，药物依赖或滥用家系成员中，药物滥用、酒精滥用、反社会人格的相对危险性分别为对照家系的 6.7 倍、3.5 倍和 7.6 倍。

第二节 阿片类物质所致精神障碍

任何天然的或合成的、能够对机体产生类似吗啡效应的一类药物被称为阿片类药物。阿片是一种从罂粟果中提取的粗制脂状渗出物，粗制的阿片含有包括吗啡和可待因在内的多种成分。吗啡是阿片中镇痛的主要成分，大约占粗制品的 10%。

阿片类药物具有镇痛、镇静的作用，能抑制呼吸中枢、咳嗽中枢及胃肠蠕动，同时有兴奋呕吐中枢和缩瞳的作用。阿片类药物能作用于中脑边缘系统，产生强烈的快感。

阿片类药物滥用是世界范围内的公共卫生和社会问题，在 1991 年大约 1.3% 的美国人用过海洛因。至 1949 年，我国吸食阿片、海洛因的人数约 2000 万人，因此被称为“东亚病夫”。新中国成立后，通过坚决有效的措施，毒品在我国基本绝迹。近年来随着我国的改革开放，吸食海洛因者卷土重来，出现很多的社会问题。

一、临床表现

（一）阿片类依赖

1. 精神症状 服用阿片类药物会产生“美妙状态”，病人表现为情感高涨，思维活跃，自我感觉良好，精神振作，宁静安详。此外，病人会出现记忆力下降、注意力不集中、主动性及创造性减低。也可出现失眠、睡眠节律紊乱，但智能障碍不明显。阿片类物质依赖者性格变化明显，用药行为高于一切社会活动，变得自私、说谎、诡辩、缺乏责任感，甚至通过偷窃、诈骗、卖淫等行为筹集毒资。

2. 躯体症状 食欲减退，体重下降，性欲减退。自主神经功能紊乱可使病人出现头晕、出冷汗、心悸、体温升高或降低、白细胞升高、血糖降低等。

3. 神经系统表现 可见震颤、步态不稳、缩瞳、腱反射亢进等。针尖样瞳孔是海洛因依赖者吸食过量的典型体征。反之，当病人出现戒断症状瞳孔就会放大。

（二）戒断综合征

戒断症状的强烈程度取决于所使用阿片类物质的剂量、对中枢神经系统作用的程度、使用时间的长短、使用途径等。短效药物，如吗啡、海洛因一般在停药后 8~12 小时出现，48~72 小时达高峰，持续 7~10 天。长效药物，如美沙酮戒断症状出现在停药后 1~3 天，性质与短效药物相似，3~8 天达高峰，症状持续数周。成瘾者在减少或停用阿片类药物后，会出现一系列的戒断反应，可概括为以下几个方面：

1. 精神症状 吸食者表现为明显的内感性不适，各种表现形式的精神运动性激动，失眠或易惊醒，情绪恶劣、抑郁、焦虑、烦躁不安、惊恐、谵妄、生动幻觉等，强烈的心理渴求和觅药行为，如抱怨、恳求等行为。

2. 躯体症状 病人可出现打呵欠、鼻涕眼泪齐流、多汗、竖毛、寒战、瞳孔扩大、双手微颤。消化系统出现厌食、恶心呕吐、腹痛、腹泻；心血管系统表现为心跳加快、血压升高；呼吸急促；还可出现全身广泛性疼痛，如肌肉痛、关节痛、背痛等。

3. 阿片类物质慢性戒断综合征 急性躯体戒断后，依赖者并不能达到身心完全健康的状态，表现为急性戒断综合征之后长时间感到全身疼痛、乏力、情感脆弱、焦虑、抑郁、易激惹、难以忍受挫折与打击、食欲缺乏以及顽固性失眠。这是导致病人重新用药的原因。

（三）阿片类物质急性中毒

针尖样瞳孔、呼吸抑制（可慢至每分钟 4 次）和昏迷是阿片类中毒的三联征。其他表现可有意识障碍、昏迷、呼吸变慢、面色发绀、皮肤湿冷、体温和血压下降、骨骼肌松弛等。

（四）并发症

营养不良、感染性疾病、肺栓塞和便秘为常见并发症。静注吸毒时，可引起较多而严重的并发症，如肝炎、梅毒、痢疾、破伤风、皮肤脓肿、蜂窝织炎、血栓性静脉炎、败血症、细菌性心内膜炎、艾滋病等。

二、治疗

阿片类成瘾采用综合治疗的原则，包括脱毒治疗、防止复吸和社会心理康复治疗、维持治疗几个方面。

（一）脱毒治疗

目前脱毒治疗常采用替代疗法，其理论基础是利用与毒品作用相似的药物来代替毒品，从而减轻病人的戒断症状。常用的有美沙酮替代递减法和丁丙诺非替代递减法。其他药物如可乐定、镇静催眠药物、抗精神病药物等在脱毒治疗中也有一定的作用。

（二）防止复吸和社会心理康复治疗

1. 阿片类阻滞药治疗　主要为纳洛酮和纳曲酮，纳洛酮静脉注射有效，而纳曲酮口服利用率高。此类药物能够阻滞阿片类的效应，从而阻止机体产生对阿片类药物的依赖性，达到预防复吸的目的。

2. 社会心理干预　包括认知行为治疗、群体治疗以及家庭治疗、自助组织等，针对复发有一定效果。

（三）维持治疗

很多病人反复治疗，反复复吸，正所谓“一日吸毒，终身戒毒”，即使是成功戒毒者也很易发生复吸。因此，维持治疗是巩固疗效的重要环节和有效手段，常用药物美沙酮维持治疗，我国开展健康门诊、社区维持治疗，病人每天服用美沙酮预防复吸，取得良好的效果。做好健康教育，提高人们对毒品的认识，自觉远离毒品，预防吸毒才是关键。

第三节　酒精所致精神障碍

随着社会的发展，饮酒问题日渐突出，每年因酗酒肇事立案的高达 400 万起，近 5 年来，全国每年有 5~6 万人死于车祸，而 1/3 以上的交通事故与酗酒及酒后驾车有关。

酒精对中枢神经系统的抑制作用随饮酒量及血液内酒精浓度不同而不同。酒精首先抑制的是大脑皮质，个体情绪释放。随着饮酒量增加，抑制也进一步加深，精神活动、语言及运动功能受到抑制，表现为对周围事物反应性降低，感觉迟钝，判断记忆受损。其后大脑处于高度抑制状态，醉倒不起，呕吐、便溺、意识障碍。

酒精经口摄入后多数在小肠上部吸收，经血液循环进入全身器官，2%~10% 的酒精经呼气、尿、汗排出体外；其余的部分在体内代谢为乙醛、乙酸，最后代谢成水和二氧化碳。酒精可对人体造成急性和慢性损害。急性损害主要表现为急性胃、食管出血等；慢性饮酒损伤可累及各脏器、组织，主要表现在中枢及周围神经系统、肌肉、心脏、肝脏、胰脏、消化道等。

一、临床表现

（一）急性酒精中毒

笔记

有大量饮酒史，醉酒的严重程度与血液酒精浓度关系密切，主要表现为冲动性行为、易激惹、判断力及社交功能受损，并有诸如口齿不清、共济失调、步态不稳、眼球震颤、面色发红、呕吐等表现。如果中毒较深，可致呼吸、心跳抑制，甚至生命危险。

（二）戒断反应

1. 单纯性戒断反应　长期大量饮酒后停止或减少饮酒量，在数小时后出现手、舌或眼睑震颤，并有恶心或呕吐、失眠、头痛、焦虑、情绪不稳和自主神经功能亢进，如心跳加快、出汗、血压增高等，少数病人可有短暂性幻觉或错觉。

2. 震颤谵妄　长期大量饮酒者突然停饮或减少饮酒量48小时后出现的急性精神症状，表现为意识清晰度下降，定向力障碍，有大量的知觉异常，如错觉、幻觉，不安、情绪激越；全身肌肉粗大震颤，伴有发热、大汗、心跳加快，部分病人因高热、衰竭、感染或外伤而死亡。

3. 癫痫样发作　多在停饮后12~48小时后出现，多为大发作。

（三）记忆及智力障碍

1. 科萨科夫综合征　常在一次或多次震颤谵妄发作后出现。临床以记忆障碍为主并伴有错构、虚构及定向障碍。遗忘可为顺行性，也可为逆行性。

2. 韦尼克脑病　是由于维生素 B_1 缺乏所致，表现为眼球震颤、眼球不能外展和明显的意识障碍，伴定向障碍、记忆障碍、震颤谵妄等。

3. 酒精性痴呆　慢性酒精中毒致大脑功能损害，出现人格改变、记忆障碍，最后发展为痴呆，表现为失语、失认、失用、生活不能自理、大小便失禁等。

（四）其他精神障碍

1. 酒精性幻觉症　为慢性酒依赖病人所出现的持久的精神病性障碍，也可能是酒依赖者突然停饮或骤然减少饮酒48小时后出现器质性幻觉，表现为在意识清晰状态下出现生动、持续性的视听幻觉。

2. 酒精性妄想症　是长期饮酒引起的妄想状态，病人意识清晰，有嫉妒妄想或被害妄想。病程迁延，如戒酒治疗后，症状可逐渐消失。

3. 人格改变　病人只对饮酒有兴趣，变得自我中心，不关心他人，责任心下降，自私、说谎等。

二、治疗

1. 戒酒　根据病情选择戒酒进度，轻者可一次性戒酒，重者采用递减戒酒法。也可采用厌恶疗法（如使用戒酒硫）。戒酒过程中密切观察病情变化，尤其在戒酒初期。

2. 对症支持治疗　对单纯的酒精戒断症状可用苯二氮䓬类药物来缓解；对紧张、焦虑与失眠的病人，可用抗焦虑药物如地西泮、氯硝西泮等；对幻觉、妄想、兴奋躁动的病人，给予小剂量抗精神病药如奋乃静、氯丙嗪、氟哌啶醇等；对抑郁病人，可给予抗抑郁药物。在对症治疗的同时，应加强支持疗法，补充各种维生素，尤其是B族维生素；注意维持水、电解质平衡；由于多数病人有神经系统损害，因此，还应补充神经营养药。

3. 急性酒精中毒治疗　急性酒精中毒可危及生命，要立即催吐、洗胃，维持生命体征、促进代谢，尽快使用纳洛酮催醒，纳洛酮是纯阿片受体拮抗剂，其安全、有效，可反复使用，副作用小，可使血液中酒精含量明显下降，减少或避免意识模糊病人出现呕吐、窒息等并发症。

微课：急性酒精中毒的抢救

4. 心理治疗　在戒酒和支持对症治疗的同时，给予病人支持性心理治疗、行为治疗及认知治疗，其对戒酒和预防复发能起很重要的作用。

第四节　中枢神经系统兴奋剂、致幻剂所致精神障碍

中枢兴奋剂、致幻剂等，俗称新型毒品，其制剂品种多样，包括苯丙胺、可卡因、咖啡因、麦斯科林、氯胺酮等物质，有的还含有海洛因，成瘾性更强。

中枢兴奋药可阻断去甲肾上腺素的再摄取，引起心动过速，高血压，血管收缩，出汗，震颤。还会阻断多巴胺的再摄取，引起兴奋，厌食，活动过多以及性兴奋。常见的中枢兴奋剂如甲基苯丙胺因其

笔记

图片：摇头丸

形状似结晶的冰，俗称冰毒，1919年由日本化学家首次合成，吸食后兴奋感、欣快感强烈，有神经毒性作用，损害多巴胺、5-羟色胺及其他神经递质的神经元。亚甲基二氧基甲基苯丙胺（MDMA）外观为白色药片，或其他彩色药片，俗称"摇头丸""迷魂药""销魂剂"等，药物成分除亚甲基二氧基苯丙胺（MDA）外，还含有咖啡因、海洛因、麦斯科林等。使病人产生欣快和充满活力的感觉，产生一种要与人交往的欲望，曾被作为辅助药物用于心理治疗和娱乐性药物。

致幻剂主要成分为氯胺酮（K粉），为白色碎粉状晶体，里面常掺有玻璃粉，在用鼻吸时瞬间划破鼻腔黏膜进入血管，使药物更快地产生作用。部分病人常混合使用兴奋剂和致幻剂甚至海洛因以追求更多的快感。

与传统毒品相比，新型毒品更容易获得，因对其危害认识不够，涉及的滥用人群更为广泛，极易成瘾，精神依赖性强，但其躯体戒断症状较海洛因轻。其滥用方式有烫吸、口服、鼻吸、抽吸，较少注射。

一、临床表现

（一）急性中毒

急性中毒的临床表现有兴奋、欣快、焦虑、紧张、愤怒、判断力受损、运动困难、肌张力障碍、精力旺盛、对睡眠需求减少、厌食、恶心呕吐。自主神经症状有心动过速、血压升高、瞳孔扩大、出汗、震颤。其他症状有胸痛、心律失常、呼吸抑制、意识模糊、抽搐等。

（二）苯丙胺性精神病

病人在吸食冰毒后立即出现非常强烈的快感。滥用者会很快成瘾，初始使用时病人表现为精神亢奋，不知疲倦，活动明显增加，冲动易怒，行为失控甚至发生自杀和伤人行为。其兴奋作用可使服药者在嘈杂的环境长时间剧烈舞动，引起脱水、高热和心衰。过量使用可造成急性中毒，出现意识障碍，可危及生命。表现为血压升高、心率加快、出汗、口渴、呼吸困难、兴奋躁动，甚至出现抽搐、震颤、意识模糊，严重者可因心律失常、痉挛、循环衰竭、高热、昏迷致死。身体损伤包括肌肉紧张、不自主咬牙、疼痛、盗汗等。

长期滥用或大量使用苯丙胺类药物可引起慢性中毒，导致中毒性精神病，为意识清晰状态下出现丰富的幻听、幻视、错觉、关系妄想和被害妄想等。临床表现与偏执型精神分裂症类似，病程较短。病人可产生精神恍惚、抑郁、睡眠障碍。停用该类物质后症状可缓解，但有部分病人停用后不治疗不能消除症状，反复复吸会导致大脑功能损害，少数病人预后不良。

（三）耐受和依赖

反复使用中枢兴奋药后，个体对药物逐渐产生耐受，用药剂量也逐渐加大，以期获得欣快效应。中枢神经兴奋药的戒断症状轻，突然停药不会引起严重的躯体戒断症状。常见的戒断症状主要表现为精神运动性迟滞、疲劳、抑郁、嗜睡及对药物的渴求。持续使用主要是因为病人对药物心理上的渴求，而不是为了减轻或消除戒断症状。此戒断症状看似较轻，但心理依赖严重导致病人反复复吸，并可产生焦虑及抑郁情绪，常导致伤人或自杀。

二、治疗

（一）急性中毒的治疗

很多病人因急性中毒入院，给予足量补液，维持水、电解质平衡，促进排泄。保持呼吸道通畅、吸氧、气管插管、安定止痉等急救措施。血压高时可用降压药控制血压，高热给予物理降温处理。肌肉痉挛用琥珀胆碱，一般情况下对出现的戒断症状给予支持治疗，2~3天可自行缓解。

（二）精神症状的治疗

病人会出现精神障碍，如幻觉、妄想、冲动伤人等症状，可选用氟哌啶醇5mg肌内注射，或用地西泮等苯二氮䓬类镇静剂；对出现的幻觉、妄想等严重精神障碍可用抗精神病药物对症治疗；对可能出现的伤人、自杀等暴力行为则需严加防范。

（三）认知治疗

病人多存在焦虑、抑郁情绪，给予个别心理治疗和集体心理治疗对其很有帮助。必要时可对症使用抗抑郁、抗焦虑药物治疗。对于心理依赖严重病人可给予厌恶治疗，有较好效果。

第五节　其他精神活性物质所致精神障碍

一、烟草

烟草工业给国家带来巨额税收的同时，也带来更多的健康损害、环境危害，发展烟草工业得不偿失。世界卫生组织和各成员国签订了烟草控制框架条约，要求最大限度施行控烟，以保护公众健康，使公众生命免受烟草威胁。提高烟草价格会使部分人群减少吸烟，特别是青年及低收入人群。长期大量吸烟者突然戒烟会出现焦躁不安，情绪低落，易怒、失眠等戒断症状。

知识链接

尼　古　丁

尼古丁，俗称烟碱，是烟草中的依赖性成分。研究表明，尼古丁符合高依赖性物质的所有标准，依赖者通过改变吸烟、频度、吸进呼吸道的深度等来维持体内尼古丁的水平。尼古丁会使人上瘾或产生依赖性，当依赖形成后突然戒断时，会出现唾液分泌增加、头痛、失眠、易激惹等戒断症状，使吸烟者难以摆脱尼古丁的控制。

（一）吸烟的危害

世界卫生组织数据显示，目前全球高达 10 亿人口在吸烟，相当于全球人口的 1/7。全球每年有 600 万人死于因吸烟引起的疾病，若各国对吸烟不加以遏制，到 2030 年，这一数字可能升至 800 万。

香烟的燃烟中所含的化学物质多达 4000 余种，其中在气相中含有近 20 种有害物质，有致癌作用的如二甲基亚硝胺、二乙基亚硝胺、联氨、乙烯氯化物，其他有害物质如氮氧化物（95% 为一氧化氮）、吡啶和一氧化碳（CO）等。粒相的有害物质达 30 余种，其中促癌物有芘、1- 甲基吲哚类等。

CO 对血红蛋白（Hb）的亲和力很强。因吸烟出现大量 CO-Hb 而使心血管系统受累，尤其运送氧的能力减弱，容易导致缺血性心脏病、心绞痛和呼吸困难。

（二）治疗

1. 药物治疗　以低剂量、安全性好的尼古丁制剂替代治疗，减轻戒断症状，逐渐停止达到戒烟目的。可乐定用于较重的烟草依赖者；去甲替林能减轻焦虑、改善睡眠、提高疗效。

2. 认知治疗　提高认识，改变认知，开展健康教育和戒烟运动，给吸烟者提供心理咨询，家庭帮助，社会支持等措施，使人们认识到吸烟的危害，努力戒烟，争取戒烟成功。

二、镇静催眠药物和抗焦虑药物

此类药物包括范围广、化学结构差异大，但都能抑制中枢神经系统的活动，常用如巴比妥类、苯二氮䓬类。巴比妥类是较早的镇静催眠药，临床主要用于失眠。苯二氮䓬类药物的主要药理作用是抗焦虑、松弛肌肉、抗癫痫、催眠等。由于苯二氮䓬类药物安全性好，即使过量，也不致有生命危险，目前应用范围已远远超过巴比妥类药物。

（一）临床表现

镇静催眠药中毒症状的严重程度取决于滥用的剂量和滥用时间的长短。主要表现为冲动或攻击行为、情绪不稳、判断失误、说话含糊不清、共济失调、站立不稳、眼球震颤、记忆受损，甚至昏迷。

巴比妥类的戒断症状较严重，在突然停药 12~24 小时内，戒断症状陆续出现，表现为厌食、乏力、焦虑不安、头痛、失眠，随之出现肢体的粗大震颤；停药 2~3 天，戒断症状可达高峰，出现呕吐、体重锐减、心动过速、血压下降、四肢震颤加重、全身肌肉抽搐或出现癫痫大发作，有的出现高热谵妄。

苯二氮䓬类戒断症状虽不像巴比妥类那样严重，但易感素质者（如既往依赖者或有家族史者）在服用治疗剂量的药物 3 个月以后，如突然停药，可能出现严重的戒断反应，甚至抽搐。

笔记

(二)治疗

1. 药物治疗　逐渐减少药物剂量,也可使用情绪稳定剂,如卡马西平、普萘洛尔等,国外采用长效药物替代短效药物,如长效的巴比妥类药物(苯巴比妥)替代短效药物(戊巴比妥),或苯二氮䓬类的长效药物替代短、中效药物,再逐渐减少替代制剂的使用剂量。严格管理和控制该类药物的使用,以减少个体对该类药物的滥用机会。

2. 心理治疗　很多滥用镇静催眠药或抗焦虑药的病人存在较多的心理问题,在面对压力和困难时使用药物缓解内心冲突,做好病人的心理疏导,改善认知,缓解病人的不良情绪,引导病人运用健康的方式应对生活和工作,可避免或减少药物的使用。

第六节　常见精神活性物质所致精神障碍病人的护理

【护理评估】

1. 主观资料

(1) 对阿片类物质依赖者,评估病人滥用阿片物质的开始剂量及目前剂量、使用方式、持续时间。

(2) 评估病人有无流泪、流涕、焦虑、烦躁、自伤、易怒、躁动等戒断综合征等表现。

(3) 收集新型毒品滥用者的剂量、方法、品种等,观察有无急性中毒症状,躯体依赖的程度和心理渴求感。

(4) 评估病人有无被害妄想、嫉妒妄想、兴奋躁动等。

(5) 对酒精依赖者,评估其饮酒种类、饮酒量、每日饮酒次数。

(6) 是否为规律性饮酒或无节制性饮酒,有无晨饮及周期性饮酒。

(7) 是否有兴奋躁动、情绪抑郁、冲动、伤人、毁物、幻觉、妄想、定向力障碍及意识障碍等。

(8) 有无急性中毒症状及戒断综合征的表现。

2. 客观资料

(1) 评估病人的一般状况:职业、文化程度、婚姻状况等。

(2) 体格检查:生命体征测量、身体状况、有无外伤等。

(3) 评估病人的精神状态:情绪是否平稳、接触是否合作、有无消极言语行为等。

3. 相关因素

(1) 对阿片类物质依赖者,评估其服用阿片类物质的相关原因:

1) 是否因好奇心驱使;追求刺激;受到家庭成员或朋友影响。

2) 是否心理压力大;经受失败与挫折。

3) 由于疾病需要;使用阿片类物质后产生依赖所致。

(2) 对新型毒品依赖者,评估其滥用毒品的相关因素:

1) 是否因交友不慎、追求刺激。

2) 因家庭冲突、社会压力。

3) 是否为了减肥使用毒品,以至于无法摆脱。

4) 还需评估病人家属是否有物质滥用史等。

(3) 对酒精依赖者,了解病人有无负性生活事件及相关原因:

1) 病人是否经受了挫折与失败。

2) 饮酒是为了减轻心理压力,还是为了缓解抑郁心境。

3) 是否终日沉溺饮酒;有无因饮酒而产生的负罪感、自卑感及自我放纵等。

4) 是否丧失了对家庭和社会的责任和义务;家庭成员有无嗜酒史。

5) 家庭成员对病人的态度,是否能提供有效的支持等。

【常见护理诊断/问题】

1. 焦虑　与个人应对无效、戒断症状、觅酒、觅药行为有关。

2. 意识障碍　与药物使用过量、戒断反应有关。

3. 营养失调：低于机体需要量　与消化系统功能障碍、食欲下降有关。

4. 有对自己或对他人施行暴力的危险　与兴奋躁动及幻觉、妄想及觅药行为有关。

5. 卫生 / 穿着 / 进食 / 如厕自理缺陷　与生活能力受损、认知功能障碍有关。

6. 睡眠型态紊乱　与异常的行为模式及戒断反应有关。

7. 家庭应对无效　与病人嗜酒或吸毒后和家庭成员关系紧张、恶化有关。

【护理目标】

1. 病人可以准确描述焦虑的性质和症状；掌握一种或两种有效缓解焦虑情绪的方法；能控制自己的情绪和行为，未出现觅药、觅酒行为。

2. 急性中毒病人保持生命体征平稳，未出现并发症；意识障碍程度逐渐减轻或意识清楚；生活能力或社会功用恢复正常。

3. 病人能描述体重减轻的原因；能够规律进餐，摄取能量；躯体营养情况逐步得到改善，体重增加。

4. 病人能够确认并诉说造成自己情绪激动、愤怒的原因与感受；能够应用已学的知识和技巧控制自己的暴力冲动；不发生自伤或伤人的暴力行为。

5. 病人能逐步按照提示穿衣服、洗澡、梳理等；在家属及护理人员指导下保持个人卫生清洁，皮肤完好无损；独立完成自我生活料理。

6. 病人能叙述妨碍睡眠的原因；能配合治疗，采取有效措施促进睡眠；睡眠规律、安稳。

7. 家属能认清病人疾病及病人表达内心的感觉；对疾病有正确的认识，逐步掌握一些照顾病人的护理方法；能正确处理病人的各种状况。

【护理措施】

1. 生活护理　在戒断治疗期间，对于生活不能自理的病人，护士应及时给予帮助。加强基础护理，如口腔护理、饮食护理、睡眠护理、大小便护理、皮肤护理等，及时更换污染的床单、被服、衣物，保证给病人创造清洁、舒适的治疗环境。

2. 安全护理　护理人员为病人提供良好的住院环境，确保病房安全和病人的安全。做好对病人和家属的安全教育，严格执行安全检查和探视制度，杜绝各类精神活性物质流入病房。观察和了解病人有无暴力行为和自杀观念，以及出现的频率和强度，尽量减少危险因素并及时去除危险因素。对有意识障碍、烦躁不安、躁狂状态的病人，必要时安置在重症监护病房（ICU），专人重点监护，防止摔伤、坠床，必要时给予约束，并做好约束部位的护理；对抑郁状态的病人应将其置于护理人员视线范围内，避免单独活动；病人癫痫大发作时要防止舌咬伤、下颌脱臼，防止骨折和摔伤。

3. 用药护理　在逐渐减药过程中，要认真观察病人各种不良反应，配合医生做好危重病人的抢救和护理。严格遵守用药制度，按时用药，提高病人服药依从性。同时在病房内备好抢救药品及器材。

4. 对症护理

（1）过量中毒护理：首先要确认是何种药物中毒，再给予适当的处理方法，如洗胃、给予拮抗剂等。密切观察病人的生命体征变化，保持水电解质及能量代谢的平衡。保持呼吸道通畅，做好吸痰、吸氧护理，生活护理，防止并发症。

（2）戒断症状护理：密切观察戒断症状的出现，适时用药，减轻病人痛苦。病人在戒断反应期间应卧床休息，避免剧烈活动，减少体力消耗，站立时要缓慢，不应突然改变体位。

（3）躯体并发症护理：物质依赖病人多患有不同类型的躯体疾病，如心血管疾病、肝功能异常等消化系统疾病、神经系统损害及传染性疾病等。除做好生活护理外，对心血管系统疾患病人，应密切监测血压、脉搏；对肝功能异常及其他消化系统疾患的病人，要从饮食上加以重视，减少刺激性食物对消化系统的损害；对神经系统已存在不同程度损害，如手指颤抖、共济失调的病人，应加强照顾，防止发生跌倒或其他意外；对于患有传染性疾病的病人应注意操作中严格无菌规程，防止交叉感染。

（4）开展工娱治疗：包括引导式教育、文体治疗、音乐治疗、书法治疗、生物反馈治疗等，提高病人对疾病的认知，使病人充分认识精神活性物质的危害，主动拒绝滥用毒品或酒精。护士向病人和家属开展健康教育，宣传精神活性物质对个人、社会带来的巨大危害，帮助病人应对戒断期间出现的各种

笔记

不良反应。

5. 心理护理 护士要有耐心和爱心,经常和病人沟通交流,鼓励病人树立信心和勇气,配合医护人员戒除精神活性物质,成功地回归社会和家庭。护士对病人进行个别心理护理和小组心理护理,给予病人心理疏通、心理干预,及时发现病人的情绪变化,引导病人安心住院,积极配合治疗和护理,顺利完成临床脱毒治疗。

6. 康复期护理 对病情好转,即将康复的病人,护士应帮助制订近期计划和目标,帮助病人争取其家庭的支持和关心,切断瘾药来源,切断与供药者的来往,以巩固疗效,防止复发。即将出院病人,护士要告知病人按时服药,定期来院复诊,并将进行电话随访。

【护理评价】

1. 病人能否控制自己的情绪和行为。
2. 急性中毒病人的生命体征是否正常,有无并发症。
3. 病人经过护理后营养状况是否有显著的改善。
4. 病人的精神症状和戒断症状是否得到控制。
5. 病人的生活能力和认知功能是否恢复正常。
6. 病人的认知和睡眠状态是否恢复正常。
7. 病人和家庭关系是否得到改善,能否主动承担社会责任。

思考题

病人,男,27 岁,近来因情绪激动,无故谩骂邻居,认为邻居要害死他,被家人送入院。体检:T 38.0℃,P 90 次 / 分,R 25 次 / 分,BP 180/100mmHg,身体消瘦,肘部和大腿处有许多陈旧性针眼。护士初步判断可能为药物滥用的病人。

请分析:

1. 对该病人进行护理评估,得出护理诊断。
2. 根据护理诊断制订出对病人的护理措施。

思考题思路解析

扫一扫,测一测

(吕文艳)

第十三章　儿童少年期精神障碍病人的护理

13章PPT

学习目标

1. 掌握注意缺陷与多动障碍、精神发育迟滞、孤独症、抽动障碍病人的典型临床表现及护理措施。
2. 熟悉注意缺陷与多动障碍、精神发育迟滞、孤独症病人的护理评估与治疗原则。
3. 了解抽动障碍、儿童少年期情绪障碍病人的护理评估与治疗原则。

导入情景

病人，男，4周岁。入幼儿园时，仅能听懂简单的日常用语，如：吃饭、睡觉等，基本无指令接收能力；其随意性较大，较难安静地坐在凳子上；缺乏正确的表达方式，着急时会拍自己的头部。

请思考：

1. 病人属于何种精神障碍？
2. 针对病人的行为，护士应实施哪些护理措施？

目前，约95%以上的家长，只注重儿童的身体疾病与营养，却不知道心理健康在儿童青少年期的重要性，不了解儿童青少年期心理卫生的相关知识。世界卫生组织关于儿童青少年精神疾病提出了两个1/5的概念：发生率是1/5，识别率不足1/5。目前，我国有13%~16%的儿童青少年存在不同程度的心理健康问题，如学习问题、人际交往问题、性心理发展问题、行为问题、网络成瘾等。儿童青少年期精神障碍已成为青少年自杀的第三大死因。随着社会的发展，儿童青少年精神卫生问题愈来愈受到人们关注。

本章将重点介绍精神发育迟滞、注意缺陷与多动障碍、抽动障碍、孤独症、儿童少年期情绪障碍病人的临床表现及护理要点。

第一节　概　　述

儿童青少年期是生长发育、身体各项功能不断分化、增强的时期，同时，其认知、情感、意志、气质、性格、个性、自我意识等方面的也是可变性最大的时期。

儿童少年期的心理发育障碍主要表现在语言、运动、学习、社交、智力和社会适应能力的异常。因儿童少年时期的生理与心理尚未完全成熟，感性认识多于理性认识，所以其精神障碍的特点与成人具有差异，如感知障碍多于思维障碍，形象性幻觉多于言语性幻觉，妄想也较少，情感障碍常见恐惧、焦

笔记

虑、情绪不稳等；而意志和行为障碍表现最常见的是运动性抑制或运动性兴奋。

目前，有关儿童少年期精神障碍的护理研究重点在改进治疗方法和护理措施方面，同时明确家庭治疗和护理、心理护理、教育与训练的重要性，护士可直接参与治疗性的探讨与危机干预，并对家属进行健康教育。

第二节　精神发育迟滞病人的护理

一、概念

精神发育迟滞（mental retardation）是指个体起病于 18 岁以前，由各种原因所导致的以智力低下和社会适应困难为主要临床特征的一组发育障碍性疾病。传统习俗对这类疾病命名有：白痴、愚钝、愚鲁、智障等。本病可单独出现，也可伴有其他精神障碍或躯体疾病，是儿童精神残疾最常见的原因之一，也是导致人类残疾最为严重的疾病之一。

二、流行病学特点

1993 年全国 7 个地区调查结果显示精神发育迟滞患病率为 2.84%，男女比例 1.08∶1，农村高于城市；2003 年贵州、辽宁地区的调查结果分别为 1.66%、4.67%。

三、病因与发病机制

1. 遗传因素

（1）染色体基因异常：导致精神发育迟滞的常见原因有：唐氏综合征（Down syndrome）、基因异常（如苯丙酮尿症、半乳糖血症等）和先天性颅脑畸形（如家族性小脑畸形、先天性脑积水）。

（2）出生后因素：中枢神经系统感染如病毒性脑膜炎、结核性脑膜炎等，颅脑损伤、严重的躯体疾病、营养不良等均可使儿童的大脑功能受到损害，导致智力低下和社会适应不良。

2. 社会因素　流行病学调查显示，本病患病率与低社会阶层、贫穷、家庭环境不稳定等有关。另在婴幼儿发育时期，如果与社会隔离就可能因缺乏社会交往和接受文化教育、丧失学习机会等因素而造成智力发育不全或迟滞。

3. 环境因素　包括围生期有害因素，如母孕期感染、药物、毒物影响，产时的各种并发症如先兆流产、妊娠高血压等，母亲妊娠年龄偏大、营养不良、长期心理应激等，新生儿疾病如未成熟儿、低体重儿、核黄疸、胎儿颅缝早闭等，有害理化因素如射线照射过多、工业污染，母亲孕期酒精依赖和营养问题，地方性碘缺乏等均可损害大脑的正常发育。另外新生儿与婴幼儿期有害因素如严重的中毒、外伤及社会心理因素等也可造成精神发育迟滞。

四、临床表现

主要表现为不同程度的智力低下和社会适应困难，按智力水平，根据智商（intelligence quotient，IQ）可将精神发育迟滞分为以下四个等级。

1. 轻度　约占全部精神发育迟滞的 85% 以上；智商在 50~69 之间（成人以后可达相当于 9~12 岁的心理年龄）。患儿在幼儿期表现出智能发育较同龄儿童迟缓，如语言发育延迟，能进行日常语言交流，但抽象思维、理解能力、分析能力较差，复杂动作协调困难；在就读小学后出现学习困难，需要特殊教育和帮助；可从事简单的手工劳动。能学会一定的谋生技能，但工作能力差。生活基本能自理。一般无躯体畸形和神经系统功能障碍。

2. 中度　约占 10%；智商在 35~49 之间（成人后智能相当于 6~8 岁）。从幼年开始病人智力和运动发育明显比同龄正常儿童迟缓，语言发育差，难以表达完整意思；抽象思维能力明显缺陷；学习能力低下，计算能力为个位数加减的水平，不能适应普通小学学习，在训练和帮助下可学会自理简单生活，但质量差。躯体和神经系统检查常有异常表现。

3. 重度 约占 3%~4%；智商在 20~34 之间（成人后智能相当于 3~6 岁），病人在出生后即出现明显智力发育延迟，言语功能严重受损，无语言或发音不清，抽象思维、理解能力极差；不会计数，不能学习和劳动，不能接受学校教育；日常生活需要照料，甚至坐、走等基本动作都难以独自完成，终身需要他人照顾。无社会行为能力；可同时伴有脑部损害。

4. 极重度 约占 1%~2%；智商低于 20（成人后智能相当于 3 岁以下）。病人完全无言语能力，不认识亲人和周围环境，不躲避危险，不会走路，大小便失禁，生活完全不能自理，以原始情绪表达需求，终身需人照顾。常合并有先天畸形和神经系统异常，常因原发病或继发感染夭折。

部分病人可伴随一些精神症状，如注意缺陷、冲动行为、刻板和强迫行为等。有的病人可表现出特殊面容和体征，如脆性 X 综合征病人的特殊面容：头大、长脸、手大、足大、睾丸巨大，前额及下颌突出；Down 综合征病人面容为睑裂细小，双眼眶距宽，两眼外角上斜，耳位低、鞍鼻，舌体宽厚，口常半张或舌伸出口外，第一趾和第二趾间距宽有凹沟，小指末节发育不良，常伴先天性心脏病和脐疝。

五、诊断标准

1. 起病于 18 岁前。
2. 智商低于 70。
3. 有不同程度的社会适应困难。

对发育水平的评定，除根据临床经验评定外，还可以进行一些心理测验（包括智力测验等）。实验检查包括脑电图、头颅 X 线摄片、生化检验和遗传细胞学检查等。

诊断精神发育迟滞不能单纯依靠智力测验，应结合儿童的具体情况、社会文化教育背景，临床表现以及社会适应能力评定等多方面资料加以综合分析。

六、治疗

精神发育迟滞重在预防，一旦发生难以逆转。没有特效药物能改善病人的智力和学习能力；原则是早发现，早诊断，查明原因，对症治疗，家庭、学校和社会的教育性和心理社会性服务方案至关重要。

1. 教育和训练 根据精神发育迟滞儿童的严重程度分级，进行有计划的、循序渐进的训练与教育。如对于轻、中度精神发育迟滞者，可进行特殊教育和劳动训练，增强其生活自理能力，培养一定的劳动技能。如不能适应普通小学学习者可到特殊教育学校就读。对重度精神发育迟滞者着重训练其与照料者、护理者之间的协调配合。

2. 药物治疗 ①病因治疗：用于病因明确者的治疗，如苯丙酮尿症、半乳糖血症、先天甲状腺功能减退、地方性碘缺乏病或呆小症等一部分遗传代谢病可以行病因治疗，可给予苯丙酮尿症专用饮食、补碘和甲状腺素以及维生素 A、维生素 C 等治疗；②对症治疗：对伴有攻击行为或自伤行为者，可给予小剂量氟哌啶醇、奋乃静或安定类药物作对症治疗；③促进或改善脑细胞功能的治疗：选用营养脑细胞、促进代谢等药物，如脑复康、氨酪酸、谷氨酸等药物治疗。

3. 心理社会服务 行为治疗可以帮助病人建立正常的行为模式，家庭治疗可以减轻父母的焦虑情绪，有助于对病人的教育与训练。社会为需要医疗服务的病人提供门诊或住院治疗、为其提供就业的机会等。

七、护理

【护理评估】

1. 健康史 收集病人的健康资料。主要包括遗传因素，如：染色体基因异常（唐氏综合征、苯丙酮尿症等），出生后因素：中枢神经系统感染如病毒性脑膜炎、结核性脑膜炎等；环境因素，包括围生期有害因素，如母孕期感染、药物、毒物影响，母亲妊娠时年龄偏大、营养不良、长期心理应激等，新生儿疾病如未成熟儿、低体重儿等，有害理化因素如射线照射过多、工业污染，母亲孕期酒精依赖和营养问题，地方性碘缺乏等。

2. 生理状况 评估病人的身体发育情况，如身高、体重等；是否有躯体疾病或畸形；自理活动是否正常；生活方式、饮食、睡眠、有无特殊习惯等。

3. 社会功能 评估病人性格特征、兴趣爱好、受教育情况、职业、性格特征、社会交往技能、言语交往能力、行为自控能力、生活方式、家庭教养方式、经济状况及支持系统；家属的护理能力和照顾病人的意愿；家属情绪状况等。

4. 辅助检查 评估实验室及其他辅助检查，如生化检查，脑电图检查，头 MRI，脑脊液检查等检查指标是否正常。

【常见护理诊断 / 问题】

1. 卫生 / 穿着 / 进食 / 如厕自理缺陷 与智力低下、认知障碍有关。
2. 社会交往障碍 与智商低下、丧失语言能力、缺乏社会行为能力有关。
3. 有受伤的危险 与智力低下、情绪不稳、冲动有关。
4. 语言沟通障碍 与智能发育障碍有关。

【护理目标】

1. 病人的个人生活自理能力逐步改善，通过相应的技能训练，提高自理能力，如穿衣、进食、如厕等。
2. 病人能适应社会，社交能力、学习能力逐步改善，获得一定社交技能。
3. 病人通过相关安全知识的学习，可识别危险环境及危险物品，提高自身安全意识。
4. 病人通过语言训练，掌握最基本的生活日常用语，表达自身意愿。

【护理措施】

1. 安全护理 保证病人居室安全、环境应简单整洁，室内严禁存放危险物品，观察活动空间，耐心细致地理解病人所表达的意思。满足病人合理生活需求，教导病人用正确的方式表达内心感受和躯体不适，避免其因暴力行为伤人或自伤，制止病人进行登高、打闹等影响安全的一切活动。严重者给予特殊监护。

2. 生活护理 保证病人基本生活需求，饮食上注意合理喂养，提倡母乳喂养，适时添加辅食。密切观察病人的身体状况和生活自理能力，如洗脸、洗澡、如厕、穿衣服、进食等，并针对出现的问题进行适当的护理干预。注意督促病人进食，防止其暴饮、暴食、噎食，纠正偏食行为，保持病人的清洁卫生。

3. 特殊护理

(1) 适应社会能力训练：根据严重程度制订计划，包括参与集体活动、与他人合作协调、提高自身防御能力、避免危险、保证自身安全等训练。通过训练改善病人的社交能力是非常重要的环节。训练时学校教育和家庭教育要密切配合，协同进行。另外，通过帮助病人进行劳动技能训练使他们能自食其力，以减轻社会和家庭的负担。劳动技术教育必须适合病人的智力水平和动作发展水平，并根据病人的心理上、生理上和疾病上的差异，注重适应性，重视安全教育以及个别差异性。

(2) 语言教育训练：要重视对语言障碍和缺陷进行矫正训练，应由简单到复杂，坚持不懈。使他们能较好地掌握语言这一工具进行社会交往和交流。也可通过日常活动进行语言训练，但要有耐心，不能操之过急。

(3) 早期干预：指导父母促进患儿的语言、认知功能的培训。创造条件让他们有机会与正常儿童在一起活动。

(4) 品德教育：尊重病人，保护病人的自尊心。当病人做出一些不符合社会要求的行为时，要做好病人的品德教育，根据不同情况做不同处理，对病人尽量少批评，少惩罚，多给予表扬和鼓励。

4. 用药护理 监测药物的不良反应，观察有无活动受限、低血糖、锥体外系反应等，必要时遵医嘱对症处理。

5. 心理护理 要有强烈的爱心和同情心去多接触与观察病人，与家属密切配合，以保证治疗方案的实施。若病人出现愤怒、恐惧等负性情绪时，应耐心安慰病人，转移其注意力等；若病人病情允许，可与其适当分析出现负性情绪的原因及影响因素，协助其缓解不良情绪。

6. 健康教育 指导家属掌握观察病情的方法，训练生活能力，让家属了解此病的性质及预后，强调训练的重要性，坚定他们对治疗的信心，调动病人家庭和社会的支持系统，使病人尽可能地适应社会环境、掌握社会中基本求生技能，这对病人的生存有重要意义。

笔记

【护理评价】

1. 病人的个人生活自理能力是否得到改善，能否进行穿衣、进食、如厕等基本日常活动。
2. 病人是否适应社会，社交能力、学习能力是否得到改善，是否获得一定社交技能。
3. 病人能否识别危险环境及危险物品，最大限度避免受伤情况的发生。
4. 病人语言能力是否得到改善，能否掌握最基本的日常生活用语，表达自身的意愿。

第三节　注意缺陷多动障碍病人的护理

一、概念

注意缺陷多动障碍（attention deficit and hyperactive，ADHD）又称多动症，指以在需要认知参与的活动中难以保持注意力、不分场合多动以及缺乏对冲动行为控制为主要临床表现的精神发育障碍，并伴有认知障碍、情绪冲动和学习困难，智力正常或接近正常。该病于学前起病，呈慢性过程。它既影响儿童的学校、家庭和校外生活，又容易导致儿童持久的学习困难、行为问题和低自尊心。

二、流行病学特点

儿童多动症的患病率一般报告为3%~5%，男女比例为9∶1~4∶1。跨文化研究发现几乎在所有的国家和文化背景均有多动症发生。我国报告的学龄儿童多动症的患病率为1.3%~13.4%。

三、病因与发病机制

本病的病因和发病机制不明确，有人推测可能是一种复杂疾病，但至今尚无定论。现将文献报道概括为遗传因素、生化因素、母亲产前、围生期及产后因素、环境因素等。

1. 遗传因素　多动症儿童一级亲属患病率明显高于正常儿童对照研究组。单卵双生子的多动症同病率高于双卵双生子5倍多，另外从寄养子的研究，多动症儿童的亲生父母的反社会人格、酒依赖及癔症明显高于养父母或对照组儿童的父母。

2. 神经生化　近年的研究提出了多巴胺、去甲肾上腺素功能低下和5-羟色胺（5-HT）功能亢进与发病有一定关系。动物实验提示多动儿童可能有多巴胺代谢障碍。有人用6-羟基多巴胺注射新生鼠，选择性地破坏了多巴胺通路后，这些鼠有明显的多动行为和走迷宫困难，当给精神药物后，提高了完成学习任务的能力，减少了活动水平。随鼠龄增大，活动可减少，但学习缺陷仍存在。功能性MRI发现额枕、纹状体和网状结构是由受中枢兴奋药影响的儿茶酚胺来调节的。哌甲酯的研究提示多巴胺是涉及的主要介质，5-HT与其也有关。

3. 神经解剖　用脑影像技术也证明有儿童多动症史的青年人有脑皮层的萎缩，特别是前额区的灌流量减少。因前额和皮层运动区的功能与维持注意、控制冲动、调节攻击和运动活动有关。

4. 社会心理因素　父母性格不良、教养方式不当、家庭破裂、童年受虐待、学校教育方法不当等均可作为发病因素存在。

四、临床表现

1. 注意缺陷　为本病的主要症状。病人的注意力难以持久，对来自各方的刺激几乎都起反应，不能滤过无关刺激，很容易受环境的影响而分散，不断地从一种活动转向另一种活动。他们在上课时，不专心听课，老师布置的作业常听不清，以致做作业时常出错误，与他人交谈时心不在焉，经常丢三落四，遗失玩具、学习用具或其他物品。常忘记日常活动安排，很难将一件事情进行到底。

2. 活动过度　活动过度大都开始于幼儿早期，进入小学后因受到各种限制，表现得更为显著。表现为与年龄不相称的活动过多，活动不分场合、无目的性，在需要相对安静的环境中，不能保持安静，上课坐不住，小动作多，凡能碰到的东西总要碰一下，好招惹人，经常与人吵架。常与同学发生争吵或打架；又喜好插嘴和干扰别人的活动，活动过度最惹人注目。

3. 冲动任性　多动症儿童由于情绪不稳，缺乏克制能力，常对一些不愉快刺激，作出过分反应，常在冲动之下伤人或破坏东西。冲动任性是多动症的突出症状。他们在要求未得到立刻满足时，会无故叫喊或吵闹，又无耐心，做什么事情都急急匆匆。

4. 学习困难　患儿学习困难，成绩差，低于其智力所应该达到的学习成绩，主要与注意力不集中有关，也有部分儿童合并存在知觉活动障碍、精细运动及协调运动差而影响学习成绩。

此外，多动症儿童中20%~30%伴有品行障碍，20%~30%伴有焦虑障碍，20%~60%伴有学校技能障碍。

五、诊断标准

1. 症状标准　与同龄的大多数人相比下列症状更常见，需具备下列行为中的或注意障碍的6条，或冲动障碍及多动共6条。

(1) 注意

1) 常常不能仔细地注意细节，或在做功课、工作或其他活动中出现漫不经心的错误。

2) 在完成任务或做游戏时常常无法保持注意。

3) 别人对他(她)讲话时常常显得没在听。

4) 常常无法始终遵守指令，无法完成功课、日常杂务或工作中的义务。

5) 组织任务或活动的能力常常受损。

6) 常常回避或厌恶需要保持精神努力的任务，如家庭作业。

7) 常常遗失某种任务或活动的必需品，如学校的作业、铅笔、玩具或工具。

8) 常常易被外界刺激吸引。

9) 在日常活动中常常忘事。

(2) 多动

1) 双手或双足常常不安稳，或坐着时蠕动。

2) 在课堂或其他要求保持坐位的场合离开位置。

3) 常常在不适当的场合奔跑或登高爬梯。

4) 游戏时常不适当地喧哗，难以安静地参与娱乐活动。

5) 表现出持久的活动过分，社会环境或别人的要求无法使患儿显著改观。

6) 常常说话过多。

(3) 冲动性

1) 常在别人提问未完成时其答案即脱口而出。

2) 在游戏或有组织的场合常不能排队或按顺序等候。

3) 经常打扰或干涉他人。

2. 病程标准　通常于7岁前起病，病程持续6个月以上。

3. 排除标准　不是由于广泛性发育障碍、精神发育迟滞、儿童期精神障碍、器质性精神障碍、神经精神系统疾病和药物不良反应等引起。

1301

微课：注意缺陷多动障碍

4. 严重程度分类

(1) 轻度症状符合或稍微超过诊断标准所需症状，仅有微小的或没有学校和社会功能的损害。

(2) 中等症状和损害在轻度和重度之间。

(3) 重度超过诊断标准所需症状很多，有明显而广泛的学校、家庭和伙伴关系方面的社会功能的损害。

六、治疗

原则上遵循长期、系统、个体化、综合性治疗，采用针对父母的教育训练，学校咨询干预和调节，脑电生物反馈训练，心理治疗，药物治疗等相结合的综合性治疗方法。中枢兴奋剂哌甲酯(利他林)是应用最广泛的治疗ADHD的首选药物之一，但有睡眠延迟、头痛、腹痛、恶心呕吐等副作用，选择性去甲肾上腺素再摄取抑制剂托莫西汀(择思达)的疗效与哌甲酯相当，可用于7岁以上的ADHD病人。

七、护理

【护理评估】

1. 健康史　评估患儿既往健康状况，有无药物过敏史等；发病病因：遗传因素、生化因素、母亲产前、围生期及产后因素、环境因素（父母性格不良、教养方式不当、家庭破裂、童年受虐待、学校教育方法不当）等。

2. 生理状况　评估患儿的身体发育情况，如身高、体重等；是否有躯体疾病或畸形；自理活动是否正常；生活方式、饮食、睡眠、有无特殊生活习惯等。

3. 心理状况　评估患儿注意力障碍的程度以及干扰因素，患儿有无学习困难，是否有冲动、自残行为和品行问题等。

4. 社会功能　评估患儿的性格特征、家庭环境，家庭和学校的教育方法对患儿的影响；评估患儿及家属对疾病的认知和适应程度。

5. 实验室及其他辅助检查　血尿粪常规，生化检查，脑电图检查，头 MRI，脑脊液检查等。

【常见护理诊断 / 问题】

1. 有对自己或对他人施行暴力的危险　与好冲动、情绪不稳、无法自控有关。

2. 有自伤的危险　与患儿冲动任性、自残行为有关。

3. 社交交往障碍　与患儿注意涣散、沟通不良有关。

4. 营养失调：低于机体需要量　与患儿活动过多、消耗过大有关。

【护理目标】

1. 患儿能描述出现不良情绪的感觉，并能采取适宜的方式进行发泄，不出现对他人及自己的伤害。

2. 患儿能有安全意识，能用语言表达不良情绪，控制冲动行为、自残行为的意识有所增强。

3. 患儿能维持注意力，能与他人沟通，现实性地评价自我，说出影响社交活动的感觉。与有同情心的伙伴多接触，增加与他人相互作用。

4. 患儿营养状况能满足自身体力的过多消耗，营养状态正常。

【护理措施】

1. 安全护理　保持安静舒适的环境，加强安全管理工作，清除危险物品，密切观察患儿活动环境及行为有无冲动及情绪不稳，患儿出现急躁情绪时，正确引导、缓解不适，根据不同年龄段设置游戏设施，以供娱乐，但要限制患儿做竞争性或冒险性如登高攀爬等游戏。密切观察病情变化，防止患儿因精细协调动作笨拙或动作粗大而造成损伤；防止由于冲动行为发生毁物、自伤或遭受他人的威胁和伤害。

2. 生活护理　提供合理的营养，训练和督导患儿的个人卫生，保证充足睡眠。

3. 多动的护理　指导患儿进行各种训练，逐渐控制多动、冲动和攻击行为，使其听从指挥，增强自尊心和自信心。对患儿进行社会技能训练，锻炼与他人交往合作的能力，逐渐延长其与人交往的时间，在训练中不断鼓励与支持其完成训练内容，提高学习能力训练，可安排特殊环境学习。如让多动症儿童与有同情心的伙伴多接触、参加某些运动队的活动；训练儿童的沟通和应对技能，如学会谦让和与伙伴友好相处。为多动症儿童提供良好的能继续完成社会化的环境，可以帮助他们正常地成长，成为一个健康有用的人。

4. 药物护理　密切观察服药情况，提高其依从性，并监测药物的不良反应。

5. 心理护理　与患儿建立良好的护患关系，与家长和老师配合，创造条件让其发挥优点，提高自尊心与价值感。掌握患儿的特长、兴趣、爱好，发挥其积极性，培养患儿良好的生活规律，从日常生活小事中培养患儿专心的习惯。

6. 健康教育　向家长宣教本病的相关知识，强调坚持训练患儿注意力和自控力的重要性，加强家庭、学校的联系，共同开展儿童心理卫生工作。开办父母辅导班，组织父母学会前后一致的、正性的、有效的行为矫正方式对于治疗多动症是很有帮助的。告知家长孩子的问题并不是他一个人的问题，而是整个家庭问题的反映。因此，对多动症的患儿配合家庭治疗与护理，通过改善家庭结构与功能状

笔记

态来改变患儿的病症就显得非常重要。

【护理评价】

1. 患儿通过采取适宜的方式发泄内心不良情绪，其情绪障碍是否得到控制。

2. 护理人员指导患儿进行各种训练，培养其安全意识，若护理成功，患儿则很少出现冲动行为及身体受伤。

3. 护理人员指导患儿进行注意力训练，若护理成功，可提高患儿注意力的持久性。

4. 患儿营养状况能否满足患儿体力的过多消耗。

第四节　儿童孤独症病人的护理

一、概念

儿童孤独症(autistic disorder)是指发病于婴幼儿时期，以社会交往障碍、缺乏情感反应、交流障碍、活动内容和兴趣局限、刻板重复动作为特征的心理发育障碍性疾病。孤独症是广泛发育障碍(pervasive develop mental disorders.PDD)的代表性疾病。最早由 Kanner(1943)描述。这种婴幼儿期特有的、严重的精神障碍大多数在患儿出生后 3 年内发病，但部分患儿在 3 岁以后起病，在 2~3 岁内基本正常。该病所具有的主要特征为极端孤僻，人际交往障碍，智能障碍或有特殊才能。

二、流行病学特点

儿童孤独症患病率约为儿童人口的 2/ 万 ~5/ 万(据 DSM-Ⅳ)，男女比例约为 4∶1~3∶1，但女孩一般较严重。

三、病因与发病机制

1. 遗传　根据目前的资料，孤独症患儿至少有一部分与遗传有关。某些遗传疾病如苯丙酮尿症、脆性 X 染色体综合征均常伴有孤独症症状。

2. 脑损害　这些损害常发生于产前或围生期，如病毒感染、产伤、宫内窒息等并发症。

3. 神经生化　有报告称患儿脑脊液中多巴胺代谢物升高、5- 羟色胺浓度升高。

4. 免疫学检查　发现部分患儿的血及脑脊液中出现 5-HT 的自我抗体，但不能作为诊断依据。

四、临床表现

1. 社会交往障碍　是孤独症的核心症状。患儿从婴幼儿期就表现出对亲人缺乏情感反应，与他人无目光交流，对人的声音无反应，面部常无表情，对父母无明显依恋。无与别的儿童一起玩的兴趣，患儿表现极度孤独。不能根据社交场合调整自己的行为。

2. 交流障碍　言语发育明显障碍，表现为言语理解障碍、言语表达能力和运用能力损害。有些患儿自幼即缄默少语，有些终身无言语，也有一部分已经学会讲话，以后又逐渐全部丧失，或出现言语内容形式异常，如模仿言语、刻板重复言语、代词使用混乱(把自己称为“他”)，在语音、语法、语义三个方面，语义的发育更差。非语言交流障碍表现为不会用手势进行交往，如不会与别人摆手再见，不会用点头等表达意愿。

3. 兴趣局限及动作行为异常　患儿兴趣狭窄，对玩具等往往不感兴趣，但却会喜欢一些特定物品，如旋转的物体、广告、非生命物体及物品的非主要特征等，如过分依恋某种特殊的气味。在行为方面，仪式动作、刻板行为、自寻刺激、自我伤残、奇怪行为等常见。如重复蹦跳、摇摆身体、拍手、旋转或用脚尖走路等。拒绝生活环境和方式改变，如行走线路、物体的摆放要保持一成不变，若有变动就会烦躁、哭闹不安。

4. 认知障碍　病人的认知障碍包括抽象能力、衔接概念及整合能力的损害。也有嗅觉、味觉、触觉的异常，以及视觉、听觉加工能力的发育不全。表现为对视觉、听觉、触觉刺激反应迟钝或过分敏感，患儿常出现怕光、斜眼看东西，或双手捂住耳朵，拒绝别人的触摸、拥抱，思维贫乏并趋向强迫性。

5. 智力低下　大多数孤独症患儿智力低下，25% 为轻度智力低下，50% 中重度智力低下。但极少数患儿在其一般智力发育落后的情况下，可显示出特殊能力，如对机械记忆、音乐、绘画、计算等有极强能力。

五、诊断标准

孤独症的诊断标准包括 A、B、C 三条。

A. 在下列 1、2、3 三项中（共 12 小项），至少要符合 6 小项，其中要包括 1 项中的 2 小项，2、3 项中的至少 1 小项。

(1) 社会交往有质的损害：①非语言性交流行为的应用存在显著损害，例如：眼对眼的注视、面部表情、身体姿势及手势等；②不能与同龄人交往；③不能自发地与别人分享欢乐、兴趣、成就等（例如对自己有兴趣的事物，不能带给或指给别人看）；④在社交与情绪上不能与人发生相互作用。

(2) 交流能力有质的损害：①言语发育完全缺乏或延迟，而不伴有想用其他方式（例如手势或模仿动作）代偿的尝试；②有一定说话能力者，在提出话题和维持谈话的能力方面也有明显损害；③使用刻板的或重复的语言或特殊的、只有自己听得懂的语言；④缺少与其年龄相应的自发的假扮游戏或模仿日常生活的游戏。

(3) 行为、兴趣或活动方面的局限的、重复的或刻板的格式：①有一种或几种固定的、重复的、局限的兴趣，其程度和内容均属异常，且不易改变；②固执地遵循某种特殊的、没有意义的常规或仪式；③刻板重复的作态行为，如手指扑动或扭转、复杂的全身动作等；④长期持续的只注重事物的某些局部。

B. 3 岁以前，在下列三方面中，至少有一方面已有发育延迟或功能异常：

(1) 社交相互关系。

(2) 用于社交的言语。

(3) 象征性或想象性的游戏。

C. 以上症状不能用 Rett 障碍或儿童期瓦解性障碍（婴儿痴呆）来解释。

知识链接

世界自闭症日

儿童孤独症通常又称自闭症，由美国约翰·霍普金斯大学专家莱奥·坎纳于 1943 年首次提出。自闭症是一个尚没有被全社会了解的病症。与唐氏综合征等疾病不同，自闭症病人的面容与正常人没有区别。为了提高人们对自闭症的关注，争取早期治疗改善病人的状况，于 2007 年 12 月联合国大会通过决议：从 2008 年起，将每年的 4 月 2 日定为“世界自闭症日”。以此提醒人类社会：应该实现自闭症病人与普通人间的相互尊重、相互理解与相互关心。

孤独症的诊断源自美国，之后的研究也是美国做得较多，故其诊断标准相对较成熟，国际及我国诊断标准均与之大同小异。

六、治疗

孤独症尚无特效治疗，但综合治疗对多数病人都有所帮助。教育和训练对改善其症状有重要意义，轻症者经这类处理后可以接近正常。有些病人的某些特殊能力提高很快，其他能力则提高很少或没有提高。行为治疗可矫正其不良行为，特殊教育、适应行为训练、职业训练可促进其社交行为，激发其好奇心。环境安排以及对生活事件处理时给予支持等均对病人有重要帮助。伴发严重精神病性障碍时可使用药物治疗，如小剂量的氟哌啶醇、普萘洛尔（心得安）或可乐定对减轻患儿的冲动、攻击行为有效。纳曲酮可改善情绪、促进交往、减少刻板动作及自伤行为的作用。同时，指导家长正确对待及教育患儿也十分重要。

七、护理

【护理评估】

1. 健康史　评估病人既往健康状况，是否患有某些躯体疾病；发病病因：遗传、脑损害等方面。

2. 生理状况　评估患儿的身体发育情况，如身高、体重等；是否有躯体疾病或畸形；自理活动是否正常；生活方式、饮食、睡眠、有无特殊生活习惯等。

3. 心理状况　评估有无不正常的行为方式（如刻板行为），有无言语交流障碍，有无感知觉障碍，生活能否自理，睡眠、活动形式等。

4. 社会功能　评估患儿发病与社会因素的相关性等。与家庭成员和伙伴的交往是否顺利。评估患儿及家属对疾病的认知和适应程度。

5. 实验室及其他辅助检查　脑电图检查，头 MRI，脑脊液检查等排除器质性因素，此外，可通过孤独症行为量表对儿童进行疾病筛查。

【常见护理诊断 / 问题】

1. 卫生 / 穿着 / 进食 / 如厕自理缺陷　与智力低下有关。

2. 有受伤的危险　与认知功能障碍有关。

3. 社会交往障碍　与社交功能缺陷有关。

【护理目标】

1. 患儿的个人生活自理能力逐步改善，可进行简单的穿衣、刷牙等。

2. 患儿能够识别危险环境和危险物品，其自伤倾向能够及时被发现和制止。

3. 患儿语言交流能力、社交能力逐步改善，能够与周围熟悉的人建立稳定的关系，不疏远父母。

【护理措施】

1. 安全护理　为患儿提供安全的环境，护士要密切观察患儿的活动内容及情绪变化，必要时设专人护理；避免接触到危险隐患的物品和设施，如锐器、火源、药品、电源插座等。

2. 生活护理　保证患儿的生活需求，训练自理能力，如穿衣服，刷牙等，培养良好的个人卫生习惯。

3. 特殊护理

（1）社交能力训练：首先要与患儿建立亲密关系，要熟悉他的兴趣、爱好，鼓励其参加喜爱的活动，鼓励母亲经常进行亲子游戏，如说话，去拥抱他、吻他、抱着他走来走去，使他具有正常儿童一样的经历。做他感兴趣的事给他看，经常带孩子外出活动，并逐步扩大患儿交往范围，鼓励与其他小孩交往。如教会病人注视他人的眼睛和脸，启发其多讲话，训练用语言表达自己的意愿，帮助患儿学习姿势性语言如点头摇头，并对其正确回答及时强化。鼓励患儿参与游戏活动，让患儿在参加集体游戏时扮演不同角色。发现患儿异常行为要及时矫正，发现患儿特殊才能要做进一步的培养。

（2）语言表达能力训练：尽量使用简单明确的言语与孤独症患儿谈话。通过呼吸训练、口型和发音训练、对答和模仿训练等提高患儿的言语表达能力和理解能力，训练中要反复示范，并及时给予鼓励，如赞扬、给糖果等。孤独症患儿有时用尖叫和发脾气来表达他的要求，而不用言语表达，为防止这种情况发生，不要在患儿尖叫或发脾气时满足他的要求。

4. 药物护理　目前认为有效的药物治疗可使患儿适应能力有所改善，护士应该做好药物疗效及副作用的观察。

5. 心理护理　建立良好的护患关系，尊重理解病人。运用语言或非语言技巧表达对病人的关心与支持。鼓励病人表达内心的想法，调动积极情绪，阻断负性情绪。

【护理评价】

1. 患儿语言交流能力、社交能力是否逐步改善，是否能够与周围熟悉的人建立稳定的关系，不疏远父母。

2. 患儿的个人生活自理能力是否逐步改善，是否能够进行简单的穿衣、刷牙等。

3. 患儿是否能够识别危险环境和危险物品，其自伤倾向是否能够及时被发现和制止。

笔记

第五节　抽动障碍病人的护理

一、概念

抽动障碍(tic disorder)是以一个或多个部位运动肌肉抽动和(或)发声肌肉抽动为主要特征的一组综合征。抽动障碍多发生在儿童期,平均起病年龄为7岁,多数病人在14岁以前起病,一般起病于21岁之前。起病初期多以简单运动抽动为主要临床表现。发声抽动晚于运动抽动出现,平均出现年龄为11岁。

二、流行病学特点

抽动障碍多起病于学龄前,患病率国外报告8~12岁人群中为1.45%~7.35%,男女比例为9∶1;患病高峰年龄为13岁;国内报告患病率为2.42‰,男性儿童患病危险高于女性,男女患病率为3∶1~4∶1。而国内调查的儿童各类情绪问题发生率为17.7%,女性多于男性,城市高于农村。

三、病因与发病机制

抽动障碍的病因与多种因素有关,具体包括遗传因素、神经生物性因素和社会心理因素等。

1. 遗传因素　在抽动障碍的发生中遗传起着非常重要的作用,Price等(1985)研究表明,Tourette综合征(抽动秽语综合征)患儿同卵双生子同病率明显高于异卵双生子,前者为53%,后者仅为8%;如果将各种形式的抽动障碍都计算在内,前者为77%,后者为23%。

2. 神经生物性因素　目前研究表明皮层-纹状体-丘脑-皮层通路的异常与Tourette综合征和它伴随的神经精神症状有关。多项研究表明多巴胺系统可能在Tourette综合征的发生中起了最重要的作用。其他神经递质系统的失调,包括:苍白球等部位谷氨酸水平增高,去甲肾上腺素功能失调,5-羟色胺水平降低,乙酰胆碱不足、活性降低,1-氨基丁酸抑制功能降低,基底节和下丘脑强啡肽功能障碍等也与之有关。另外,有研究报道抽动障碍可能与β溶血性链球菌感染引起的自身免疫有关。

3. 社会心理因素及其他因素　有研究表明应激可诱发有遗传易感性的个体发生抽动障碍。药物(中枢兴奋剂、抗精神病药)也可诱发该障碍。

四、临床表现

1. 一过性抽动障碍　最多见,主要表现为简单的运动抽动症状,多首发于头部,如挤眼、皱眉、耸鼻子、努嘴、摇头、耸肩等,可向上肢或下肢发展。多见于学龄前及学龄早期儿童,以男孩为多。抽动症状一天内多次发生,能受意志克制数分钟至数小时,入睡后症状消失,病程不超过一年。对日常生活和学习无明显影响。

2. 慢性运动或发声抽动障碍　其特点是具有运动抽动或发声抽动,抽动的形式和抽动部位多样,常表现为单侧面肌抽动或眨眼,少数病人有慢性发声抽动,如清喉声、咳嗽声等。抽动频度不一,可每天发生,病程往往超过一年。预后相对较好,对患儿社会功能影响较小。

3. Tourette综合征　又称抽动秽语综合征。本症是一种复杂的神经精神障碍,临床上以多种运动抽动和发声抽动为主要特点,常自头面部简单的抽动动作开始,如眨眼、咧嘴等,随后逐渐波及颈肩部、上下肢和躯干,如踢腿、下蹲、走路旋转等,严重者可有,如咬唇、拔牙、戳眼等自伤行为,并逐渐出现发声抽动,10%~30%的患儿出现秽语。这类症状大多表现频繁,强度大,对患儿心身健康影响较大。

五、诊断标准

抽动障碍的诊断依据详细而客观的病史、全面的精神检查、神经系统检查和必要的辅助检查,最后结合诊断标准进行诊断。ICD-10诊断标准如下:

1. 一过性抽动障碍(抽动症)

(1) 有单个或多个运动抽动或发声抽动,常表现为眨眼、扮鬼脸或头部抽动等简单抽动。

(2) 抽动天天发生，1天多次，至少已持续2周，但不超过12个月。某些患儿的抽动只有单次发作，另一些可在数月内交替发作。

(3) 18岁前起病，以4~7岁儿童最常见。

(4) 不是由于Tourette综合征、小舞蹈病、药物或神经系统其他疾病所致。

2. 慢性运动或发声抽动障碍

(1) 不自主运动抽动或发声，可以不同时存在，常1天发生多次，可每天或间断出现。

(2) 在1年中没有持续2个月以上的缓解期。

(3) 18岁前起病，至少已持续1年。

(4) 不是由于Tourette综合征、小舞蹈病、药物或神经系统其他疾病所致。

3. Tourette综合征(发声与多种运动联合抽动障碍)

(1) 表现为多种运动抽动和一种或多种发声抽动，多为复杂性抽动，二者多同时出现。抽动可在短时间内受意志控制，在应激下加剧，睡眠时消失。

(2) 日常生活和社会功能明显受损，患儿感到十分痛苦和烦恼。

(3) 18岁前起病，症状可延续至成年，抽动几乎天天发生，1天多次，至少已持续1年以上，或间断发生，且1年中症状缓解不超过2个月。

(4) 不能用其他疾病来解释不自主抽动和发声。

知识链接

选择性缄默症

选择性缄默症(selective mutism，SM)是一种社交焦虑症，是以病人在某些需要言语交流的场合(如学校)持久地"拒绝"说话，而在其他场合言语正常为特征的一种临床综合征。

1877年，Kussmaul首先报道了一种以患儿有说话能力，但在一些情况下不能说话为特点的临床功能障碍，命名为Voluntaria，强调病人自发地不说话。1934年，Tramer将类似病例称为elective mutism，强调在某些场合患儿选择不说话，即患儿在"精心选择"的场合或情境拒绝说话，强调心理因素可能是SM的主要病因。由于SM病因还不十分清楚，各种治疗方法都有不同的疗效，因此，SM治疗多采用综合治疗方案，包括心理治疗、行为治疗、家庭治疗、学校社会支持和可能的精神药物治疗。

六、治疗

抽动障碍的治疗包括药物治疗和非药物治疗，应根据患儿的具体情况选择适合于患儿的治疗。

1. 心理治疗　对症状轻微者，可通过支持性心理治疗、认知疗法、家庭治疗、行为治疗，帮助患儿和家长正确认识该障碍，消除环境中对患儿症状产生不利影响的各种因素，改善患儿情绪，增强患儿自信。同时加强健康教育，让家长和老师了解患儿的抽动是一种病，而并非患儿有意地"乱动"或故意扰乱课堂秩序。既不歧视患儿也不过分关注。合理安排患儿生活，避免过度兴奋、紧张、劳累、感冒发热等诱发或加重因素。

2. 药物治疗　对于症状较重的或慢性运动或发声抽动障碍患儿，应采用药物治疗，及时控制患儿的症状。常用药物包括抗精神病药和α肾上腺素能受体激动药，如氟哌啶醇(haloperidol)和匹莫齐特(pimozide)治疗抽动效果较好，硫必利(tiapride)、可乐定(clonidine)、利培酮、奥氮平、喹硫平、齐拉西酮、阿立哌唑，均能有效治疗抽动障碍。对于难以控制的抽动症状，常常需要两种或两种以上药物联合使用。有报道氟哌啶醇合并丙戊酸钠治疗难治性Tourette综合征取得较好疗效。

七、护理

【护理评估】

1. 健康史　评估病人既往健康状况，是否患有某些躯体疾病，有无过敏史等；发病的相关因素：遗传因素、其他因素。

笔记

2. 生理状况　评估病人的一般状况，发育与正常儿童有无差别，生命体征、营养、进食、排泄、睡眠、大小便、皮肤是否正常，生活是否自理，皮肤有无外伤。

3. 心理状况　评估有无不正常的行为方式（如刻板行为），有无言语交流障碍，有无感知觉障碍，生活能否自理，睡眠、活动是否正常等，评估患儿的智力水平如何。

4. 社会功能　评估患儿性格是内向或外向，孤僻或开朗等，了解其兴趣爱好，是否受到强烈精神创伤或重大生活事件，以及家庭关系和学校生活如何、家长对疾病的认知和适应程度。

5. 实验室及其他辅助检查　脑电图检查、头 MRI 检查、脑脊液检查等排除器质性因素。

【常见护理诊断 / 问题】

1. 有对自己或对他人施行暴力的危险　与抽动症状、强迫行为、病人情绪障碍所致交往中与他人易出现矛盾有关。

2. 体像紊乱　与抽动行为造成外观及形体改变有关。

【护理目标】

1. 患儿能控制抽动行为和情绪障碍，能够采取一定措施，不出现自伤或伤人行为。

2. 患儿能控制解紧张情绪，通过适宜的方式减少和不出现抽动行为。

【护理措施】

1. 安全护理　密切观察患儿的症状变化，必要时设专人护理；控制其活动范围，并注意活动空间危险隐患的物品和设施的处理，注意适时转移患儿注意力，当患儿情绪不稳出现秽语伤人引发与人冲突时，及时劝导并向他人耐心解释，防止意外发生。

2. 生活护理　因患儿生活基本能自理，但因年龄小，自我照顾能力较差，护理人员要督促和帮助其生活料理，保证患儿良好卫生状况，安排合理作息时间，生活有规律，防止过度紧张引发抽动症状加重。饮食上要注意营养和安全，增加抵抗力。

3. 特殊护理　主要是防外伤和感染，因患儿不能自控出现的有自伤行为的抽动而导致皮肤外伤或感染，护理人员应严密观察病情，定期为患儿做全身检查。防止自伤或外伤，如出现外伤或感染应遵医嘱给予抗感染治疗和相应处理。

4. 药物护理　遵照医嘱严格按时按量给药，密切观察其服药后反应，如出现吞咽障碍、言语不清、四肢不协调运动等，应及时报告医生并作相应处理。

5. 心理护理　对患儿表示同情和关爱，由于抽动症状会造成面部及躯体的扭曲或怪样状态，因此，会引起周围人群的耻笑或不理解，对其异常行为不讥讽、不嘲笑，以友好的方式去主动接触病人，主动与其交谈，多使用表扬和鼓励的语言。当患儿发脾气时，不要激惹他，更不能训斥，必要时予以隔离，其后可耐心劝导、讲道理，以理服人。此外，多鼓励其参加工娱活动，特别是其感兴趣的活动或节奏感强的韵律性文体活动，以转移其注意力，减轻抽动症状。

6. 健康教育　向患儿家长宣传该疾病的相关知识，知晓病人出现的症状是疾病本身的病态表现，而非调皮或有意所为，使其能正确对待，禁止打骂、严惩患儿，以免强化症状，给予患儿支持，鼓励其战胜疾病。在家庭治疗者，嘱家长不能自行减药或停药，药物不能交患儿保管，服药后要检查口腔，以防藏药而影响治疗效果或造成意外。

【护理评价】

1. 护士通过对患儿进行专人护理及控制其活动范围，并定期为其做全身检查，若护理成功，患儿抽动行为将得到缓解，自伤或伤人行为将得到控制。

2. 护士通过对患儿进行心理护理，若护理顺利，患儿的紧张情绪可缓解，抽动症状可得到改善。

第六节　儿童少年期情绪障碍病人的护理

一、概念

儿童少年期情绪障碍（emotional disorders of childhood and adolescence）是起病于儿童少年时期以

笔记

焦虑、恐惧、强迫、抑郁、羞怯等为主要临床表现的一组精神疾患。主要包括离别焦虑障碍、恐怖性焦虑障碍、社交焦虑障碍、同胞竞争障碍等。

病人存在的情绪表现在正常儿童的发展中也可存在，如分离焦虑，但在这些患儿中，情绪表现得更加严重、持续时间更长，影响到其日常生活和社会功能。

二、流行病学特点

Soo-Jin 等(2010)对 6~17 岁韩国儿童特定恐惧障碍研究中，得出其患病率为 7.9%，女性多于男性。朱锦烨(2016)对江门市 6~16 岁儿童青少年精神心理障碍流行病学调查中，发现情绪障碍患病率为 3.08%(37/1200)，明显高于品行障碍及注意缺陷多动障碍患病率。

三、病因与发病机制

引起儿童情绪障碍的原因主要与社会心理因素有关，遗传、易感素质在起病上也具有重要影响。幼儿时期形成的胆怯、敏感、过分依赖的特性、精神创伤、躯体疾病或过度疲劳、学习压力等对发病均有明显的影响；家庭关系不和谐、家庭教养不当，如过分保护或严格，学校教育不当或教师态度粗暴等都可使儿童发生情绪障碍。

有研究提示儿童情绪障碍发病机制与 5-HT、乙酰胆碱、多巴胺、去甲肾上腺素等多种神经递质有关。

四、临床表现

1. 分离性焦虑障碍　多见于学龄前儿童，其基本特征是过度焦虑，儿童与所依恋的对象分离而产生的过分不安和焦虑行为，并伴有躯体症状如头痛、腹痛、恶心呕吐等症状，且这种焦虑状态至少持续两周。

2. 特定性恐惧障碍　儿童对日常生活中的一般客观事物产生过分的恐惧情绪，患儿所害怕的事物或情境事实上并不具有危险性或者虽有一定危险性，但其所表现的恐惧超过了客观存在的危险程度，同时伴有自主神经功能紊乱症状如心跳加快、气促、面色苍白、发抖、出汗、尿频、瞳孔扩大等，严重影响患儿的正常生活、学习、社交、经任何安慰解释不能消除，症状持久或反复出现。

3. 社交焦虑障碍　表现为对新环境或陌生人产生的焦虑、恐惧、回避行为，在进入新社交环境或社交场合时，出现明显的痛苦和不适，如哭喊、要求离开等。但他们与父母或熟悉的人社交良好，在他们面前，能高兴地玩要谈笑。

五、诊断标准

CCMD-3 中有关分离性焦虑症的诊断标准如下：

1. 症状标准　儿童与其依恋对象分离时产生过度的焦虑情绪，至少有下列 3 项。

(1) 过分担心依恋对象可能遇到伤害，或害怕依恋对象一去不复返。

(2) 过分担心自己会走失、被绑架、被杀害或住院，以致与依恋对象离别。

(3) 因不愿离开依恋对象而不想上学或拒绝上学。

(4) 非常害怕一人独处，或没有依恋对象的陪同决不外出，宁愿待在家里。

(5) 没有依恋对象在身边时不愿意或拒绝上床就寝。

(6) 反复做噩梦，内容与离别有关，以致夜间多次惊醒。

(7) 与依恋对象分离前过分担心，分离时和分离后出现过度的情绪反应，如：烦躁不安、哭喊、发脾气、痛苦、淡漠或退缩。

(8) 与依恋对象分离时反复出现头痛、恶心、呕吐等躯体症状，但无相应躯体疾病。

2. 严重标准　日常生活和社会功能受损。

3. 病程标准　起病于 6 岁前，符合症状标准和严重标准至少已 1 个月。

4. 排除标准　不是由于广泛发育障碍、精神分裂症、儿童恐怖症及具有焦虑症状的其他症状所致。

六、治疗

1. 心理治疗　包括支持性心理治疗、认知疗法、认知行为治疗、行为矫正治疗、家庭治疗、精神动力学治疗等。支持性心理治疗主要通过与患儿的交谈及观察，建立起信任的关系，并对患儿所表现的恐惧不安、焦虑和痛苦给予充分的理解，在此基础上劝导、鼓励、反复保证以减轻患儿的怀疑、恐怖、焦虑和不安。行为治疗以“刺激—反应”的学习过程来解释行为，并可使行为朝预期的方向改变或恢复到原来的正常行为。家庭治疗将患儿和家庭其他成员共同作为治疗的对象，有些患儿的症状并非仅仅是个体的症状，而可能是整个家庭的病理问题在患儿身上的反映。因此，儿童情绪障碍单靠药物治疗可能难以痊愈，家庭治疗也非常重要。

2. 药物治疗　是儿童情绪障碍的重要治疗方法。对心理治疗、行为治疗、环境调整无明显改善的患儿，可使用比较系统的药物治疗以有效地控制和缓解患儿的症状。儿童情绪障碍药物治疗的种类与成人基本相同，主要是抗焦虑、抗抑郁类药物。对于学龄前儿童一般推荐使用抗焦虑药物。但需要经常反复服用者最好不要长期使用同一种药物。

七、护理

【护理评估】

1. 健康史　评估患儿既往健康状况，是否患有遗传性疾病或出生缺陷、新生儿期患病情况、围生期孕母与胎儿有无异常等；家族遗传史，是否患有某些躯体疾病等。

2. 生理状况　评估患儿的身体发育情况，如身高、体重等；是否有躯体疾病或畸形；自理活动是否正常；生活方式、饮食、睡眠、有无特殊习惯等。

3. 心理状况　评估患儿焦虑、恐惧等行为的严重程度或躯体方面的表现，是否属于正常范围，是否符合他们的年龄发展水平。评估一般状况与外表、行为，如与患儿交谈时是否能顺利进行，有无退缩、胆怯、害羞等。

4. 社会功能　评估威胁性情境，了解患儿感到恐怖、焦虑的原因。父母的哪些行为促使他们发生恐惧，哪些行为减少他们的焦虑、恐惧；日常生活发生改变的情况。

5. 实验室及其他辅助检查　脑电图检查，头 MRI，脑脊液检查等排除器质性因素。

【常见护理诊断 / 问题】

1. 焦虑　与担心和亲人分离有关。

2. 恐惧　与惧怕上学有关。

【护理目标】

1. 患儿能够识别焦虑障碍的表现，如与所依恋的对象分离时而产生的过分不安和焦虑行为，并伴有相应的躯体症状如头痛、腹痛等，且这种状态至少持续两周；同时，能够采取一定方式来缓解焦虑状态。

2. 患儿能够识别恐惧障碍的表现，如对日常生活中的一般客观事物产生过分的恐惧情绪，同时伴有自主神经功能紊乱症状如心跳加快、气促、面色苍白、发抖等，且这种状态持久或反复出现；同时，可通过一定方式增加心理和生理上的舒适感，消除恐惧感。

【护理措施】

1. 安全护理　与患儿建立良好的人际关系，为其提供一个没有威胁气氛且富于情感的环境，鼓励患儿多参加集体活动，引导患儿多参与游戏和喜欢的活动，并适当地给予鼓励和赞扬，增强患儿的自信心、自尊心，使患儿情绪稳定增进交流。

2. 生活护理　保证患儿的生活需求，满足合理需求，培养良好的生活习惯。

3. 特殊护理

(1) 提前干预：对可能发生的情境进行预测，如有可能发生变化时提前告诉患儿。

(2) 多方配合：调动家庭、学校的积极性，获得社会支持：做好父母的教育和指导工作，使家长掌握相关的知识。了解患儿在学校的困难；是否怕被同学欺侮，或成绩不佳怕被老师责怪等，解除患儿的精神压力，并为其创造良好的条件，恢复其自信心，消除恐惧。

笔记

4. 药物护理　对服药治疗的患儿要注意药物副作用，及时给予对症处理，同时保证患儿营养供给。

5. 心理护理　尊重理解患儿。运用语言或非语言技巧表达对病人的关心与支持。鼓励患儿表达内心的想法，调动积极情绪，阻断负性情绪。

6. 健康教育 向患儿家长宣传有关儿童精神卫生知识，使其掌握教育孩子的正确方法，不要以离别来要挟孩子，对待孩子惧怕上学不要打骂和责怪，不要在他人面前训斥孩子，切忌将患儿独自关闭在家中与社会隔绝。对孩子的微小进步要给予充分肯定，锻炼孩子的独立社交能力，切忌过分地爱护和恐吓。

【护理评价】

1. 患儿能否识别焦虑障碍，采取一定方式使得自己身心放松，如：多参加集体活动，增进交流；培养良好的生活习惯等。

2. 患儿能否对恐惧障碍有一定认知，通过适宜的方式增加心理和生理上的舒适感，如：取得学校及家庭多方面的合作和理解，解除自身精神压力；多参加集体活动，增进交流。

思考题

李某，男性，18 岁。3 年前自感学习压力大，不自主出现打嗝、扭腰、甩头多动症状，紧张或者学习强度大时加重。之后到某儿童医院就诊，耶鲁综合抽动严重程度量表评分为 42 分，属于中度，诊断为：抽动症秽语综合征。

请分析：

护士将为李某提供哪些护理措施？

思考题思路解析　　扫一扫，测一测

（白冬雪）

中英文名词对照索引

T

W

X

Y

Z

参考文献

1. 雷慧 . 精神科护理学 .3 版 . 北京：人民卫生出版社，2014.
2. 雷慧 . 精神护理学习指导及习题集 . 北京：人民卫生出版社，2006.
3. 刘哲宁 . 杨芳宇 . 精神科护理学 . 4 版 . 北京：人民卫生出版社，2017.
4. 张婧平 . 张聪沛 . 临床精神病学 . 2 版 . 北京：人民卫生出版社，2016.
5. 余雨枫 . 精神科护理学 . 2 版 . 北京：人民卫生出版社，2016.
6. 王凤荣 . 精神科护理学 . 北京：人民卫生出版社，2016.
7. 曹新妹 . 精神科护理学 . 2 版 . 北京：人民卫生出版社，2015.
8. 郝伟，于欣 . 精神病学 . 7 版 . 北京：人民卫生出版社，2013.
9. 江开达 . 精神病学 . 7 版 . 北京：人民卫生出版社，2013.
10. 覃远生 . 精神疾病护理学 . 北京：人民卫生出版社，2013.
11. 沈渔邨 . 精神病学 . 5 版 . 北京：人民卫生出版社，2009.
12. 李小妹 . 精神科护理学（双语教材）. 北京：人民卫生出版社，2006.
13. 雷慧 . 精神科护理学 . 南京：江苏凤凰科学技术出版社，2014.
14. 雷慧，马悦华 . 精神科护理学 . 北京：人民军医出版社，2012.
15. 许冬梅 . 精神科护理学 . 北京：北京大学医学出版社，2015.
16. 马帮敏 . 精神科护理 . 北京：中国中医药出版社，2015.
17. 罗劲梅，何俊康 . 精神障碍护理学 . 南京：南京大学出版社，2014.
18. 武跃明，王荣俊 . 精神科护理学 . 西安：第四军医大学出版社，2013.
19. 袁爱娣，黄弋冰 . 精神卫生护理 . 北京：高等教育出版社，2012.
20. 夏宣禄，孟宪明 . 儿童青少年期精神心理障碍防治指南 . 北京：人民军医出版社，2012.
21. 江开达 . 精神病学高级教程 . 北京：人民军医出版社，2011.
22. 邓荆云 . 精神科护理学 . 北京：人民军医出版社，2011.
23. 韩柏 . 临床精神医学 . 北京：中国科学技术出版社，2006.
24. 朱锦烨 . 江门市 6~16 岁儿童青少年精神心理障碍流行病学调查[J]. 精神医学杂志，2016，29（01）：16-18.
25. 王桂华，訾非，李杨 . 自恋概念的结构及其与人格障碍的倾向的关系[J]. 中国临床心理学，2015，23（6）：996-1002.
26. 李璐寰，童辉杰 . 创伤后应激障碍的研究进展[J]. 社会心理科学，2008，24（1）：100-103.
27. Alan J G, Marlene P F, John C M, et al. Practice Guideline for the treatment of Patients With Major Depressive Disorder, Third Edition [G]. American Psychiatric Association, 2010: 10.
28. Soo-Jin Kim, Bung-Nyun Kim, Soo-Churl Cho, et al. The prevalence of specific phobia and associated comorbid features in children and adolescents [J]. Journal of Anxiety Disorders, 2010, 24 (6): 629-634.
29. Elizabeth M.Varcarolis, Margaret Jordan Halter. Foundations of Psychiatric Mental Health Nursing. Philadelphia, PA: Saunders elsevier, 2010.